AF241026

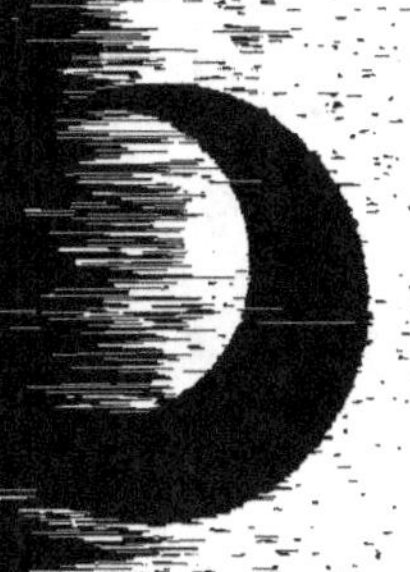

Dr André MONÉRY

Médecin de l'Armée

Traité Pratique
d'Hygiène

APPLIQUÉE A L'AFRIQUE DU NORD

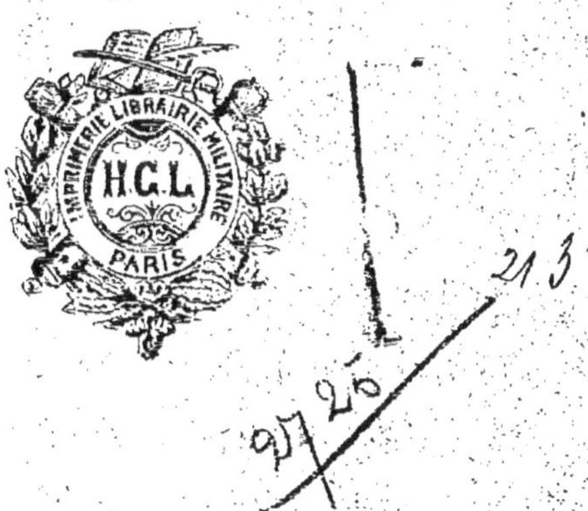

CHARLES-LAVAUZELLE & Cie

Éditeurs militaires

PARIS, Boulevard Saint-Germain, 124

LIMOGES, 62, Avenue Baudin | 53, Rue Stanislas, NANCY

1923

Traité Pratique d'Hygiène

Dr André MONÉRY

Médecin de l'Armée

Traité Pratique d'Hygiène

APPLIQUÉE A L'AFRIQUE DU NORD

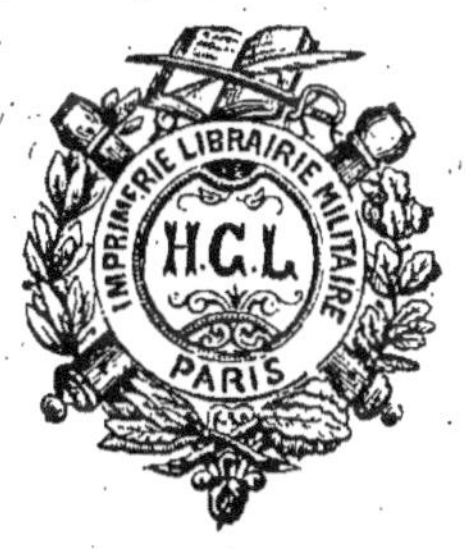

CHARLES-LAVAUZELLE & CIE

Éditeurs militaires

PARIS, Boulevard Saint-Germain, 124

LIMOGES. 62, Avenue Baudin | 53, Rue Stanislas, NANCY

1923

TABLE DES MATIÈRES

PREMIÈRE PARTIE.

La lutte contre les maladies infectieuses.

CHAPITRE I.

Causes déterminantes des maladies infectieuses.

CHAPITRE II.

Causes favorisantes des maladies infectieuses.

CHAPITRE III.

Prophylaxie générale des maladies infectieuses.

CHAPITRE IV.

[Prophylaxie spéciale des maladies infectieuses et parasitaires les plus répandues dans l'Afrique du Nord.

CHAPITRE V.

Le paludisme.

CHAPITRE VI.

Le problème de l'eau de boisson dans l'Afrique du Nord.

DEUXIÈME PARTIE

Assistance aux malades et blessés.

CHAPITRE VII.

Premiers soins à donner aux malades et blessés en l'absence du médecin.

CHAPITRE VIII.

Transport des malades et blessés.

CHAPITRE IX.

Formations sanitaires et établissements d'assistance dans l'Afrique du Nord.

INTRODUCTION

L'hygiène, grâce aux progrès remarquables qu'elle a réalisés en s'aidant des méthodes biologiques, a conquis dans les sociétés européennes une importance indiscutable.

Nous la voyons pénétrer dans notre vie intime et dans notre vie sociale, imposer ses lois au commerce et à l'industrie et devenir le souci constant de tous les groupements constitués pour la défense des intérêts d'une classe ou d'une nation, depuis les municipalités jusqu'aux parlements, depuis les syndicats professionnels jusqu'à des collectivités aussi puissamment organisées que l'armée.

Et pourtant, les services que l'hygiène est appelée à rendre dans des Etats éminemment civilisés et policés comme le nôtre, ne sauraient se comparer à ceux qu'il faut attendre d'elle dans les colonies.

N'oublions pas, en effet, que dans ces dernières, non seulement nous sommes individuellement prédisposés aux maladies, du fait de la rigueur des climats, de la fréquence des germes infectieux et de l'inadaptation de nos organismes déracinés, mais que nous avons encore la grave mission d'apporter aux peuples dont nous nous sommes faits les protecteurs et les instructeurs, les bienfaits de l'hygiène publique et de l'assistance sanitaire, bienfaits qui comptent parmi les présents les plus précieux de la civilisation.

La pacification, la prospérité commerciale et industrielle, le développement économique d'une colonie sont intimement liés, en effet, à l'assainissement méthodique de la terre conquise et à l'organisation de l'assistance sanitaire, lesquels ont pour but d'étendre la viabilité aussi bien que le perfectionnement de l'individu et de l'espèce.

C'est là une vérité dont nos dernières expériences d'expansion coloniale ne nous permettaient déjà plus de douter, mais dont la récente conquête du Maroc nous donne aujourd'hui la démonstration la plus éclatante, en mettant en lumière les résultats réellement surprenants qu'on est en droit d'attendre d'une telle méthode, pour l'assimilation rapide d'un pays qui s'annonçait, hier, comme un des plus rebelles à notre pénétration.

L'étude de l'hygiène coloniale est donc indispensable à tous ceux qui, appelés à vivre dans l'Afrique du Nord, doivent entrer en contact journalier avec une race différente de la nôtre, ignorant presque tout de nos moyens perfectionnés de défense contre les maladies, ainsi que des procédés rationnels qui nous permettent d'augmenter la salubrité d'une région et de donner au labeur d'un peuple son maximum de rendement.

Bien que j'aie cru devoir préciser, en cet ouvrage, certaines notions d'épidémiologie régionale et de prophylaxie appliquée dont pourront tirer parti les médecins, civils ou militaires, appelés à exercer dans l'Afrique du Nord, ce livre n'est pas, dans mon esprit, spécialement destiné à des praticiens.

Il s'adresse, avant tout, aux officiers des services spéciaux de l'Afrique du Nord, aux officiers des corps de troupe et services de Tunisie, d'Algérie, du Maroc, aux administrateurs civils, aux fonctionnaires, aux colons, à tous ceux qui, destinés à vivre sur le sol de la Berbérie, dans des conditions de milieu spéciales, sentent le besoin de conseils médicaux spécialement appropriés à leur existence journalière et à l'exercice de leur profession dans ce milieu.

Aussi ai-je voulu, avant tout, faire de ce traité un livre pratique. Je n'ai consacré aux développements techniques destinés à éclairer l'étiologie des maladies infectieuses et les principes d'hygiène essentiels, qu'une place restreinte, aussi restreinte que possible.

Je me suis, pour écrire ces pages, beaucoup plus servi de ce que j'ai vu que de ce que j'ai lu, m'attachant à transcrire ici des leçons glanées au jour le jour, moins dans les bibliothèques et les laboratoires qu'au cours des nombreuses missions qu'il m'a été donné d'accomplir.

J'ai voulu simplement que le lecteur trouvât ici, à défaut de développements théoriques et de données bibliographiques inutiles pour lui, ces explications élémentaires et ces conseils indispensables dont peuvent être si cruellement privés ceux qui vivent dans une colonie, isolés et loin du médecin.

A. M.

PREMIÈRE PARTIE

La Lutte contre les Maladies infectieuses.

Importance de la lutte contre les maladies infectieuses dans l'Afrique du Nord.

La prophylaxie des maladies infectieuses ou l'art de prévenir l'éclosion et l'extension de celles-ci est, aux colonies, une des formes les plus pratiques et les plus utiles de l'hygiène, car c'est elle qui permet de réaliser progressivement l'assainissement d'une contrée insalubre, ou de veiller au maintien de la salubrité d'une région.

Dans l'Afrique du Nord, en effet, les climats ne sont généralement pas meurtriers au point de constituer par eux-mêmes la cause essentielle de l'insalubrité d'une région. Cette insalubrité paraît liée le plus souvent à la fréquence des maladies infectieuses dans le pays, soit que ces dernières y règnent d'une façon habituelle (endémies), soit qu'elles y soient occasionnellement importées et réalisent, en atteignant à la fois un grand nombre d'individus, ce que l'on nomme une épidémie.

Il suffit de savoir que les maladies infectieuses sont produites par des microparasites étrangers à notre économie, pour saisir l'importance d'une prophylaxie méthodique dirigée contre ces affections, étant donné que toute maladie dont la cause nous est connue et réside en dehors de nous, est une maladie généralement évitable et qu'il nous est possible, par des mesures spéciales, de nous soustraire à son atteinte.

Les maladies infectieuses ont pour cause *déterminante* les germes microbiens et, pour causes *favorisantes*, les faits susceptibles de diminuer la résistance de l'organisme humain — ou terrain — vis-à-vis du germe.

Nous étudierons tour à tour, dans la première partie de cet ouvrage, les divers facteurs qui *déterminent* ou qui *favorisent* les maladies infectieuses, ainsi que les moyens enseignés par l'hygiène pour prévenir ces affections.

On s'étonnera peut-être, de nous voir traiter, à l'occasion des causes favorisantes des maladies infectieuses, la question des climats, de l'habitation, de l'alimentation, du vêtement, tous sujets auxquels on est accoutumé de voir les traités classiques réserver, sous l'appellation d'hygiène générale, une place à part et qui, d'habitude, font, en effet, l'objet de chapitres spéciaux.

J'ai pensé que telle était, pourtant, la vraie place de ces développements, intentionnellement réduits à l'expression de règles hygiéniques appropriées à l'importance de chacun des facteurs étiologiques envisagés.

Ce faisant, l'hygiène des climats, de l'habitation, de l'alimentation, de l'habillement, perdent, à mon sens, la valeur toute théorique que le lecteur est trop souvent porté à leur prêter, pour revêtir leur véritable signification de moyens efficaces dévolus à l'homme pour lutter contre les infections.

Je n'ai cru devoir faire qu'une seule exception en faveur du problème de l'eau. Il m'a paru que l'importance d'un tel sujet, dans l'Afrique du Nord, méritait qu'on lui consacrât tout un chapitre, qui terminera la première partie de ce livre.

CAUSES DÉTERMINANTES DES MALADIES INFECTIEUSES.

LES GERMES MICROBIENS.

Variété des microbes.

Nous savons aujourd'hui que les maladies infectieuses sont causées par des parasites infiniment petits, que l'on nomme *microbes*.

Certains microbes sont des microparasites animaux de l'ordre inférieur des *protozoaires* (*fig.* 1), telle l'amibe qui cause une des variétés de dysenterie, tel encore l'hématozoaire de Laveran, agent spécifique du paludisme, le spirille de la fièvre récurrente ou le spirochète de la syphilis; mais la plupart appartiennent à une variété d'algues inférieures, on les nomme *bactéries*.

Les bactéries revêtent des formes multiples. Elles ont parfois l'aspect d'un bâtonnet et sont alors désignées sous cette appellation ou sous celle de *bacilles* (*fig.* 2) : c'est le cas du bacille de Koch (tuberculose), du bacille d'Eberth (fièvre typhoïde), du bacille de Loeffler (diphtérie), du bacille de Hansen (lèpre), du bacille du charbon, du bacille de Nicolaïer (tétanos), etc...

Certaines s'incurvent, comme le bacille virgule (Koch), qui détermine le choléra.

D'autres, enfin, que nous groupons sous le nom de *coccus* (*fig.* 3 et 4), se présentent, sous le microscope, comme de petits points, tantôt associés en grappes, tel le staphylocoque, un des microbes du pus les plus répandus; tantôt groupés en chaînettes comme le streptocoque à qui nous devons, entre autres méfaits, l'érysipèle et la fièvre puerpérale; tantôt accolés deux à deux comme le diplocoque de Weichselbaum, agent de la méningite cérébro-spinale épidémique, ou le gonocoque, auteur de la blennorrhagie. Ce dernier a l'aspect de grains de café opposés par leur face plane; le pneumocoque, qui produit la pneumonie, a une forme lancéolée; le microbe de la peste, découvert par Yersin, est un cocco-bacille tenant, comme son nom l'indique, le milieu entre les deux formes.

Tous ces microbes, bacilles ou coccus, ont donc un aspect particulier qui permet de les différencier les uns des autres, bien qu'ils soient susceptibles de changer de forme suivant leur âge et suivant les milieux où on les cultive, obligeant ainsi les bactériologistes à recourir parfois, pour les identifier, à des réactions dites culturales basées sur les modifications qu'ils impriment à leurs milieux ou sur l'évolution et l'aspect microscopique de leurs colonies dans ces milieux.

Il en est, enfin, qui ont échappé jusqu'ici à nos recherches, bien que leur existence et leur spécificité soient indiscutables, eu égard aux caractères des maladies infectieuses qu'ils produisent; de ce nombre sont, par exemple, les germes inconnus de la rage, du typhus exanthématique et des fièvres éruptives : variole, rougeole, scarlatine.

Mode d'action des microbes.

Quels qu'ils soient, tous les microbes agissent en déversant dans notre organisme des produits solubles qu'ils secrètent et

Protozoaires.

(Fig. 1.)

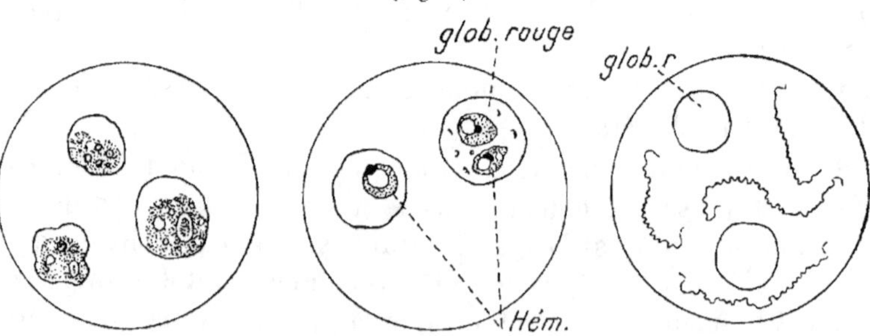

Amibe de la dysenterie.   Hématozoaire de Laveran.   Spirochète de la syphilis.

Bactéries (bacilles).

(Fig. 2.)

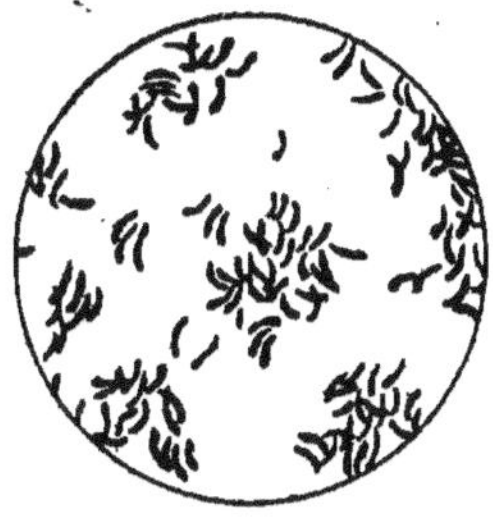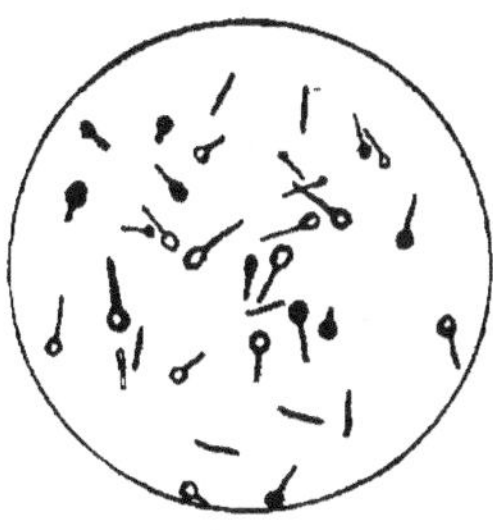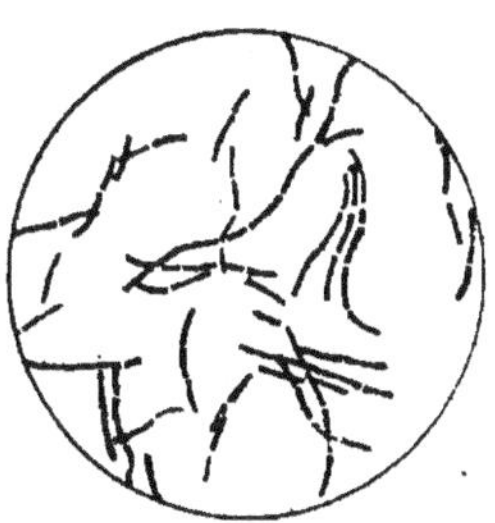

B. de Lœffler (diphtérie).   B. de Nicolaïer (tétanos).   B. du charbon.

Bactéries (coccus).

(Fig. 3.)

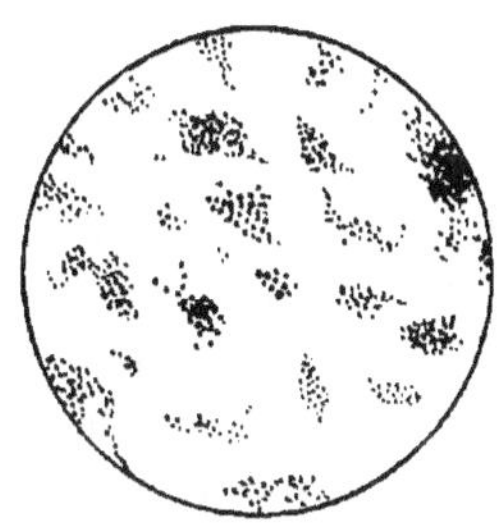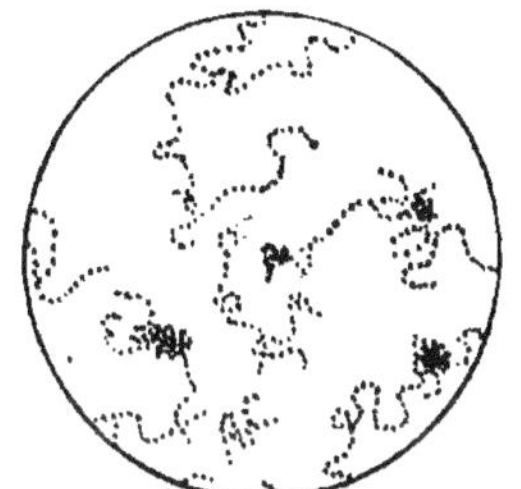

Staphylocoque.   Streptocoque.

(Fig. 4.)

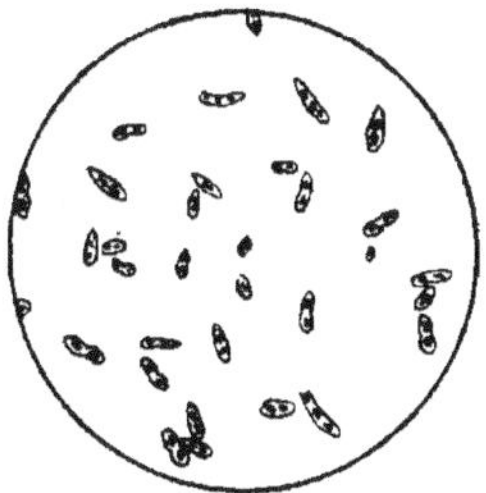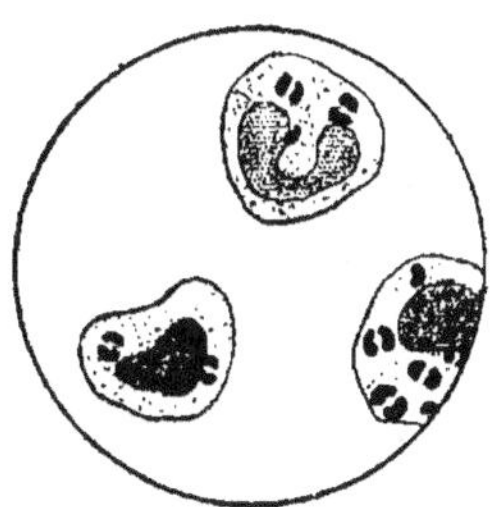

Pneumocoque.   Gonocoque.

que l'on nomme *toxines*. Ces toxines, que l'on peut isoler en filtrant les cultures microbiennes, sont des poisons redoutables agissant à des doses souvent infimes et qui peuvent, à elles seules, les unes amener expérimentalement la production de phénomènes toxiques généraux, les autres, plus spécifiques, reproduire les symptômes de l'infection causée par le microbe qui les a sécrétées.

Maladies infectieuses non microbiennes.

Les microbes ne sont pas, à vrai dire, les seuls agents des maladies infectieuses. Certaines cellules entrant dans la constitution de divers organismes peuvent, soit à l'état physiologique, soit sous l'influence de causes mal connues qui les font dévier de leurs fonctions normales, produire par leurs sécrétions des maladies infectieuses.

C'est ainsi que les cellules muqueuses des glandes venimosalivaires de certains animaux — comme les serpents — secrètent des *venins* qui jouent un rôle analogue à celui des toxines sécrétées par les microbes.

On a longtemps prêté une action semblable aux cellules cancéreuses et aux cellules des glandes salivaires des animaux atteints de rage. Mais il semble bien, aujourd'hui, que cette conception soit à la veille d'être abandonnée. Nous tendons à considérer le cancer et la rage comme des maladies infectieuses déterminées par des micro-parasites encore inconnus, mais qui sont vraisemblablement des protozoaires. Depuis longtemps soutenue pour le cancer (théorie coccidienne du cancer) cette thèse, en ce qui concerne la rage, a été mise à l'ordre du jour par les travaux de Noguchi.

Nous pouvons donc, d'une façon générale, faire de l'infection une forme du parasitisme et définir avec Roger la maladie infectieuse : « L'ensemble des troubles morbides que présente un organisme subissant l'action de toxines produites par certains agents parasitaires et réagissant contre elles. »

Origine des microbes.

D'où viennent les microbes?

Ils peuvent provenir du sol, de l'eau, de tous les objets qui noùs environnent, de nos aliments, des animaux et de nous-mêmes enfin.

Le sol, — ou, tout au moins, ses couches superficielles et surtout les poussières qui en émanent — renferme de nombreux microbes, ceux notamment de la tuberculose, du tétanos, de la fièvre typhoïde, du choléra.

L'eau, quand elle est souillée, peut charrier des germes pathogènes susceptibles d'y vivre longtemps; elle sert surtout de véhicule aux microbes de la fièvre typhoïde, du choléra, de la dysenterie.

L'air, qui, jadis, a été tant incriminé, nous paraît aujourd'hui moins coupable. Ce sont surtout les poussières flottant dans ce milieu qui transportent au loin les microorganismes.

Les aliments peuvent nous transmettre nombre de germes de maladies, soit qu'ils proviennent d'animaux infectés de leur vivant (viande, lait, etc...), soit qu'ils aient été contaminés, lors de leur préparation, par des poussières, de l'eau souillée, des immondices.

Les êtres vivants sont les propagateurs les plus actifs des germes infectieux. Le malade les répand autour de lui par simple contact ou par ses déjections, ses excrétions (crachats, mucosités, etc...). Il est de toute évidence que les objets usuels dont se servent les malades, leurs vêtements, leurs linges de corps, sont des véhicules communs des agents pathogènes, mais l'individu sain, lui-même, est porteur de toute une flore microbienne. Nombreux sont les microorganismes qui vivent à l'état normal sur nos muqueuses, en ces parties de nous-mêmes qui, suivant l'expression de C. Bernard, « continuent à faire partie du monde extérieur »; ils sont là, prêts à faire éclater leur virulence à la moindre défaillance de notre économie; d'autres, et non des moins dangereux, comme ceux de la fièvre typhoïde ou de la méningite cérébro-spinale, peuvent être parfaitement tolérés par certains organismes privilégiés sans produire de phénomènes pathologiques, mais restent capables, à la faveur des échanges interhumains, de contaminer d'autres individus. C'est là le problème redoutable des *porteurs de germes*.

Enfin, les animaux, chiens, chats, oiseaux, rats, souris, les insectes piqueurs surtout, puces, punaises, moustiques, les mouches même, sont des intermédiaires extrêmement fréquents servant à la propagation des maladies infectieuses et sur lesquels nous allons bientôt revenir.

LA CONTAGION.

Toute maladie infectieuse est donc susceptible d'être transmise à un individu sain par l'inoculation à ce dernier du microbe spécifique provenant, directement ou indirectement, d'un individu malade. Comment se réalise cette contagion?

Mode de contagion.

La contagion peut se faire :

Directement, par contact immédiat avec un malade ou, médiat, avec les objets qui l'ont approché : linges, vêtements, objets usuels. De là le danger des mains sales, surtout pour ceux qui assistent les malades, et le danger des agglomérations : lieux de pélerinage, souks, etc...

Indirectement, par l'air souillé de poussières microbiennes, par l'atmosphère dans laquelle vit le malade et qui est d'autant plus redoutable qu'elle est plus confinée (danger des lieux publics : mosquées, cafés maures, hammams), par l'eau servant surtout à la boisson et même aux ablutions, par les aliments, par la terre et les poussières, enfin par des hôtes animaux intermédiaires.

Rôle des insectes piqueurs.

Le paludisme, nous le savons aujourd'hui, se transmet par les moustiques du genre anophèle. C'est encore un anophèle qui transmet la filariose et encore un autre moustique, le *stegomyia fasciata*, qui propage la fièvre jaune; la *glossina*, ou mouche tsé-tsé, inocule le trypanosome de la maladie du sommeil; le *phlébotomus papatisii* communique la dengue et la fièvre des trois jours; il a été démontré que le rat, et la puce qui en est l'hôte, sont les grands propagateurs de la peste; que le pou du corps transporte le typhus exanthématique et la fièvre récurrente; que la punaise joue un certain rôle dans la propagation de la tuberculose.

Rôle des mouches.

Enfin, l'attention a été attirée, surtout en ces dernières années, sur les méfaits causés par les mouches. Ces insectes n'agissent pas, comme la plupart des précédents, en absorbant dans leur tube digestif les germes infectieux, en leur servant d'habitacle durant certains stades de leur évolution, puis en les réinoculant par piqûre à d'autres individus, mais ils n'en transportent pas moins, à l'aide de leurs mandibules, de leurs pattes et de leurs ailes, une foule de microorganismes qu'ils ont puisés sur les déjections et les excrétions de toutes sortes où ils vivent et qu'ils viennent ensuite déposer sur nos muqueuses ou sur nos aliments. C'est ainsi que les mouches ont été convaincues de la transmission de la fièvre typhoïde, de la dysenterie, de la variole, de la conjonctivite granuleuse.

Nous verrons plus loin la lutte qu'il convient d'entreprendre contre ce rôle important joué par les insectes dans la transmission des maladies infectieuses.

CHAPITRE II

CAUSES FAVORISANTES DES MALADIES INFECTIEUSES.

LE TERRAIN.

Nécessité des causes favorisantes de l'infection.

Qui dit contagion dit existence d'une cause efficiente, *nécessaire* qui, nous venons de le voir, est le germe microbien. Mais cette cause n'est pas fatalement *suffisante*. Ce germe peut se trouver en quantité trop minime, ou bien sa qualité pathogène peut être mise en défaut, soit par atténuation de la virulence, soit par l'absence d'autres microbes dont l'association lui est indispensable, soit au contraire par l'existence d'autres germes antagonistes.

Il faut donc, pour que la contagion se produise, l'intervention de *causes favorisantes* ou *adjuvantes*, lesquelles se rapportent moins au germe qu'au *terrain*.

Tout individu, en effet, n'est pas infecté par toute invasion microbienne. Normalement, l'organisme lutte, et cela d'une façon permanente, contre les tentatives, également constantes, des agents d'infection. Il a comme armes, à cet effet, les réactions chimiques des divers milieux, les qualités germicides du sérum sanguin, et enfin la *phagocytose*, c'est-à-dire la propriété qu'ont les globules blancs, ou leucocytes, de happer, d'englober et de digérer les microbes.

Principales causes favorisantes.

Que ces moyens naturels de défense viennent à faiblir, et l'infection se produit.

Les causes favorisantes de l'infection sont donc celles qui atténuent la résistance naturelle du terrain vis-à-vis du germe et créent, de ce fait, la réceptivité morbide. Elles sont multiples. Nous ne retiendrons ici que les principales : l'hérédité et l'immunité, les conditions atmosphériques, les conditions d'hygiène générale : habitation, alimentation, vêtement, fatigue et surmenage, propreté corporelle.

HÉRÉDITÉ.

Hérédité directe. — Hérédité de terrain.

Les maladies infectieuses peuvent héréditairement se transmettre. L'hérédité agit, à cet égard, de deux façons : tantôt en transmettant le germe infectieux lui-même, de la mère au fœtus, en forçant le filtre naturel que réalise le placenta (hérédité directe) — c'est le cas, par exemple, de la syphilis; — tantôt en transmettant simplement une façon de réagir analogue à celles des procréateurs, celle-ci se traduisant soit par une immunité native, soit, au contraire, par une moindre résistance vis-à-vis d'une infection similaire (hérédité de terrain). Ce dernier cas est, par exemple, celui de la tuberculose.

L'hérédité de terrain est infiniment plus fréquente que l'hérédité directe; elle ne s'applique pas seulement aux individus, mais encore aux races et aux espèces. Ceci est surtout frappant en ce qui concerne la transmission de l'immunité.

IMMUNITÉ.

Immunité acquise.

L'immunité, ce privilège physiologique qui rend un individu réfractaire à une infection donnée, peut être, en effet, *acquise* soit par une atteinte antérieure (syphilis, oreillons, scarlatine, variole, plus fragilement rougeole et fièvre typhoïde, choléra et diphtérie), soit par une immunisation artificielle, à l'aide de ces vaccins ou sérums dont nous parlerons bientôt. Mais elle peut être aussi *naturelle* et héréditairement transmise.

Immunité naturelle.

Il est avéré que certains individus sont naturellement réfractaires à une infection donnée; au cours d'une épidémie, ils sont épargnés par le fléau, quelles que soient les sources de contamination auxquelles ils s'exposent. Cette immunité, au lieu de se borner à un individu, peut s'étendre à une espèce. Les solipèdes sont réfractaires à la morve qui frappe les bovidés; les animaux ne contractent pas la lèpre; les moutons d'Algérie restent indemnes de charbon, lequel sévit épizootiquement sur les moutons de France; l'homme résiste à la peste bovine.

Immunité des races.

Enfin, les races elles-mêmes sont sujettes à l'immunité. C'est ainsi que la race nègre est presque absolument réfractaire à la fièvre jaune qui frappe si aisément les blancs; les créoles bénéficient, à un certain degré, de l'immunité des noirs.

On a prétendu, dans le même ordre d'idées, que la race arabe était réfractaire à la fièvre typhoïde. Il semble aujourd'hui démontré, par la pratique de la médecine en Algérie et en Tunisie, que cette affection peut être observée chez les indigènes, tout en restant rare chez eux. Le Berbère la contracte plus facilement que l'Arabe et elle ne s'observe presque jamais dans les territoires du Sud.

Cette immunité relative des indigènes de l'Afrique du Nord vis-à-vis de la fièvre typhoïde pourrait s'expliquer, ainsi que nous le dirons plus loin, par l'existence d'atteintes antérieures à formes frustes qui, principalement dans l'enfance, frapperaient la quasi-totalité des populations musulmanes.

INFLUENCE DES CONDITIONS ATMOSPHÉRIQUES.
ROLE DES CLIMATS.

Rôle des agents atmosphériques sur les microbes.

Les agents météorologiques : froid, chaleur, humidité, exercent une action notable sur la vitalité des germes microbiens. Les microbes, en effet, exigent pour leur développement des conditions particulières de température et d'humidité. Le froid ne les détruit que très difficilement, puisqu'on les a vu résister à des températures de —110° (Frish), et la chaleur ne les tue guère qu'à partir de +60°. Mais il n'en est pas moins vrai que, sans atteindre de tels extrêmes, froid et chaleur atténuent nettement leur virulence.

L'humidité leur est aussi nécessaire. La dessiccation altère les virus; la chaleur humide réalise, ainsi que pour les plantes d'ailleurs, une de leurs conditions optima de vie et de développement. Par contre, la lumière, les radiations solaires exercent à leur endroit une action nocive, qu'on a expérimentalement prouvée en exposant au soleil des cultures microbiennes dont l'évolution était bientôt suspendue (Duclaux et Arloing, Downes et Blunt). Cette action était d'ailleurs connue de tous les hygiénistes, lesquels professent que l'ensoleillement des habitations, des vêtements et des objets de literie est un des meilleurs modes de prophylaxie des maladies infectieuses.

Il résulte de ce qui précède que les contrées à climat tempéré et à atmosphère humide, telles qu'on les observe sur une grande partie du littoral nord-africain, sont particulièrement propres au développement des microbes, tandis que ces derniers sont littéralement stérilisés dans les régions sahariennes, où l'action combinée de la chaleur et de la lumière solaires réduisent au minimum la vitalité des germes.

Rôle des agents atmosphériques sur l'organisme.

Mais les microbes ne sont pas seuls à éprouver l'action des agents atmosphériques; les cellules de l'organisme sont, au même titre, influencées par ceux-ci, quant à leurs réactions de défense contre l'infection.

Pasteur avait démontré que la poule, normalement réfractaire à l'infection charbonneuse, parvenait à contracter cette maladie lorsqu'on la soumettait expérimentalement à l'influence du froid humide. Bouchard a prouvé que, sous l'influence d'une réfrigération un peu intense, le sang, normalement aseptique, contenait des germes. Par contre, en chauffant des grenouilles, Gibier parvint à leur faire contracter le charbon bactéridien.

Action du froid.

Le froid agit, en effet, en diminuant l'activité de nos leucocytes, lesquels sont, comme nous l'avons vu, des agents importents de la lutte de l'organisme contre les microbes, et voilà qui explique la vieille théorie de nos pères sur les maladies *a frigore*, c'est-à-dire causées par le froid (angines, pneumonies, congestions pulmonaires, etc...).

Sous l'influence du froid, la sécrétion sudorale, la perspiration sont diminuées, les vaisseaux cutanés se contractent, la tension artérielle s'élève. Mais, d'autre part, les fonctions de nutrition (respiration, circulation, digestion) sont exaltées; les aliments, et surtout les graisses, doivent être absorbés en plus grande quantité.

Dans les régions froides, les microbes sont moins virulents et les grandes endémies se font plus rares, mais les maladies par ralentissement de la nutrition (goutte, diabète, obésité, lithiase biliaire) deviennent fréquentes.

Action de la chaleur.

La chaleur atmosphérique, de son côté, agit aussi en altérant la vitalité des leucocytes. Sous son influence, les sécrétions sont diminuées, les fonctions digestives se font mal, l'appétit disparaît; la bile sécrétée en excès témoigne de la suractivité fonctionnelle du foie; le système nerveux se déprime ou s'excite anormalement (agitation, neurasthénie). Tous ces troubles de la nutrition générale aboutissent à l'anémie des pays chauds, qui prépare le terrain à l'entrée en jeu des parasites et à l'éclosion des infections (choléra, dysenterie, fièvre jaune, paludisme, diarrhées, etc.).

Climats de l'Afrique du Nord.

Le moment est venu d'appliquer les notions qui précèdent aux climats et particulièrement à ceux de l'Afrique du Nord.

Traversée longitudinalement et obliquement, du sud-ouest au nord-est, par la triple chaîne de l'Atlas, l'Afrique du Nord présente dans son ensemble trois sortes de climats : le climat côtier, le climat des hauts plateaux et des montagnes et le climat saharien.

Climat côtier.

Le climat côtier s'étend sur les rives méditerranéennes de l'Algérie et de la Tunisie et sur le littoral atlantique du Maroc.

Son influence se fait sentir plus ou moins profondément à l'intérieur des terres et l'on peut en rapprocher celui des plaines fertiles, qui constituent le Tell algérien et tunisien, ainsi que la vaste plaine marocaine comprise entre l'Océan et les contreforts occidentaux de l'Atlas.

C'est un climat tempéré, propice aux cultures, chargé d'humidité. Les températures extrêmes — nocturne et diurne — n'y montrent pas d'écarts considérables (5° à 10°). L'hiver y est particulièrement doux, avec une température oscillant de 8° à 18°. L'été, en dehors des périodes de siroco, n'y amène pas de températures très élevées (25° à 35° en moyenne), mais la chaleur, en raison du degré hygrométrique considérable de l'atmosphère, y est très pénible.

En Tunisie, le climat saharien empiète fortement sur le climat du Tell dans toute la partie méridionale, le Sahara s'avançant dans cette région jusqu'à la mer, par la dépression des chotts. Par contre, la côte atlantique du Maroc bénéficie de l'influence salubre des brises de l'Océan. Les vents alizés, qui soufflent parallèlement au littoral, entretiennent au sud de Mogador une température assez uniforme. Au nord de cette ville, au contraire, les variations thermométriques se font plus violemment sentir, en raison de l'absence des vents alizés et de l'influence des vents d'Algérie, chauds l'été et glacés l'hiver.

Le climat côtier a pour avantages hygiéniques la douceur et la régularité de la température. Les maladies *a frigore* y sont rares; par contre, les maladies épidémiques s'y montrent nombreuses. Elles y seraient particulièrement fréquentes si les régions du littoral et du Tell, étant les plus cultivées et les plus colonisées, n'étaient soumises à une surveillance hygiénique étroite.

En effet, les maladies infectieuses y sont importées d'autant plus facilement que les ports de l'Afrique du Nord sont l'occasion d'échanges continus avec toutes les régions riveraines du bassin méditerranéen et surtout de l'Orient, berceau des grandes épidémies (peste, choléra, fièvre méditerranéenne, typhoïde).

De plus, ce climat, doux et humide, si propice à la végétation, ne l'est pas moins au développement des germes pathogènes. Les terrains d'alluvions, les anciens marécages, fréquents à l'embouchure des cours d'eau peu rapides, sont, en même temps que des contrées fertiles, des foyers de paludisme dont beaucoup encore n'ont pu être éteints. Des générations de colons ont payé de leur vie le défrichement et l'assainissement de ces belles plaines du Tell qui sont aujourd'hui la richesse du pays.

Enfin, l'abondance des moyens de communication, la densité de la population, le nombre et l'importance des agglomérations urbaines concourent à la multiplication des contages, à la pollution du sol, des eaux et des aliments.

En ce climat, l'hygiène doit donc être surtout dirigée contre les infections. Ses indications les plus communes sont celles de l'hygiène urbaine et rurale. Il y aura lieu de tenir compte également de l'influence du climat marin, de l'humidité des côtes préjudiciable aux arthritiques, ainsi que des dangers du refroidissement subit de l'atmosphère et de la condensation de l'humidité atmosphérique au coucher du soleil.

Climat des montagnes et des hauts plateaux.

Le climat des montagnes et des hauts plateaux est caractérisé par la pureté de l'atmosphère, la sécheresse de l'air, les écarts considérables, non seulement entre les températures nycthémérales, mais même entre celles de diverses heures de la journée, l'intensité du rayonnement nocturne.

C'est surtout de ces régions que l'on peut dire qu'elles ne réalisent point « des pays chauds » mais « des pays où le soleil est chaud ». Il n'est pas rare d'y observer des différences de 20 et même 25 degrés entre les heures les plus chaudes de l'après-midi et les heures de la nuit.

Un tel climat bénéficie de tous les avantages de l'altitude : l'air y est vivifiant et sain, les eaux généralement pures, les maladies infectieuses rares. Mais l'instabilité météorologique y favorise la production des maladies *a frigore;* le siroco, enfin, est loin d'y être inconnu et s'y fait parfois sentir avec une violence ignorée dans les plaines du Tell. Le paludisme y est exceptionnel. Les affections épidémiques, notamment le typhus, y forment des foyers isolés dont l'extension demeure limitée par l'éloignement des agglomérations et le genre de vie pastoral d'une grande partie de la population, bien que les sautes brusques de température diminuent la résistance de l'organisme vis-à-vis des infections.

Climat saharien.

Le climat saharien est celui des immenses régions désertiques qui s'étendent au sud du versant méridional de l'Atlas (petit Atlas marocain, monts des ksours, djebel Amour, monts des Oulad-Naïls, Aurès et chaîne du Cherb). Cette frontière septentrionale du Sahara, qui s'étend en ligne oblique du cap Noun au golfe de Gabès, ne doit pas être considérée comme une limite absolue; elle n'oppose qu'une influence incomplète aux influences sahariennes, lesquelles se font sentir jusqu'au bassin du Hodna, en Algérie; jusqu'à la mer, par les chotts du Djerid, en Tunisie. C'est ce qui explique, par exemple, que l'oasis de Bou-Saâda offre, à 250 kilomètres d'Alger, tous les caractères des oasis sahariennes.

Le climat saharien est un climat excessif. Torride en été, il présente en hiver des différences parfois considérables entre les températures assez élevées du jour et les températures très basses de la nuit. Le rayonnement nocturne est intense. L'air est vif et extrêmement sec. Cette sécheresse de l'air, jointe aux effluves salins des chotts et aux fines poussières siliceuses qu'il tient en suspension, le rend irritant pour les muqueuses des organes respiratoires et des yeux.

Les maladies infectieuses sont rares dans le Sahara proprement dit, — *hors des oasis*, — car la lumière et la chaleur solaires réalisent une véritable stérilisation du sol. Aussi voit-on des races sahariennes, comme les Touareg, ignorer presque complètement les maladies microbiennes, exception faite de la blennorrhagie, de la syphilis et des affections parasitaires cutanées, favorisées par l'extrême malpropreté de ces peuplades (1).

Bien que les eaux soient souvent fangeuses, les affections

---

(1) D' DE PERSON : « Le Service médical au groupe du Hoggar (Sahara) » (*Archives de Médecine et de Pharmacie militaires*, tome LXII, 1913, 2' sem.).

d'origine hydrique (typhoïde, choléra, dysenterie) sont peu communes.

Il en va tout autrement pour les régions cultivées du Sahara, ou *oasis*. En ces points, où l'eau est souvent abondante et la végétation luxuriante, l'atmosphère est plus lourde et plus humide. Les eaux, fréquemment chlorurées et magnésiennes, sont indigestes et provoquent des troubles gastro-intestinaux, sans préjudice des affections dues à leur pollution par les déchets organiques. Les moustiques abondent et le paludisme est de règle. Il affecte parfois, comme dans l'oasis de Ouargla, une forme éminemment pernicieuse, qui est redoutée des indigènes et des Européens et n'épargne guère que la race noire des Khamnès.

Enfin, les étés sahariens, par leur chaleur accablante, sans rémission nocturne appréciable, mieux supportée par la population indigène acclimatée à ces pays, altèrent chez la plupart des Européens les organes de la vie de nutrition. Les gastro-entérites des pays chauds, les affections du foie, l'anémie palustre, tel est le plus lourd tribut payé à la maladie par les Français vivant au Sahara.

Il s'ensuit que, dans le climat des montagnes et des hauts plateaux, l'attention devra être attirée sur l'utilité d'habitations confortables, bien défendues contre la chaleur et le froid, sur l'emploi judicieux de vêtements appropriés aux nécessités, non seulement des saisons mais des heures de la journée, sur les précautions à prendre vis-à-vis de toutes les causes de refroidissement.

En climat saharien, les mêmes préoccupations subsisteront, mais il faudra tenir compte aussi des dangers d'infection. La surveillance étroite des eaux, leur épuration soigneuse, leur distillation, au besoin, dans les régions où elle est saumâtre, ne devront jamais être perdues de vue.

Quand faire se pourra, on y joindra, de temps à autre, l'usage momentané d'eaux minérales, bien que le prix de revient de ces dernières soit assez élevé. Celles de ces eaux qui réalisent un lavage de l'appareil gastro-intestinal (eaux bicarbonatées sodiques) seront un adjuvant précieux pour des organismes dont les fonctions digestives et excrétrices sont surmenées et altérées par la chaleur. La lutte antipaludique, telle que nous la décrirons plus loin, sera énergiquement poursuivie. Il conviendra de s'éloigner des lieux humides et marécageux, de s'attacher à l'assainissement de la région, de se garder de l'envahissement des parasites, vecteurs de germes, et enfin de recourir, de loin en loin, à des séjours, fussent-ils brefs, dans des régions qu'il n'est pas indispensable d'aller chercher en Europe, car l'Afrique du Nord est loin d'en être dépourvue.

Les maisons de convalescence, telles qu'il en fut créé à Eckmühl, près d'Oran, à Hammam-Rhira (Alger), à Nemours (Oran) rendront, à ce point de vue, des services précieux aux militaires anémiés par le climat débilitant du Sud.

HABITATIONS.

HABITATIONS A DEMEURE.

Influence de l'habitation sur la production des maladies infectieuses.

Les conditions d'habitation ne sont pas sans influence sur la production des maladies infectieuses. Chacun sait que l'encombrement est une source d'épidémies et que les grandes agglomérations humaines où s'entasse à l'étroit, dans des logis malsains, une population trop dense, sont des foyers de tuberculose, de typhus et de toutes les affections contagieuses.

Il semble que, dans l'Afrique du Nord, où le soleil ne fait pas défaut, où les vents sont violents, où l'espace ne manque jamais, on ne doive point constater pareils inconvénients.

Il n'en est rien.

Insalubrité habituelle des cités indigènes.

Quiconque connaît les cités indigènes, telles que les ont édifiées des races ignorantes des lois de l'hygiène, se rend compte du rôle joué par leurs déplorables conditions sanitaires dans la fréquence des foyers épidémiques et dans la multiplication des contages.

Il suffira, pour cela, de se rappeler ces villes et ces villages où les maisons sont des taudis obscurs et sans aération, aux pièces étroites, sans ouvertures, souvent humides, dont les toitures laissent passage à la pluie, dont le sol non imperméabilisé est détrempé et imprégné par les détritus, où les maisons s'accolent et se chevauchent, ne ménageant entre elles que des ruelles étroites où stagnent les immondices.

Je ne crois pas, cependant, que l'on puisse invoquer, pour le maintien de ce déplorable état de choses, l'attachement aveugle des indigènes à leurs traditions et à leurs habitudes de vie. J'ai pu constater, dans l'Oued-Rirh que, grâce à une initiative qui fait le plus grand honneur au Service des Affaires Indigènes, des villages entiers, décimés par le paludisme et le typhus, ont été évacués et confortablement rebâtis, à distance des oasis, sur un terrain élevé.

De tels exemples sont pleins d'intérêt pour l'hygiéniste. Ici, le ksar putride et enfumé, baignant dans son cloaque, empuanti par les émanations des khandeks croupissants, infestés de moustiques (fig. 5); là, le village, neuf, propret, aux voies spacieuses, aux maisons coquettes, bien éclairées et bien ventilées (fig. 6). J'ai acquis la conviction que, si les Rouarhas se sont difficilement décidés à cet exode, ils ont aujourd'hui compris les avantages précieux, présentés par leurs nouveaux logis, qu'ils n'abandonneraient à aucun prix pour les anciens.

Or, ces résultats, qui transforment actuellement les conditions hygiéniques de toute une contrée, pourront être généralement obtenus, à condition de respecter, dans l'édification des nouveaux centres, les mœurs indigènes et de ne pas commettre la grossière erreur d'imposer aux populations musulmanes une installation à l'européenne.

Choix d'un emplacement.

Il est donc important de connaître les principes généraux qui doivent présider au choix ou à l'édification d'une habitation dans l'Afrique du Nord.

Il conviendra, tout d'abord, d'établir les nouveaux centres ou les habitations nouvelles hors des agglomérations indigènes, généralement installées dans des conditions hygiéniques défec-

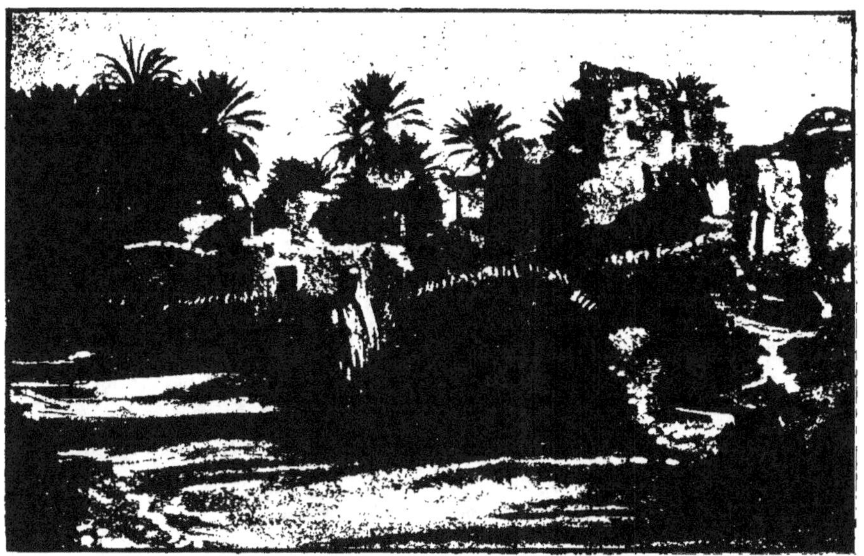

Fig. 5. — Ancien village abandonné de Sidi-Ben-Djeriou, près Touggourt.

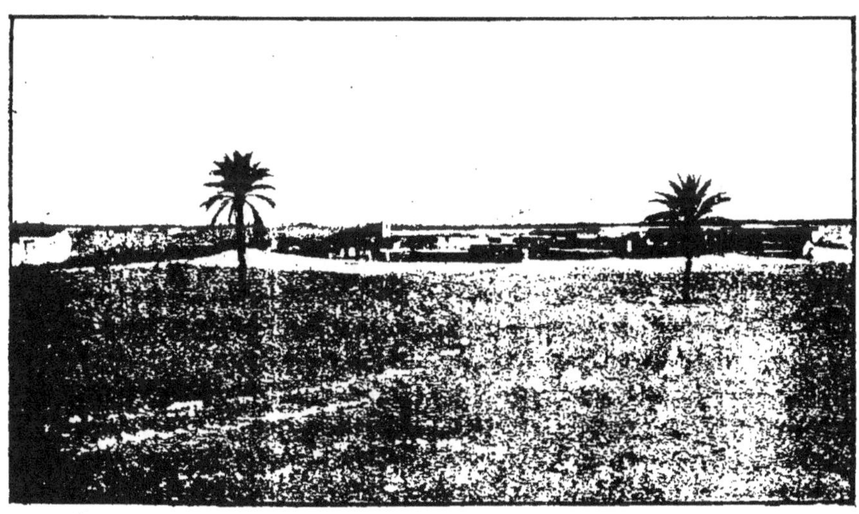

Fig. 6. — Nouveau village de l'Oued-Rirh, reconstruit hors des oasis.

tueuses. Il faudra éviter l'erreur, trop généralement commise en Algérie, dont la Tunisie, et surtout le Maroc, se sont mieux défendus, et qui consiste à construire les cités européennes au contact des cités indigènes, en entourant et en infiltrant en quelque sorte ces dernières par des bâtisses modernes. L'expérience a démontré que l'intérêt esthétique n'était pas seul à souffrir de cette façon de faire et qu'une telle promiscuité condamnait à l'avance les quartiers nouveaux à partager l'insalubrité des quartiers anciens.

On choisira un terrain élevé, un plateau sec, bien drainé et bien ventilé. On fuira, au contraire, les dépressions de terrain, les bas-fonds humides, les plaines marécageuses, les rives des oueds, toutes régions qui sont appelées à devenir des foyers de paludisme. On se rappellera qu'une altitude même faible (200 à 300 mètres) suffit souvent à mettre à l'abri de l'action malarienne.

Le voisinage de la mer pourra être recherché, comme offrant maint avantage et bénéficiant d'une ventilation due aux brises très pures du large; mais il faudra éviter le voisinage des lagunes et préférer au bord même de la mer, source d'humidité, la pente légère des collines qui, sous le nom de sahels, bordent le littoral méditerranéen de l'Afrique du Nord.

Les Romains, et avant eux les Berbères, avaient parfaitement apprécié l'influence de l'altitude en matière d'habitation. Nous aurions évité bien des déboires si, en dépit de cet enseignement, nous n'avions pas assis plus d'une ville algérienne ou tunisienne dans des dépressions malsaines, parfois situées au pied même des hauteurs où nos devanciers édifièrent des cités prospères et salubres (Tunis et Carthage).

Il y aura lieu de tenir compte aussi de la direction des vents dominants et des régions que ceux-ci balayent, transportant souvent au loin les germes et les émanations miasmatiques des marais (vent malarial).

Exposition.

L'exposition nord est des plus appréciées dans les pays chauds. Mais une habitation entièrement privée de rayons du soleil est malsaine; l'exposition au levant doit lui être préférée. D'ailleurs, il y a toujours intérêt à s'assurer une double exposition, de préférence nord-sud, car l'orientation est-ouest expose constamment au soleil une des faces de l'habitation. Ce moyen permet d'avoir, en toutes saisons, une partie des appartements protégée contre la chaleur et le froid.

Cette notion n'est pas ignorée des indigènes et l'on peut constater, dans certaines oasis, celles de Figuig (Maroc), par exemple, que les ksouriens, par une disposition très heureuse de leurs habitations, possèdent des appartements d'été et d'hiver, les derniers largement ouverts aux rayons du soleil, les premiers hermétiquement clos, quasi-obscurs, impénétrables à la chaleur. Cette règle gagnerait à être appliquée à plus d'une de nos habitations modernes si incommodes, glaciales l'hiver et étouffantes l'été.

Le sol.

Le sol sur lequel on se propose de construire doit toujours être perméable. Cette condition d'hygiène est primordiale. Les assises d'argile molle ou dure, retenant les eaux de filtration, sont à éviter en principe, en raison de l'humidité qu'absorbent les fondations.

Mais, parfois, le constructeur n'a pas le choix de l'emplacement; il est contraint d'édifier sur un terrain humide, parce que toute la région est ainsi constituée et qu'il ne saurait trouver, où qu'il se dirige, un emplacement plus favorable. C'est le cas des cités construites dans des bas-fonds où la nappe d'eau est superficielle et où le sous-sol, comme dans l'Oued-Rirh, et à Ouargla, est baigné par de l'eau sulfatée.

Il importe alors de drainer soigneusement ce sous-sol et, lorsque le manque de déclivité du terrain ne le permet pas, de recourir aux mesures suivantes :

Il convient d'abord, pour parer à la compressibilité du terrain, d'employer des fondations larges mais peu profondes ($0^m,50$ à 1 mètre), puis d'utiliser des matériaux qui résistent à l'action des eaux sulfatées.

C'est ainsi que, pour les fondations de tout ouvrage sérieux dans de telles régions, on emploiera, jusqu'à $0^m,50$ au-dessus du sol, de la chaux maritime extrasiliceuse. L'enduit sera fait avec du ciment maritime employé en dosage gras avec le plus gros sable qu'on pourra trouver dans le voisinage.

D'une façon générale, quand l'état du sous-sol le permet, il y aura toujours intérêt à exhausser les rez-de-chaussée et à les bâtir sur caves. Enfin, il est de toute utilité d'imperméabiliser le sol de toute habitation qui, si pauvre soit-elle, ne devra jamais se contenter de la terre battue. Dans les régions qui nous occupent, cette imperméabilisation, jadis réalisée par les Romains au moyen de leurs pavages en mosaïque, sera aisément obtenue soit par un carrelage, soit par un dallage en béton. On obtient ainsi une étanchéité parfaite et une fraîcheur que ne procurent pas les planchers, nids à rats et à puces et réceptacles de tous les germes.

Matériaux.

Les matériaux de construction seront secs, imperméables et de densité suffisante.

Les constructions en bois sont, sous le climat nord-africain, des abris médiocres, putrescibles et peu solides, insalubres enfin en raison du parasitisme varié dont ils sont le siège. Le palmier est à rejeter pour toute construction durable et il est bon de n'employer que des madriers en cèdre ou en bois du Nord. On leur préférera toujours l'emploi des fers à T.

Tous les fers employés dans les constructions doivent être peints au minium et à deux couches.

Les maçonneries seront faites en pierres dures réunies par un mortier à la chaux.

Il est fait usage, dans certaines contrées du Sud algérien (Oued-Rirh, région de Ouargla, M'Zab, etc...), d'une roche gypso-calcaire qui, employée ainsi que le font les indigènes comme pierre de construction, est d'une valeur nulle, mais qui, soumise à la cuisson, fournit un produit nommé « timchent », vraiment précieux dans ces contrées.

Le timchent peut être utilisé non seulement comme mortier pour la maçonnerie, mais encore comme béton d'une grande solidité. On l'emploie pour l'édification des murs (d'une épaisseur de $0^m,30$ à $0^m,60$ en moyenne), pour celle des voûtelettes des plafonds, construites sur cintres et appuyées sur des fers à T, ainsi que des piliers des arcades (0^m,40 à 0^m,60 d'épaisseur suivant les besoins). Le timchent fournit encore des enduits extérieurs ou intérieurs d'une excellente tenue; son mortier, pur et lissé, permet d'obtenir des terrasses solides, à condition de lui donner une épaisseur de 10 à 12 centimètres et de ménager une pente très forte (4 centimètres par mètre).

Ce mortier spécial demande à être gâché en très petite quantité à la fois, 1 décimètre cube au maximum. Il ne faut pas l'employer comme dallage dans les logements, mais seulement dans les bâtiments annexes où il n'est de longue durée que s'il repose sur un béton de même nature, s'il est bien lissé, épais (10 à 12 centimètres) et enfin balayé à sec, car l'arrosage le détruit.

Les briques sont communément employées pour la construction des murs, des cloisons, des voûtes et voûtelettes. Ce sont des matériaux commodes, mais que la longueur des transports — jointe à leur fragilité — rend coûteux dans le Sud.

Fabriquées sur place, elles sont généralement de mauvaise qualité, soit qu'elles contiennent du sable, soit qu'elles aient été mal cuites dans les fours rudimentaires dont disposent les postes. Les résultats obtenus sont, dans ce cas, peu satisfaisants.

En région saharienne, les ksouriens emploient encore comme matériaux de construction les briques crues, séchées au soleil, ou « toub ». De telles constructions ne résistent pas à la pluie (très rare il est vrai dans ces régions) et sont à éviter, en principe, pour nos demeures. Il est indispensable, quand on y a recours, de multiplier les badigeonnages des murs à la chaux.

Toitures.

Les toitures seront rendues aussi imperméables que possible. Parfois, les troncs de palmiers, le djerid, les bambous, la paille sont les seuls matériaux dont on dispose. Il est inutile de dire que de tels abris, qui donnent asile aux serpents. aux scorpions et à de multiples parasites, sont d'autre part fragiles et insuffisants aux époques des pluies et des vents froids.

Les tuiles plates, aujourd'hui si répandues, seront préférées aux tôles de fer ondulées et galvanisées, qui entretiennent dans les logements qu'elles recouvrent, ainsi que j'ai pu le constater dans certaines redoutes de l'Extrême-Sud oranais, une chaleur intolérable en été, un froid rigoureux en hiver. On n'utilisera, à la rigueur, ce mode de couverture qu'à la condition de plafonner les locaux sous-jacents et de ménager, entre le plafond et la tôle, un faux grenier largement ventilé.

Enfin, dans les zones tempérées de l'Afrique du Nord et surtout dans les régions sahariennes, les maisons sont souvent recouvertes de terrasses dallées, cimentées ou simplement formées de terre battue. Ces sortes de toitures sont, à condition d'être bien imperméables, parfaitement appropriées au climat; elles protègent utilement les logements sous-jacents contre la chaleur et le froid; durant les nuits d'été, elles permettent de déserter les appartements échauffés par la chaleur du jour et de dormir à la faveur d'un peu de fraîcheur.

Disposition et distribution.

La distribution intérieure variera naturellement, suivant la destination du logis.

D'une façon générale, la maison mauresque, remaniée et adaptée à nos besoins, est celle qui paraît offrir comme distribution le plus d'avantages.

En voici les principes :

Façades extérieures percées de peu d'ouvertures. A l'intérieur, cour centrale ou patio (fig. 7) sur laquelle les appartements s'ouvrent : de plain-pied au rez-de-chaussée, par une galerie circulaire et couverte au 1ᵉʳ étage.

Les ouvertures extérieures sont suffisantes afin d'assurer une bonne ventilation, largement percées du côté nord, restreintes sur les autres côtés, surtout au midi.

Les façades sud et ouest gagnent à être dotées d'arcades qui les protègent très efficacement de la chaleur du jour, mais qui constituent, d'autre part, un obstacle à la ventilation de la nuit; aussi est-il inutile d'en pourvoir les façades nord et est, qui ne reçoivent pas le soleil ou ne le reçoivent que le matin (fig. 8).

En pays très chaud (régions sahariennes), il y a même intérêt à construire sur trois épaisseurs de voûtes, principe con-

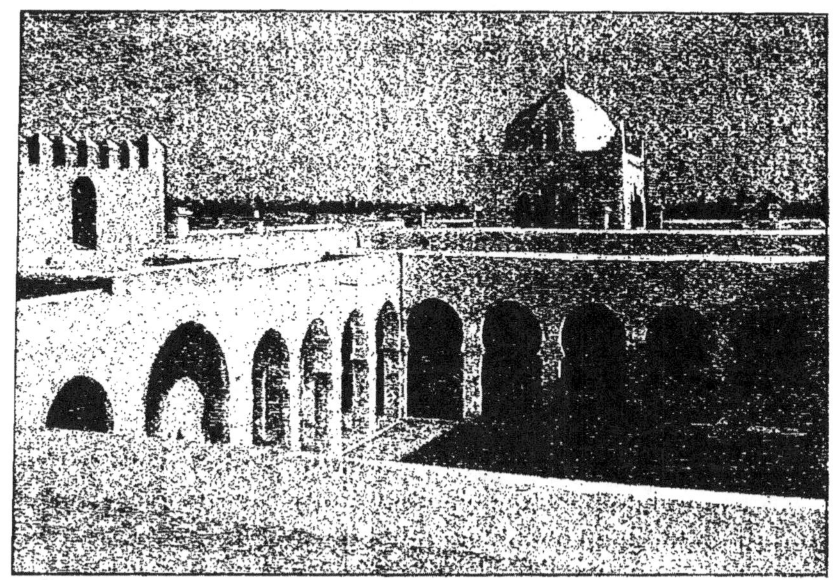

Fig. 7. — Bordj administratif de Ouargla. Cour centrale.

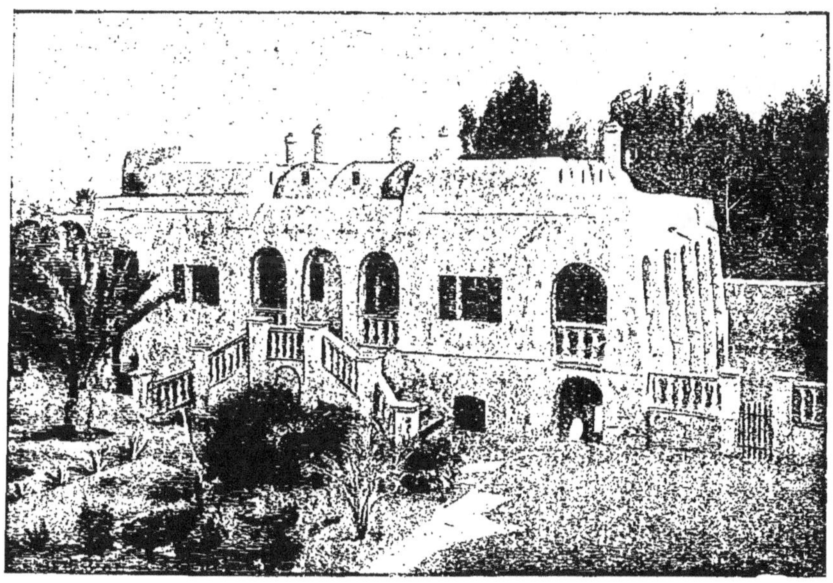

Fig. 8. — El Oued. Logement du chef de poste. Vue montrant l'aspect type de la maison
ienne au Sahara. (Disposition des ouvertures et des arcades. Rez-de-chaussée surélevé. Voûtes.

sacré depuis la plus haute antiquité et bien connu notamment des Egyptiens (fig. 9).

Au centre est un hall dégagé par des galeries et garni, de chaque côté, d'une rangée de chambres ouvrant sur ces galeries et sur l'extérieur.

On y gagne une grande pièce centrale, parfaitement défen-

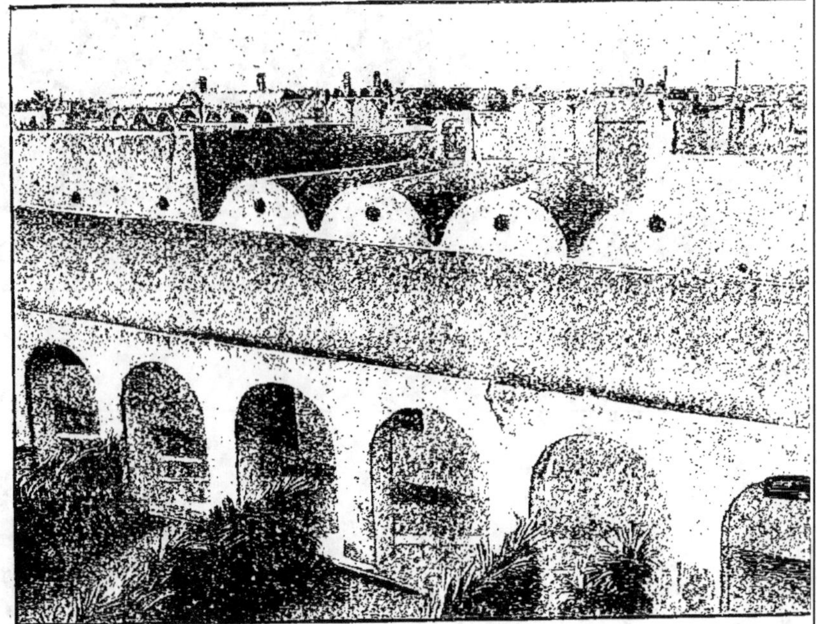

Fig. 9.— **Maison d'El-Oued (Souf algérien). Détail des terrasses et des voûtes montran** la superposition des trois épaisseurs.

due contre la chaleur et la lumière et qui servira de refuge aux heures torrides (fig. 11).

Les pièces extérieures recevront une affectation différente suivant leur orientation. Les chambres les plus chaudes (exposition sud et ouest) peuvent être consacrées à des locaux accessoires, les pièces exposées à l'est et au nord étant réservées à la chambre à coucher et aux lieux où l'on se tient plus particulièrement le jour.

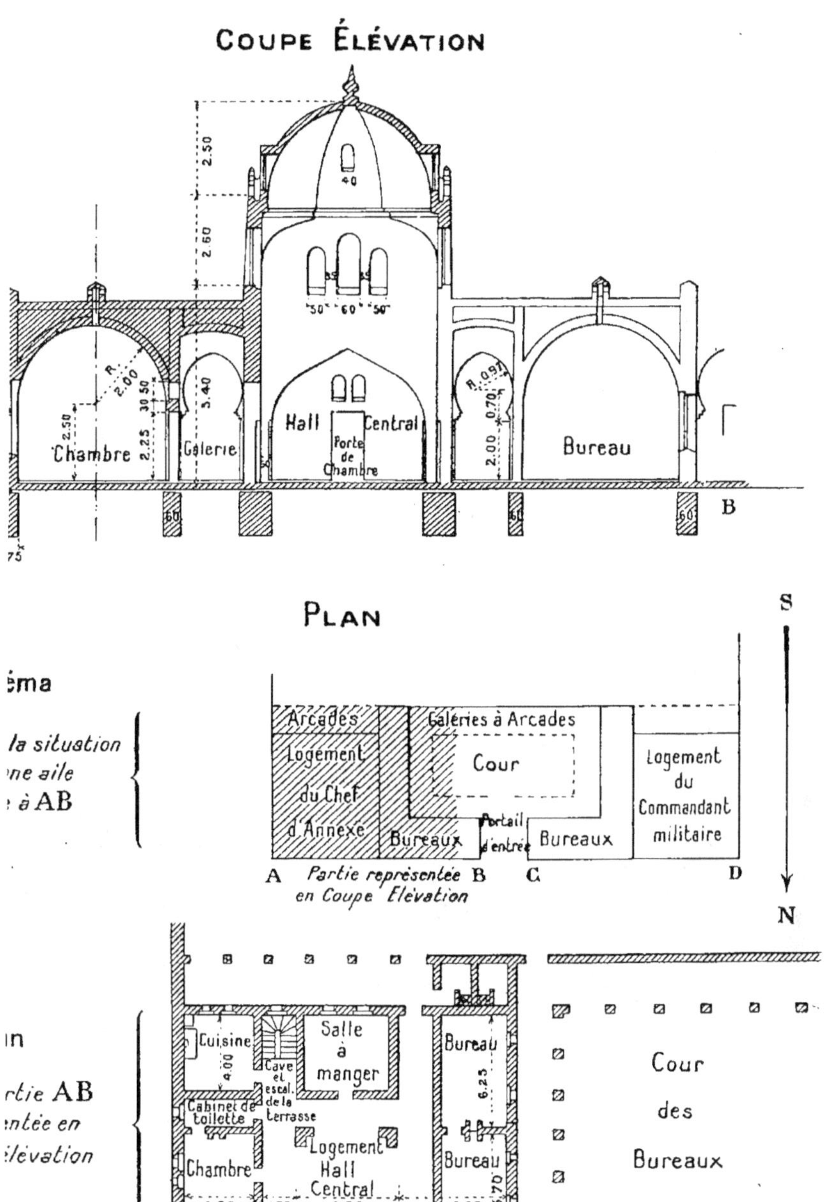

du bordj administratif de Ouargla montrant l'application du principe de la construction sur trois épaisseurs.

Le sol des chambres doit être imperméable, condition obtenue par un bon carrelage ou un dallage en carreaux de ciment.

Les plafonds sont à doubles voûtes, ménageant entre elles un matelas d'air dont le renouvellement et la ventilation sont obtenus par des bouches d'aération orientées en tous sens.

Le nombre des pièces sera peu considérable, eu égard à la surface couverte. Mais celles-ci seront spacieuses, mesurant 6

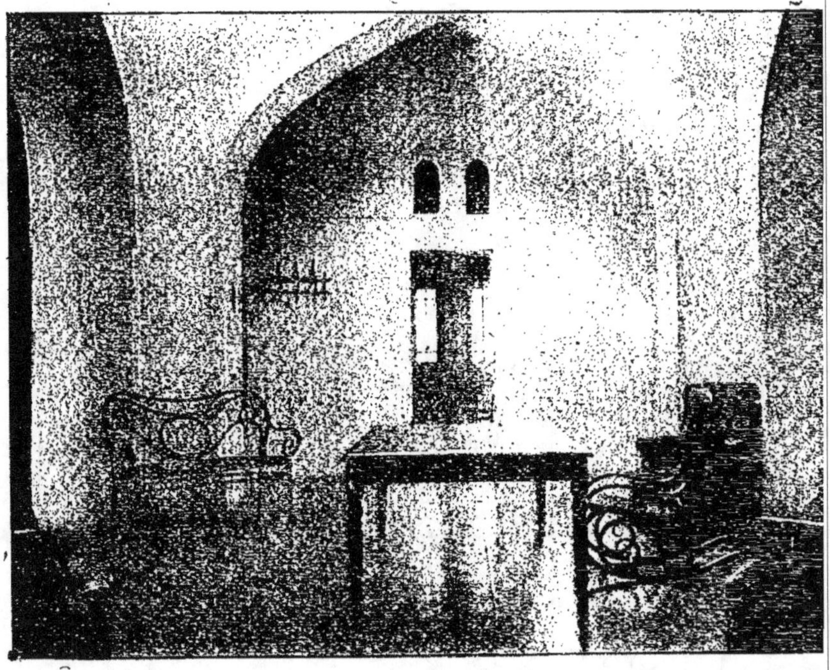

Fig. 11. — Bordj administratif de Ouargla. Pièce centrale sous le grand hall (3ᵉ épaisseur).

mètres de longueur sur 4 mètres de largeur et de hauteur de plafond. Elles seront aussi très aérées et bien ventilées, surtout les chambres à coucher, où le cube d'air individuel doit toujours être élevé.

Il semble que la contenance maximum des chambres ait une tendance à être atteinte et même dépassée dans bien des casernes d'Algérie, sous prétexte que, les fenêtres demeurant ouvertes, l'aération demeure toujours parfaite. C'est là une erreur qui devient d'autant plus préjudiciable qu'elle persiste, par les nuits froides d'hiver où les ouvertures sont closes. L'entassement est d'ailleurs, en toutes saisons, une mauvaise condition d'hygiène qu'il faut éviter.

L'ameublement doit être solide, le lit très large et de préférence métallique ainsi que le sommier. Le lit pourra être utilement complété par une moustiquaire, si utile dans les pays infestés de culicides. Les rideaux, les tentures, tapis de laine, etc..., seront réduits au minimum, surtout dans les collectivités où les intérieurs modestes, en raison de l'asile facile qu'ils donnent aux parasites (1). Les murs seront enduits de peinture vernissée ou simplement blanchis à la chaux.

Les dépendances, fosses à fumiers, écuries, seront éloignées des bâtiments habités. Les latrines, en raison des difficultés que crée la rareté de l'eau pour l'installation du tout-à-l'égout, seront le plus souvent constituées par des tinettes mobiles; elles devront être l'objet d'une perpétuelle surveillance, car l'éloignement des immondices et l'évacuation des matières usées acquièrent une importance toute spéciale dans les pays chauds.

On se méfiera enfin des bassins, qui sont un ornement gracieux et une source de fraîcheur pour tant de cours intérieures, mais qui servent à la reproduction des moustiques, dont les larves se développent dans l'eau stagnante ou légèrement courante des vasques.

Dans les régions, enfin, où ces insectes abondent, le mode de défense le plus efficace consiste à pourvoir toutes les ouvertures de grillages métalliques. Mais ceux-ci devront être amovibles, pour pouvoir être enlevés l'hiver, et les portes, tout au moins celles donnant à l'extérieur, seront garnies de tambours grillagés fermant soit à l'aide d'un ressort, soit au moyen du primitif contrepoids. Cette mesure, un peu coûteuse il est vrai, assure en même temps la protection contre les mouches; elle

____

(1) Quiconque a connu l'hospitalité indigène dans les territoires du Sud n'ignore plus que les tapis épais, qui constituent l'ornement habituel, en même temps que le mode de couchage des tentes réservées aux hôtes de passage, sont fréquemment infestés de vermine. Or, nous savons que les poux jouent un rôle important dans la propagation des maladies infectieuses, notamment du typhus.

évite l'emploi de la moustiquaire, toujours gênante et chaude, et permet de dormir les fenêtres ouvertes; il n'en est pas dont on puisse attendre plus de bien-être.

HABITATIONS TEMPORAIRES

Il nous reste maintenant à dire quelques mots sur les habitations temporaires ou de fortune : baraques, tentes, gourbis, etc...

Les campements exigent, d'une façon générale, les mêmes conditions d'emplacement et de choix du terrain que les habitations à demeure. Nous ne reviendrons donc pas sur cet exposé, nous contentant de faire remarquer l'importance de la siccité du terrain choisi.

Emplacement des campements.

Quand on campe dans le voisinage d'une localité habitée, village, douar, il y a toujours intérêt à s'éloigner de l'agglomération rencontrée, en raison des risques de contagion qu'elle présente.

Dans les régions désertes, la proximité d'un puits conditionne, quand faire se peut, le choix de l'emplacement. Mais il faudra éviter expressément les bas-fonds, les terrains de chotts et le lit des oueds. Le voisinage des lauriers roses a été longtemps redouté, en raison des propriétés vénéneuses de ces plantes et de leurs émanations toxiques. Nous avons fait justice de ce préjugé, mais le principe demeure fondé : ces arbustes croissent, en effet, dans les lieux marécageux; ils sont l'indice d'un sous-sol humide et doivent nous mettre en garde contre le danger paludique. Il est donc prudent de ne jamais camper dans leur voisinage.

Recherchons toujours les terrains en pente douce et de quelque élévation, le sol perméable et sec, le sable, le gravier, la hammada, les dunes, quittes à éloigner un peu le campement du point d'eau et du pâturage choisi pour les chameaux et les chevaux.

Baraquements.

Les baraquements sont préférables aux abris sous la tente, comme réalisant une défense meilleure contre les intempéries.

Les baraques doivent être bien closes, pourvues d'ouvertures opposées et suffisantes, être recouvertes de matériaux peu conducteurs du calorique et imperméables à l'eau, tuiles de pré-

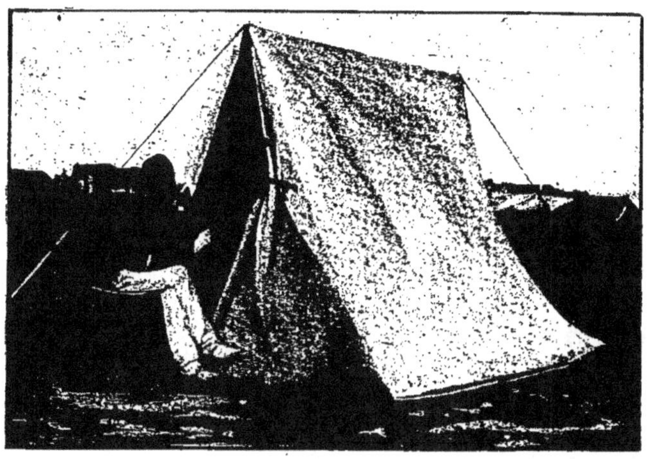

Fig. 12. — Tente individuelle dite bonnet de police.

férence, chaume, djerid ou roseau. Le terrain sera parfaitement sec ou artificiellement asséché. L'aire sera creusée et pavée de substances non conductrices de l'humidité : cailloux, sable, gra-

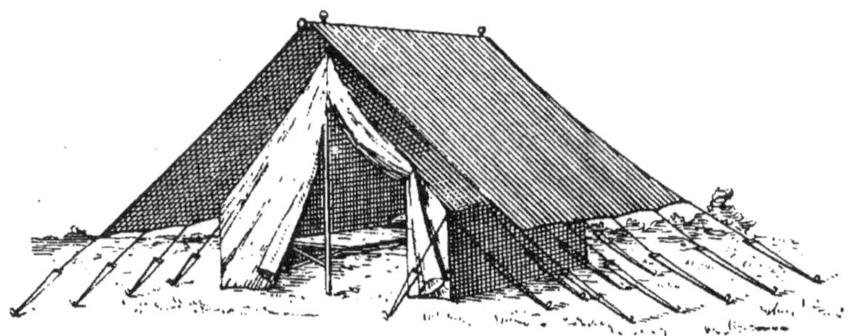

Fig. 13. — Tente à double paroi.

vier, etc... Le plancher sera surélevé du sol, de manière à permettre à l'air de circuler librement au-dessous de l'édifice.

Les matériaux de construction seront secs, le bois, si possible, imperméabilisé. Quand ces édifices seront voués à une certaine durée, il y aura tout intérêt, si les circonstances et la nature de la région le permettent, à substituer la maçonnerie au bois de construction.

Enfin, la capacité des baraques subira les lois des habitations permanentes et la contenance normale (17 mètres cubes par individu) ne sera pas dépassée. Les règles de ventilation et d'aération seront observées.

Tentes.

La tente, quoique inférieure à la baraque, est l'abri de fortune qui est le plus commodément employé dans les régions dépourvues d'habitations. C'est l'abri par excellence du campement. Une grande partie de la population arabe, menant la vie pastorale, ne connaît pas d'autre logement. Il faut reconnaître pourtant que l'état sanitaire, relativement satisfaisant, de ces populations nomades tient plus à la résistance physique de la race et à la salubrité des régions occupées qu'à la nature de ce mode d'habitation que nous devons considérer comme inférieur à tout autre.

D'ailleurs, la tente arabe, faite de laine mélangée de poils de chameau et de chèvre, est d'un tissu plus dense et plus épais que la nôtre et protège mieux des intempéries. Son poids et son volume la rendent peu pratique pour nos expéditions ou nos déplacements; nous recourons aux divers modèles de tentes en toile démontables, que le commerce a répandus aujourd'hui et dont certains sont assez perfectionnés (fig. 12).

De ce nombre sont les tentes à double paroi (fig. 13), d'ailleurs connues des Arabes, chez qui elles constituent des demeures de luxe. Celles-ci réalisent un isolement bien supérieur aux premières et diminuent ainsi le gros inconvénient de ces abris de toile, qui est de mal protéger contre le froid, la chaleur et l'humidité.

L'emplacement des tentes sera choisi dans les mêmes conditions que celui des baraquements et des campements en général. On évitera tout emplacement ayant été utilisé depuis peu pour le même usage. L'aire de chaque tente sera, si l'on craint l'humidité du sol, recouverte, à l'aide des corps isolants que l'on pourra se procurer dans le voisinage : cailloux, graviers, etc... Il sera toujours bon d'y disposer, faute de tapis ou de couvertures, de menus branchages, de la paille ou de l'alfa, surtout au-dessous du lit de camp, afin d'atténuer le rayonnement du sol pendant la nuit.

Les tentes doivent être, le jour, bien ventilées, à l'aide d'ouvertures opposées, et leur contenance normale prudemment calculée. Des rigoles creusées extérieurement et aboutissant à des puisards préviendront les surprises d'un envahissement du sol par les eaux de pluie, dans les régions où celle-ci peut survenir à l'improviste.

On ne manquera pas, enfin, quelle que soit la douceur de la température à l'heure où l'on se couche, de se couvrir chaudement et de se protéger la tête, notamment les yeux (bonnet de nuit, cheich), en prévision du brusque refroidissement amené par les nuits sahariennes.

Cabanes. Gourbis.

Il est tout à fait exceptionnel, dans l'Afrique du Nord, que les troupes, les convois et même les groupes isolés aient à recourir à ces abris de fortune confectionnés à la hâte, en torchis ou à l'aide de feuillages et de roseaux. Cependant, certaines troupes noires sont logées, en leur contrée d'origine, dans des conditions qui se rapprochent un peu de celles de ces abris rustiques, et la question peut se poser de savoir jusqu'à quel point l'habitation qui leur est imposée dans l'Afrique du Nord, où ce nouveau contingent est depuis quelques années importé, doit rappeler les caractères de leurs logements primitifs.

L'abri sous la tente, provisoirement employé dans le sud-oranais, a donné sur ces populations noires des résultats d'autant plus mauvais que les Sénégalais étaient transportés dans des régions très froides l'hiver (Colomb-Béchar est à 840 mètres d'altitude).

On a pu bientôt édifier un village nègre plus approprié au genre de vie de ces troupes. Chaque ménage dispose d'une case modeste, bâtie en pisé (briques crues ou « toub » des indigènes) et comprenant une pièce unique servant à tous les usages, et une sorte de petit hangar couvert, utilisé comme cuisine. La pièce habitée sert de chambre à coucher, de salle à manger et de lieu de réunion où s'assemblent, pour prendre les repas et passer la soirée, les célibataires commensaux des hommes mariés.

Les cuisines, qu'elles soient individuelles ou groupées dans des locaux communs, sont réduites à la plus grande simplicité. Pas de cheminées ni de hottes. Quelques brèches pratiquées dans le haut du mur et dans le côté ouvert de ces sortes de hangars suffisent pour l'évacuation de la fumée. Au long du mur de fond, sont disposés des fourneaux rudimentaires, constitués par trois briques sur lesquelles chaque femme pose un trépied et qui, dans les cuisines communes, s'espacent à 1 mètre de distance.

Cette installation sommaire, de l'avis des officiers qui ont toujours vécu en contact avec l'élément noir, réalise les meilleures conditions de logement convenant à ces troupes.

« Il faut se garder, écrivait le commandant Mouveaux, du 1er bataillon de tirailleurs sénégalais (1), de porter atteinte à l'extrême simplicité de leur manière de vivre, cette simplicité même étant une des conditions de la conservation de leurs qualités. »

Il faut pourtant reconnaître qu'on ne saurait sans inconvénients pousser à l'extrême cette manière de voir.

L'expérience nous a appris que les logis de fortune, improvisés pour les ménages du 2e bataillon de Sénégalais (Orléansville, Ténès) et qui avaient été établis suivant ces principes et sur les indications de personnalités compétentes en matière coloniale, ont, sous le climat rigoureux et capricieux de l'Afrique du Nord, donné de mauvais résultats.

La morbidité des troupes noires s'est considérablement abaissée le jour où l'on a rapproché leur mode d'habitation de celui mis à la disposition des troupes indigènes algériennes, en rendant leurs logements plus confortables, en les éclairant, en les ventilant, en les protégeant d'une manière efficace contre les intempéries.

Les célibataires, logés dans des casernements confortables,

---

(1) Rapport au sujet des prévisions relatives à l'installation du 2e bataillon de tirailleurs sénégalais en Algérie (25 mai 1912).

préalablement occupés par nos troupes algériennes, sont ceux qui ont payé le plus faible tribut à la maladie, tant il est vrai qu'en matière d'hygiène coloniale les considérations de milieu et d'adaptation aux conditions climatériques spéciales priment les données ethniques dont la valeur s'affirmait surtout au pays d'origine.

Adaptation de l'habitation au climat.

Enfin, je ne saurais omettre de poser en principe qu'en toutes circonstances l'on se trouvera bien, avant de construire, de s'inspirer des remarques pratiques faites par les habitants de la contrée, ainsi que des traditions consacrées par un long usage et de les adapter à nos besoins et à nos conceptions modernes en ce qu'elles peuvent avoir de rationnel et de compatible avec nos lois d'hygiène. Les mépriser de parti pris serait délibérément s'exposer à des bévues regrettables.

Une des choses qui frappent le plus celui qui séjourne dans notre colonie nord-africaine, c'est de constater l'obstination avec laquelle des générations de Français édifient des maisons, des quartiers, des villes même, en tous points semblables à ceux de nos cités métropolitaines, alors que le climat de l'Algérie, de la Tunisie et du Maroc est si différent de celui de la mère patrie. Hélas, les habitants de ces demeures, souvent luxueuses, reviennent vite de leur enthousiasme et envient plus d'une fois les installations des autochtones, moins confortables sans doute, mais autrement pratiques et autrement adaptées au climat régional.

ALIMENTATION.

Rôle de l'alimentation vis-à-vis de la production des maladies infectieuses.

L'alimentation joue, à l'égard de la production des maladies infectieuses et des intoxications, un rôle important; soit directement, en fournissant les germes infectieux et les substances toxiques que peuvent transporter les aliments; soit indirectement, en diminuant la résistance de l'organisme vis-à-vis de la maladie.

Au dernier de ces modes appartiennent les fautes de régime, sur lesquelles nous appellerons bientôt l'attention.

Au premier se rattachent les troubles toxiques infectieux déterminés par l'ingestion de germes pathogènes ou de poisons.

Troubles toxi-infectieux d'origine alimentaire.

Une première variété d'intoxications alimentaires tient à l'altération des aliments.

L'altération et la putréfaction des viandes en particulier, soit fraîches soit conservées, ont longtemps été considérées comme la source des principales intoxications causées par ces aliments. On attribuait ces accidents à des poisons solubles ou ptomaïnes (Brieger).

Nous savons aujourd'hui qu'il s'agit le plus souvent, non d'intoxications, mais d'infections causées par des microorganismes appartenant au groupe des salmonelloses (Salmon-1886) et dont le principal est le *bacillus enteridis* de Gaertner (1888), de la famille des bacilles paratyphiques. Les huit dixièmes des infections alimentaires, d'après Sacquépée, relèvent de ces bacilles. Ces derniers sont d'autant plus redoutables qu'ils peuvent se rencontrer sur des viandes fraîches dont l'aspect ne peut en rien faire présumer la toxicité. Ils se multiplient pourtant après l'abatage, lors de la putréfaction. Ils peuvent aussi être apportés au cours des manipulations dans les boucheries.

Le plus souvent, néanmoins, il s'agit d'animaux malades et abattus d'urgence.

Les viandes conservées et les viandes travaillées (saucissons, hachis, etc...) sont plus dangereuses à cet égard que les viandes fraîches.

Outre le bacille de Gaertner, on trouve encore comme agent causal des gastro-entérites infectieuses, le coli-bacille, l'entérocoque et le *proteus*. Enfin, le *bacillus botulinus* de Van Ermengen (1890) détermine, sous le nom de botulisme, des phénomènes toxiques d'ordre nerveux, très graves, donnant une mortalité de 15 à 40 p. 100.

On a toujours affaire, dans ces cas, à de la viande conservée, généralement de la viande de porc, qui n'a pas été soumise à la cuisson. Une température de 70° prolongée pendant quelques minutes suffit, en effet, pour détruire le bacille d'Ermengen.

Les viandes ne sont pas les seuls aliments susceptibles de donner asile aux germes infectieux de la gastro-entérite. Les gâteaux à la crème, les aliments dans la composition desquels entrent du lait, des œufs, de la vanille, peuvent contenir en abondance le bacille de Gaertner ou les microbes voisins. C'est là l'origine d'épidémies meurtrières qui sont loin d'être rares et dont une des dernières en date est celle de Cholet (1913), où à la suite d'ingestion de crème dite crème royale, trente-huit convives d'un repas de noce furent empoisonnés et dix d'entre eux succombèrent.

C'est que ces aliments sont souvent, après leur confection, conservés pendant quelque temps et souillés soit par les mouches, soit par la domesticité au cours des manipulations culinaires.

L'enquête de Chantemesse et Rodriguez (1) a permis d'établir que la cuisinière de Cholet était une porteuse de germes dont les produits intestinaux renfermaient en abondance le bacille isolé chez ses victimes. En douze années, les mains souillées de cette femme n'avaient pas causé moins de cinq épidémies analogues, produites par des crèmes identiques préparées par ses soins.

Les aliments peuvent aussi contenir les germes de maladies infectieuses transmissibles à l'homme. C'est le cas des viandes d'animaux tuberculeux (2), du lait de vaches tuberculeuses, du lait de chèvre qui peut transmettre la fièvre de Malte.

Les viandes de bœuf et de porc peuvent contenir les cysticerques du tænia. Celle de porc peut enfermer la trichine.

Enfin, les légumes crus, les salades et certains fruits (fraises) sont susceptibles de transmettre des germes infectieux comme

---

(1) *Bulletin de l'Académie de médecine* (17 février 1914).

(2) La chair musculaire des bovidés tuberculeux ne semble pas cependant pouvoir transmettre la tuberculose; aussi les viandes provenant de ces animaux ne sont-elles totalement exclues de la consommation que quand les lésions sont généralisées (arrêté ministériel du 28 juillet 1888).

ceux de la fièvre typhoïde ou paratyphoïde, de la dysenterie, du choléra, lorsqu'ils ont été arrosés avec des matières fécales (épandage).

Je ne parlerai pas, ici, d'une dernière variété d'intoxications alimentaires constituant les empoisonnements proprement dits et causées par l'absorption de substances vénéneuses : poisons des champignons toxiques, solanine de certaines pommes de terre germées, acide cyanhydrique de certains haricots. Cette étude des poisons minéraux nous amènerait à traiter des falsifications des denrées et ne saurait trouver place dans un exposé aussi succinct.

Il résulte de ce qui précède que les viandes fraîches, et plus encore les viandes de conserve, doivent être, avant leur consommation, l'objet d'un examen rigoureux; que les viandes travaillées, la charcuterie surtout, doivent être toujours suspectées, si elles ne sont de toute première qualité, et préparées de façon très soigneuse; que les aliments doivent être consommés aussitôt après leur préparation culinaire ou conservés peu de temps dans un local frais, abrité des poussières et des mouches; que les légumes doivent être, comme les viandes d'ailleurs, soumis à une cuisson prolongée; que les fruits poussant sur le sol (fraises), les radis, tomates, concombres, les salades enfin, doivent être soigneusement lavés avant d'être servis.

Le régime.

Beaucoup plus fréquentes que les infections alimentaires sont les maladies déterminées par une alimentation défectueuse, laquelle agit en altérant l'intégrité des fonctions digestives et en diminuant la résistance de l'organisme vis-à-vis de l'infection; aussi croyons-nous devoir consacrer quelques pages aux principes généraux de l'alimentation sous le climat nord-africain.

Nécessité d'une alimentation spéciale.

Bien que certains auteurs paraissent peu affirmatifs à cet endroit, la nécessité d'une alimentation appropriée aux pays chauds semble indispensable et se trouve généralement reconnue. J'estime qu'il serait aussi paradoxal de conserver, aux colonies, le régime alimentaire observé dans la métropole, que de refuser d'approprier au climat l'habitation, le vêtement et la manière de vivre.

Il y a deux raisons pour cela : le changement de climat, qui modifie les fonctions digestives, et la nature des aliments offerts à notre consommation dans ces régions.

Le climat agit sur l'organisme par l'influence des agents atmosphériques : froid, chaleur, état hygrométrique de l'air. Cette influence se fait sentir d'autant plus vivement que le climat est plus différent de celui de notre pays d'origine. Il s'ensuit que, si le régime alimentaire ne peut subir que peu de variations dans les régions d'altitude, où le climat, quoique plus excessif, se rapproche davantage du climat européen, ces variations devront être plus marquées dans les zones du littoral où la chaleur, jointe à l'humidité atmosphérique, réalise un milieu plus différent du nôtre et qu'elles atteindront enfin leur maximum dans les régions très chaudes, comme les régions sahariennes, où l'acclimatement des Européens s'obtient plus difficilement.

Quant aux aliments eux-mêmes, nous aurons l'occasion de voir, au cours de ce chapitre, que leur nature, leur variété, leur valeur sont susceptibles de modifications et doivent intervenir, pour une part, dans les troubles digestifs si fréquents aux colonies, ce qui implique l'adoption de règles particulières touchant leur emploi.

Lois principales de l'alimentation aux pays chauds.

Trois lois principales dominent la question de l'alimentation aux pays chauds :

1° L'activité digestive va diminuant du nord au sud pour les races européennes et nord-africaines, entraînant la nécessité d'une alimentation rendue proportionnellement plus sobre dans le sens de cette diminution;

2° Pour les mêmes races et toujours du nord au sud, l'alimentation azotée doit intervenir en proportion décroissante, et l'alimentation hydrocarbonée en proportion croissante;

3° Dans les mêmes conditions, la nocivité de l'alcool s'exerce en proportion croissante.

Ce qui revient à dire que, plus l'Européen descend, en Afri-

que, vers la zone tropicale et plus il doit être sobre, plus son
alimentation doit être végétarienne, moins il doit consommer
d'alcool.

Exception faite de ce que ces lois peuvent avoir de trop absolu, eu égard aux conditions d'altitude et à l'existence de petits
climats particuliers tranchant sur les climats généraux, leur vérité et leur logique ne sauraient échapper à quiconque compa-
rera simplement les différences de régime alimentaire qui s'imposent dans le nord et le midi de la France, ou simplement
dans le même lieu, en hiver et en été.

Avec beaucoup de vérité, G. Treille (1) a rappelé, pour jus-
tifier ces lois, que si les races sémites ont pu infiltrer l'Afrique
et y asseoir leur domination, c'est que « ces peuples étaient vé-
gétariens, qu'ils ne buvaient pas d'alcool, que la sobriété pastorale ou guerrière était chez eux un don de la race ».

Conditions du régime alimentaire imposées par le climat.

L'appareil digestif est celui qui est le plus influencé par les
climats chauds. On observe rapidement, sous l'action de la chaleur, l'irrégularité, l'insuffisance ou l'excès des sécrétions de
sucs digestifs, l'atonie des muscles de l'estomac et de l'intestin.

La chaleur agit aussi sur le foie. La cellule hépatique ne
résiste pas impunément à la persistance de températures élevées, et la sécrétion de l'urée augmente (Mourson).

Il en résulte que le travail à imposer à l'appareil digestif doit
être réduit au strict nécessaire. Si la nourriture reste abondante
et irrégulière, si l'alimentation carnée prédomine, si l'alcool in-
tervient, les troubles gastriques s'installent rapidement. A l'exa-
gération de l'appétit, fréquente chez les nouveaux venus, su cè-
dent l'inappétence, les digestions lentes et pénibles avec migrai-
nes et flatulence de l'estomac; c'est la dyspepsie gastro-intesti-
nale, la constipation, toujours redoutable sous ces climats, l'en-
térite muco-membraneuse, les diarrhées, enfin l'insuffisance hépatique si répandue chez les coloniaux. Ajoutons que ces troubles gastro-intestinaux et hépatiques prédisposent aux maladies

(1) « Hygiène coloniale ».

infectieuses : typhoïde, dysenterie, choléra, formes pernicieuses du paludisme, etc...

Il convient donc, dès le début de l'acclimatement, de soumettre l'estomac à un régime approprié, de prendre ses repas à heures régulières, d'adopter un régime léger et frugal, de se garder des excès de table et de l'usage de l'alcool. On aura surtout recours aux aliments à la fois réparateurs et faciles à digérer, à une nourriture simple et suffisante. Pas de cuisine compliquée, pas d'épices, peu de sauces; des viandes grillées, des œufs, des laitages, des légumes frais, telle doit être la base de l'alimentation.

Quant au choix des aliments, rien de plus fondé que la règle fixée par Navarre (1) : « L'azote sera demandé de préférence aux albuminoïdes d'origine végétale et aux viandes les moins fortement azotées, le carbone sera emprunté plus aux hydrocarbonés qu'aux graisses. » Ceci nous amène à dire quelques mots des diverses sortes d'aliments.

Viandes.

Ainsi que nous l'avons déjà dit, l'alimentation carnée est un danger aux pays chauds, où la nourriture est presque toujours trop azotée. Néanmoins, il n'y a pas lieu d'exclure complètement les viandes de nos menus, en raison de leur valeur nutritive.

Le gibier et les oiseaux doivent être prohibés; ce sont des viandes trop riches en principes nutritifs et parfois en principes toxiques; elles sont, en outre, d'une digestion difficile.

La viande de bœuf est une des meilleures, bien que le bœuf soit généralement très maigre, dans l'Afrique du Nord. Cette viande, quoique peu succulente, fournit néanmoins, grillée, un aliment précieux.

Il n'en est pas de même de la **viande de veau,** qui est souvent le siège d'altérations. Le veau de boucherie qui provient de l'élevage africain est plus exactement du jeune bœuf, à la chair rouge, peu apprécié et auquel on préfère le veau de lait, im-

---

(1) NAVARRE : « Manuel d'hygiène coloniale (Guide de l'Européen aux pays chauds) ».

porté de France sur pied ou abattu. Le transport de ces viandes peut causer leur altération et les rend souvent insalubres.

Le porc a une viande lourde qui, sous les climats chauds, s'altère facilement aussi, surtout à l'époque des grandes chaleurs; il ne doit être consommé qu'après cuisson prolongée. La charcuterie est une des sources les plus fréquentes d'intoxications alimentaires (botulisme) ou d'infection parasitaire (trichine, tænia).

Le mouton fournit la meilleure viande de notre colonie nord-africaine, où il constitue la base de l'alimentation carnée.

La volaille procure une chair très bonne, légère et nutritive à la fois. Mais elle est souvent coriace dans ces contrées, surtout dans les régions du sud et trop rare pour qu'on puisse pratiquement la recommander.

Œufs et lait.

Les œufs et le lait sont des aliments de tout premier choix, aliments complets et digestibles auxquels il y a lieu de recourir dans la plus large mesure. Le lait de vache est le plus consommé. C'est l'aliment tout désigné pour les Européens éprouvés par les gastro-entérites et les hépatites. Il est bon de le faire bouillir, et même de l'écrémer, pour les estomacs fatigués. On l'alcalinisera, s'il est difficilement supporté, avec de l'eau de Vichy.

Tous les laitages : café au lait, crèmes, entremets, riz au lait, œufs au lait, sont à recommander au même titre et permettent de varier l'alimentation.

Graisses.

Les graisses sont mal digérées dans les pays chauds et d'ailleurs peu recherchées par les estomacs débiles, qui éprouvent à leur endroit une vive répugnance.

Poisson.

Le poisson fournit, dans la zone du littoral (1), un très bon

---

(1) Le poisson que l'on consomme dans l'Afrique du Nord est, en effet,

aliment, à la fois nutritif et digestible; mais son transport à l'intérieur des terres l'altère vite dans les régions chaudes.

Mollusques et Crustacés.

Les mollusques et les crustacés constituent des aliments bien inférieurs aux derniers. Nous nous contenterons de rappeler que la consommation des moules et des huîtres peut amener des intoxications assez graves et que ces derniers mollusques, récoltés dans des parcs situés à proximité d'égouts, peuvent transmettre des maladies infectieuses, la fièvre typhoïde en particulier.

Aliments végétaux.

Les aliments végétaux fourniront la plus grande partie des aliments hydrocarbonés, si utiles dans les pays chauds et qui doivent, selon Lemoine, apporter à l'organisme 60 p. 100 de sa ration d'énergie. Mieux digérés que les graisses, moins irritants et moins toxiques que les albuminoïdes, ils doivent constituer la grande ressource de l'Européen dans ces régions.

Les légumes sont abondants et variés dans le Tell algéro-tunisien, qui en exporte en quantité croissante. Par contre, ils sont plus rares dans le Sud. Les oasis en fournissent pourtant en quantité suffisante et, à considérer les résultats encourageants obtenus par certains potagers modèles créés, comme celui de Touggourt, par les officiers des Affaires Indigènes, il est permis d'espérer que la culture des légumes sera susceptible de se développer, à l'ombre des palmeraies, dans la plupart des oasis de l'Afrique du Nord. Mais il est regrettable que des légumes aussi précieux que la pomme de terre ne poussent pas ou poussent mal sous ces climats et qu'on doive les transporter du Tell, ce qui, vu le prix de revient, les transforme en aliments de luxe.

Les tomates, les concombres, les piments ne seront consommés qu'en quantités très raisonnables.

---

presque uniquement du poisson de mer. Certains oueds renferment cependant des poissons d'eau douce (truites, barbeaux). Il en existe même dans certaines oasis : El-Goléa, en plein Sahara, possède un lac poissonneux, alimenté par des eaux artésiennes.

Parmi les végétaux moins communs qu'apprécient les indigènes, citons la patate douce (batata) qui est un féculent très nutritif, les truffes blanches, ou « terfess », qui sont des champignons très lourds et dont il convient de n'user qu'avec réserve.

Tous les légumes doivent être consommés cuits. La salade crue offre, elle-même, le danger des germes infectieux déposés à sa surface par les engrais et des œufs de vers intestinaux; mieux vaudra la faire cuire, ou tout au moins la laver avec le plus grand soin.

Les fruits, à la condition de les choisir bien mûrs et de ne point en abuser, ne sont pas à rejeter de l'alimentation.

Les dattes sont très nutritives, les oranges et les mandarines rafraîchissantes mais acides et, par là, mal tolérées par les estomacs déjà irrités, ainsi d'ailleurs que les jujubes, les nèfles du Japon, les petits abricots du pays (mechmech), qui sont loin d'être savoureux et pulpeux comme dans nos contrées. Ce reproche peut aussi être fait aux poires et aux pommes récoltées dans l'Afrique du Nord.

La consommation excessive des fruits, surtout des fruits aqueux : pastèques, melons, etc... amène des diarrhées qui, sous l'influence des chaleurs, prédisposent à la dysenterie. La figue de Barbarie, fruit du cactus, n'est guère appréciée que des indigènes; elle produit de la constipation qui aboutit, chez ceux qui en consomment en excès, à des obstructions du rectum d'une certaine gravité. La banane, malheureusement rare dans l'Afrique du Nord (1), est un excellent fruit sous tous rapports, nutritif et digestible.

Boissons.

L'excès de boisson, auquel on se laisse facilement entraîner sous l'influence de la chaleur, est nuisible. Non seulement il amène la dyspepsie, mais ne rafraîchit pas. Pour paradoxal qu'il semble au premier abord, l'usage modéré d'infusions chau-

---

(1) La plupart des bananes consommées dans l'Afrique du Nord sont importées. Les primeuristes du Tell côtier en récoltent pourtant, en faible quantité, d'une variété petite, mais très savoureuse.

des étanche beaucoup mieux la soif et répare suffisamment la deshydratation des tissus entraînée par la transpiration.

Aux repas, la glace peut être permise en petite quantité; elle excite l'appétit et favorise la digestion. Son excès aboutit à l'effet contraire.

Les boissons glacées absorbées entre les repas sont dangereuses. Prises en grande quantité, elles peuvent déterminer des congestions viscérales d'une extrême gravité.

Eau.

L'eau, qui est la boisson essentielle, tient une place trop importante en hygiène pour être traitée en ce lieu, et fera l'objet d'un chapitre spécial.

Vin.

Le vin, pris d'une façon modérée, peut être absorbé aux repas, à condition de le couper d'eau, car les vins nords-africains sont généralement riches en alcool. Certains vins soit naturellement, soit artificiellement, sont fortement acides et, par suite, mal tolérés par beaucoup d'estomacs; il faudra s'en abstenir. Enfin, il y aura toujours lieu d'user discrètement de cette boisson et de ne pas dépasser la dose journalière de 50 centilitres.

Si l'on considère que, pour l'Algérie seulement, il a été consommé, en 1912, 781.048 hectolitres de vin (1.023.829 hectos en 1908, où le prix de cette boisson était très inférieur au prix normal), on conviendra que la consommation du vin, réduite à un petit nombre d'individus, est relativement élevée dans la colonie.

Alcool.

Par contre, les boissons alcooliques (apéritifs, vins généreux, liqueurs, eau-de-vie, etc...) doivent être absolument proscrites. Si les avis sont partagés au sujet des limites dans lesquelles l'alcool peut être toléré en Europe, suivant les individus et les tempéraments, il y a *unanimité absolue*, chez les hygiénistes, pour déclarer que l'usage, *même modéré*, de l'alcool est incompatible avec la santé aux pays chauds. Sous le climat africain, l'action toxique et caustique de l'alcool sur la muqueuse stomacale amène rapidement la dyspepsie puis les embarras gas-triques, enfin les gastro-entérites et les hépatites, qui prédis-posent, d'autre part, aux maladies infectieuses. Dans toute épi-démie, les alcooliques sont les premières victimes et les plus sûrement atteints.

Ces notions sont indispensables à connaître pour apprécier l'étendue du danger qui menace notre colonie nord-africaine, en-vahie par l'alcool en des proportions croissantes.

En 1911, près de 53.000 hectolitres d'alcool (exactement 52.932) (1), ont été consommés en Algérie. Or, sur les 5 millions d'habitants que comptent les trois provinces et les territoires du Sud, les Européens, y compris les israélites algériens, figurent seulement pour 730.000. Si l'on tient compte de ce que la con-sommation des alcools par les indigènes demeure restreinte en Algérie et que le total des buveurs d'alcool ne doit pas atteindre 900.000 individus, c'est une proportion de près de 6 litres d'al-cool par tête et par an qui est consommée en cette région.

En Tunisie, les progrès de l'alcoolisme ont causé de tels ra-vages que les autorités ont dû prendre des mesures pour en en-rayer les funestes effets.

Au Maroc, l'invasion de l'alcool est pire encore. L'élément musulman, en ce pays plus qu'en Algérie et qu'en Tunisie même, est voué à la consommation des spiritueux.

Dans certaines villes de la côte (Mogador) ou du Sud (Mar-rakech), la moitié de la population musulmane absorbe des boissons alcooliques.

Les chiffres fournis par l'importation des alcools au Maroc sont assez éloquents par eux-mêmes pour se passer de tout commentaire.

En 1909, les alcools et eaux-de-vie figuraient aux importa-tions pour 10.579 hectolitres; ils atteignaient 13.396 hectolitres en 1911.

En 1910, il a été introduit au Maroc 4.412 hectolitres d'alcool pur; en 1911, cette quantité s'élevait à 7.371 hectolitres.

A elles seules, les importations d'absinthe et de rhum *ont*

---

(1) 57.000 hectolitres en 1903.

doublé en un an, passant de 1.981 hectolitres en 1910 à 3.373 hectolitres en 1911.

Et cette progression, comme il fallait s'y attendre, est suivie par celle des débits de boissons alcooliques. Il nous suffira de dire que Casablanca, qui ne comptait en 1907 que cinq ou six débits, en comptait 161 en janvier 1912.

Force est donc de reconnaître que notre pénétration en Afrique du Nord a introduit dans le Moghreb le fléau de l'alcool et l'y propage chaque jour.

Il est juste d'ajouter qu'un dahir chérifien en date du 8 avril 1914 a interdit, dans le Maroc français, l'introduction, la fabrication, la circulation, la vente et la détention en vue de la vente, de l'absinthe, et de toute liqueur similaire. Cette mesure énergique fut des plus heureuses; ce n'est qu'au cours de la guerre dernière qu'elle fut appliquée en France.

Il serait désirable, enfin, que la réglementation du nombre des débits de boissons fût mieux observée en Algérie et que quelque chose fût tenté pour la protection de l'indigène contre l'alcool.

Nous savons, en effet, la façon dont l'indigène réagit vis-à-vis de l'alcool. On peut appliquer à tous nos sujets de l'Afrique du Nord cette phrase du docteur Remlinger : « Si l'Européen boit pour boire, le Marocain boit pour l'ivresse. L'Arabe boit ou ne boit pas et, s'il boit, il est ivre. »

Aussi, les milieux musulmans eux-mêmes se sont-ils préoccupés de ce danger. Les associations et les journaux indigènes ont pris l'initiative de demander qu'il soit interdit à tout débitant européen, sous peine de fortes amendes, de servir des boissons alcooliques aux musulmans algériens (*Revue indigène*, août 1910).

Cette pétition souligne tout au moins la réalité du péril alcoolique dans les classes musulmanes. Nous devons connaître ce péril et le combattre dans la mesure de nos moyens.

VÊTEMENT.

Le rôle du vêtement est lié à la prophylaxie des maladies infectieuses, en raison de l'aide qu'il apporte à l'organisme dans sa défense contre la chaleur, contre le froid, et contre les souillures du sol et de l'air.

Adaptation du vêtement au climat nord-africain.

Le problème du vêtement, dans l'Afrique du Nord, est loin d'être simple, vu la complexité des variations atmosphériques. Il ne s'agit pas, en effet, de se dévêtir à l'excès ou de recourir à des vêtements trop légers, dans des régions où le froid succède à la chaleur avec une brusquerie déconcertante, et, d'autre part, on ne peut songer à se couvrir chaudement, par prudence, sous un climat aussi brûlant.

Ici encore, comme en matière d'habitation, la vérité consiste à combiner nos ressources et à répondre diversement aux besoins non seulement de la saison mais de l'heure.

Puisque nous ne pouvons bénéficier du vêtement ample de l'Arabe, défendant aussi bien de la chaleur que du froid, et parfaitement adapté, par sa forme ainsi que par la nature de son tissu, où la laine prédomine, aux variations atmosphériques, ayons recours à la multiplicité des vêtements.

L'Européen a intérêt, sous ces climats chauds et en saison chaude, à se couvrir légèrement, avec des vêtements de toile (blanche ou kaki) et à superposer à ceux-ci des vêtements de dessus en drap plus ou moins épais.

Le vêtement de toile, ample et léger, frais et souple, est le vêtement de choix pour les heures chaudes; mais l'adopter uniquement, matin et soir, jour et nuit, est un contre-sens. C'est le vêtement de soleil. Vienne l'abaissement subit de température, qui caractérise certaines heures du jour, lever et coucher du soleil par exemple, il n'exerce plus aucune protection et nous livre au refroidissement, si dangereux sous le climat nord-africain par les troubles pulmonaires et surtout digestifs qu'il entraîne.

C'est là l'origine fréquente des bronchites, des angines, des

diarrhées, des embarras gastriques, qu'on impute trop facilement à l'insalubrité du pays. C'est, en outre, la cause favori-
sante de plus d'une maladie infectieuse : dysenterie, paludisme,
etc... contractée à la faveur de l'état de moindre résistance de
l'organisme.

C'est à ces heures où, selon l'expression populaire mais exacte, la « fraîcheur tombe », un peu avant même, car il est facile
d'en prévoir la venue, qu'il convient d'endosser, par-dessus la
toile, le vêtement de drap. La vareuse molletonnée du type colonial, chaude et commode, remplit parfaitement ce but. En
campagne, au Maroc et dans les territoires du Sud, les officiers
en font, avec raison, le plus grand usage. Suivant la saison et
le degré de froid, il est facile d'y adjoindre encore le manteau,
ce qui permet d'être très chaudement couvert. Le burnous de
laine des Arabes, la djellaba des Berbères remplissent parfaitement cet emploi.

On devra aussi se prémunir contre la fraîcheur des nuits et
ne jamais trop se dévêtir au coucher. Une excellente précaution
consiste, quelle que soit la saison, à porter, la nuit, une ceinture de laine ou de flanelle. La large et longue ceinture de laine
des troupes d'Afrique répond à une véritable nécessité; il est
prudent d'en posséder une dans ses bagages, elle rendra les plus
grands services.

Coiffure. — Avantages du cheich.

Comme coiffure, le casque colonial, léger et bien ventilé, répond à tous les besoins. Beaucoup d'officiers lui préfèrent le
port du képi entouré du cheich. Cette coiffure est extrêmement
pratique et mérite d'être recommandée. Le *cheich* est une bande,
mesurant environ 0^m,50 de largeur sur 2 ou 3 mètres de longueur, de ce tissu léger de coton-mousseline que portent les
Arabes sous le turban et qui descend jusqu'à leurs épaules, en-
cadrant la tête. Il se pose comme une écharpe au-dessus du
képi dont il déborde en avant la visière, puis s'enroule autour
du cou, de manière à bien protéger la nuque, derrière laquelle
il s'entrecroise, il forme aussi, devant le menton, un pli assez
lâche, qui permet de le relever devant le visage, à la façon du
voile porté par les Touareg.

Le cheich n'est donc autre chose qu'une pièce de la coiffure des sahariens (1) et il est, en effet, admirablement adapté au rôle protecteur que nous demandons au couvre-chef dans les pays chauds. Il est à la fois simple et léger; à cheval, il est, aux allures vives, moins gênant que le casque. Il protège les yeux, la nuque et, si l'on a soin de le relever, les lèvres et la face contre les brûlures du soleil, de l'air salin et du sable.

Aux heures froides et sous la pluie, le cheich réalise un chaud enveloppement du cou et des oreilles; aux heures de sieste, il devient, développé, une moustiquaire; la nuit venue, c'est un bonnet de coton qui protège la tête et les yeux contre le froid, parfois si pénible sous la tente; et nous ne citons pas tous ses emplois improvisés, car c'est encore un filtre pour l'eau boueuse, une gaze pouvant servir, lavée et bouillie, aux pansements d'urgence.

Le cheich est précieux dans le Sud. Il serait à souhaiter que toutes les troupes en fussent pourvues en Afrique.

Les lunettes, aux verres larges et légèrement teintés, défendront utilement les yeux contre l'action irritante du soleil et des poussières.

Les chaussures doivent être larges et épaisses; les bottes, incommodes et lourdes, céderont la place aux jambières. Les molletières, trop chaudes l'été, sont pratiques l'hiver.

FATIGUE ET SURMENAGE.

Les expériences de Charrin et Roger ont démontré que des animaux, naturellement réfractaires à une infection donnée, parvenaient à la contracter lorsqu'on les surmenait.

Influence de la fatigue et du surmenage sur la production des maladies infectieuses.

La fatigue et le surmenage favorisent hautement, en effet, la production des maladies infectieuses. Cette influence a été main-

---

(1) Tous les sahariens, quand ils se déplacent par les temps chauds, relèvent le cheich devant le bas du visage, de façon à restreindre l'évapo-

tes fois constatée par des médecins militaires sur les recrues qui, moins entraînées que les anciens soldats, paient le plus lourd tribut aux épidémies. Les troupes fatiguées par une longue campagne, surmenées par des marches intensives, sont décimées, plus que les troupes fraîches, par la fièvre typhoïde, le typhus, le choléra.

Il importera de s'en souvenir aux époques d'épidémies et au cours des marches forcées, des grandes randonnées poursuivies en terrain aride, dans des régions où la longueur des étapes, l'inclémence des saisons, la difficulté du ravitaillement, les privations de toutes sortes, jointes souvent à l'éveil constant imposé par l'insécurité du pays, amènent rapidement l'état de surmenage dans les colonnes et les convois.

Le repos physique devra alors compter parmi les mesures prophylactiques qu'il conviendra de prendre lorsque éclatera une épidémie.

La race arabe, indolente et paresseuse, offre peu d'exemples de surmenage, en dehors des occasions où de longues courses, entreprises par un peuple d'ailleurs fort résistant à la marche, sont imposées par les nécessités.

C'est donc plutôt parmi nos troupes, européennes ou indigènes, qu'il faut s'attacher à prévenir l'effet du surmenage. L'officier doit toujours connaître le degré de résistance de ses hommes, afin de ne le dépasser jamais, sauf les cas où l'intérêt majeur d'ordre militaire l'emporte sur toutes les considérations secondaires.

Les colonnes et les convois doivent marcher aux heures fraîches du matin et du soir, et se reposer durant le gros de la chaleur; il en est de même pour les déplacements individuels.

La sieste

L'insomnie, souvent entraînée par les nuits brûlantes des étés africains, doit être compensée par une somme d'efforts physiques moindre pendant le jour.

---

ration des buées respiratoires et à éviter l'action irritante et desséchante de l'air brûlant et du vent de sable sur les lèvres et sur les voies respiratoires.

La sieste est, à cet égard, une excellente pratique à laquelle il est utile de se plier. Les nouveaux venus, qui n'éprouvent aucun penchant pour le sommeil de l'heure caniculaire, gagneront néanmoins à n'entreprendre aucun travail après le déjeuner et à se livrer, tant que dure la digestion, au repos physique et intellectuel. L'inaction les amènera d'ailleurs insensiblement à l'assoupissement.

Il sera bon, cependant, de ne commencer la sieste qu'une demi-heure après le repas, et de ne pas trop la prolonger. Trente minutes suffisent généralement pour procurer la détente qui permet à l'organisme de retrouver ensuite une activité nouvelle.

Un tub rapide, ou une douche, complètera cette action, dissipera l'état nauséeux que certains individus, les dyspeptiques surtout, éprouvent au réveil et accusera la sensation de bien-être que l'on ressent à la suite de ce court repos.

PROPRETÉ CORPORELLE.

Il est une dernière condition favorisant l'éclosion des maladies infectieuses, sur laquelle nous devons dire quelques mots : c'est l'état de misère physique qui, plus que dans nos populations françaises, urbaines ou rurales, se fait sentir sur les classes inférieures de la société arabe.

Logée dans des gourbis misérables ou des taudis infects qui ressemblent à des ruines, couchée sur un sol humide et visqueux, toujours affamée et mal nourrie, vêtue de loques innommables, dévorée de vermine, il est toute une classe indigène de l'Afrique du Nord qui paie le plus lourd tribut aux maladies infectieuses. Aussi bien dans les quartiers populeux des grandes villes que dans les douars des hauts plateaux ou dans les ksours sahariens, c'est à ses dépens que s'entretiennent ces foyers de typhus si difficiles à éteindre; c'est sur elle que s'abat l'implacable tuberculose décimant des familles entières; c'est elle encore qui encombre nos lazarets lorsque éclate une épidémie.

La misère extrême de ces populations est la cause principale des infections qui les ravagent.

Devant les tristes effets de la pauvreté et de la faim, l'hygiéniste est désarmé et doit céder la place à l'économiste; mais nous avons vu et nous aurons à voir encore de façon détaillée les bienfaits qu'il peut dispenser par l'assainissement méthodique d'une région.

Nécessité des mesures de propreté corporelle.

Dans cet ordre d'idées, je ne veux retenir ici que la lutte contre la malpropreté individuelle.

Je n'en ignore pas la difficulté. Beaucoup, je le sais, la proclament irréalisable devant les préjugés, l'insouciance et l'obstination de cette race, vouée à des habitudes invétérées. Il y a pourtant lieu de remarquer que cette incurie semble bien atténuée dans les populations résidant dans nos cités ou dans les villages que nous avons assainis. En outre, le bien-être qui, de plus en plus, se répand dans les classes indigènes, contribue dans une large mesure à diminuer la saleté repoussante dans laquelle croupissent les miséreux.

Enfin, nos tirailleurs se montrent, au régiment, les soldats les plus propres qui soient, après les légionnaires, et il est de notion courante qu'un ancien tirailleur, revenu à la vie civile, se distingue de ses congénères par un aspect de propreté qui le désigne à nos yeux.

Il y a donc une éducation à faire, quelque difficile qu'elle soit, et cette éducation se fera par le régiment d'abord, où elle sera d'autant plus féconde que le recrutement par voie d'appel multipliera désormais les exemples, et par l'école ensuite.

Bains-douches. — Hammams.

La propreté corporelle est plus indispensable aux pays chauds qu'en toute autre région, en raison des causes multiples de souillures de la peau, sueurs, poussières, et de la facilité avec laquelle se multiplient les parasites.

Les ablutions doivent donc être fréquentes, les vêtements, surtout les sous-vêtements, entretenus avec un soin méticuleux et souvent changés. La douche ou le tub pris après la sieste réalisent, en même temps qu'une mesure de propreté, une réaction excellente qui exalte l'activité de l'organisme.

Les bains ne doivent pas être pris très chauds, bien que les Japonais en usent ainsi, car ils augmentent la transpiration et débilitent. Les bains tièdes sont les meilleurs. Quant aux bains froids, ils produisent de bons effets et sont généralement bien supportés, par les grandes chaleurs, à condition d'être très courts. On ne doit que s'y plonger et en sortir. Les bains de mer sont aussi très appréciés, mais, en raison de la forte teneur en sel de la Méditerranée et de la transpiration qu'entretient la chaleur extrême de l'air, ils irritent parfois la peau sans, d'autre part, la débarrasser de ses souillures.

On évitera les bains de rivière, qu'il est d'ailleurs bien rare de pouvoir prendre dans les oueds de l'Afrique du Nord, car ils offrent le danger de l'infection palustre.

Enfin, les bains de vapeur, ou bains turcs, très répandus en Algérie, en Tunisie et au Maroc, où chaque cité possède des hammams, sont, en principe, excellents, car ils réalisent, mieux que les bains chauds, le décapage de la peau, en provoquant l'élimination des matières grasses cutanées, des poussières et des débris épidermiques. Le massage qui les accompagne active la circulation du sang, décongestionne les viscères, amène une sensation de bien-être et de repos très remarquable.

Malheureusement, il faut tenir compte des conditions d'hygiène peu satisfaisantes de certains hammams. Les nombreux malades indigènes qui fréquentent ces établissements constituent une promiscuité fâcheuse, et l'on devine le rôle que peut jouer le gant commun servant aux frictions, dans la transmission des maladies de peau. Il sera donc prudent de ne s'adresser, qu'à des établissements particulièrement bien tenus et de posséder en propre un gant et des peignoirs.

Enfin, il ne faudra pas prolonger le séjour dans l'étuve, comme le font souvent les indigènes, surtout les femmes, qui y passent des après-midi entiers. L'action prolongée de la vapeur d'eau amène des troubles circulatoires et une fatigue du cœur qui se traduit par des palpitations.

CHAPITRE III.

PROPHYLAXIE GÉNÉRALE DES MALADIES INFECTIEUSES.

Principes de la prophylaxie générale.

L'étude des causes efficientes et favorisantes des maladies infectieuses nous ayant permis de préciser les conditions déterminantes de l'infection, il nous est facile d'établir maintenant les règles d'hygiène qui s'opposent à la production ou à l'extension de ces maladies et que l'on groupe sous le nom de *prophylaxie*.

La prophylaxie des maladies infectieuses comporte trois sortes de mesures principales, ayant pour but :

1° De *circonscrire l'infection* au moyen de la surveillance et de l'isolement des contagieux;

2° De *supprimer les germes pathogènes* soit par les diverses pratiques de *désinfection*, soit par la destruction des animaux qui transportent ces germes (*désinsection*);

3° D'*augmenter la résistance de l'organisme* ou terrain, en faisant appel aux préceptes de l'hygiène générale et aux bienfaits de l'immunisation.

SURVEILLANCE ET ISOLEMENT DES CONTAGIEUX.

Principes généraux de l'isolement.

Les maladies infectieuses étant, comme nous l'avons vu, transmissibles soit directement, soit indirectement, les individus qui en sont atteints doivent être l'objet d'une surveillance spéciale destinée à s'opposer à la contamination d'autres individus.

En milieu sain, tout malade contagieux doit être regardé comme la source possible d'une épidémie et isolé; en temps d'épidémie, tout individu contaminé doit être considéré comme la source possible d'un nouveau foyer de propagation du fléau et isolé de même.

Rôle du chef dans la surveillance et l'isolement des contagieux.

L'attention, non seulement du médecin, ce qui va sans dire, mais même de l'officier et de l'administrateur, quel qu'il soit, doit être attirée sur l'importance que revêt l'isolement précoce des malades atteints d'affections épidémiques. Le dépistage des premiers cas ou des foyers d'épidémie encore circonscrits est le plus efficace des moyens prophylactiques.

En France et en Algérie, la déclaration à l'autorité publique des cas d'affections épidémiques, dont la liste a été arrêtée, après avis de l'Académie de Médecine et du Comité consultatif d'hygiène publique de France, est obligatoire pour les médecins; elle entraîne systématiquement les mesures de désinfection prescrites pour ces affections (loi sanitaire du 15 février 1902, articles 4, 5 et 7, appliquée à l'Algérie par décret du 5 août 1908). Mais, dans les vastes territoires militaires de l'Afrique du Nord, où le médecin n'a qu'une action limitée au poste dans lequel il exerce, toutes les autorités administratives doivent collaborer à ce dépistage des foyers épidémiques.

Cette règle est d'ailleurs générale. La sécurité des populations, en matière d'épidémiologie, ne peut être obtenue qu'au prix d'une telle collaboration.

En France, même, n'a-t-il pas été convenu que les municipalités devaient avertir l'autorité militaire des cas d'affections épidémiques survenus sur leur domaine, en même temps que celle-ci avise l'autorité civile des mêmes cas observés dans la garnison (circulaires ministérielles du 10 décembre 1902 et du 4 décembre 1903)?

Cette entente existe de même, en Algérie-Tunisie, entre les deux départements civil et militaire.

Au Maroc même, bien que la loi sanitaire de 1902 ne soit pas applicable, une organisation identique a été ébauchée.

Les médecins rendent compte immédiatement à l'autorité locale des cas d'affections pestilentielles qu'ils ont observés. Le contrôleur en chef de la circonscription civile de la Chaouïa, les consuls de Rabat, Casablanca, Safi, Mazagan et Mogador les signalent télégraphiquement au commissaire résident général.

Dans les autres centres, les médecins-chefs des formations sanitaires militaires ou indigènes informent le service des renseignements des maladies infectieuses constatées dans le milieu civil. Par contre, le service des renseignements informe le Service de santé local des cas survenus en milieu civil et parvenus à sa connaissance (instruction en date du 26 juillet 1913, du résident général au Maroc).

Donc, lorsque, au cours des tournées en tribu ou de déplacements de toute nature, les rapports des notables indigènes ou les informations de particuliers signalent l'existence de malades groupés en une même localité et une extension apparente du nombre de cas observés et surtout des décès, il importera toujours de diriger un médecin sur les lieux, pour qu'il puisse s'assurer de l'existence de l'épidémie et proposer toutes les mesures convenables. Mais d'ores et déjà, une surveillance étroite devra être exercée sur le foyer présumé et tous les malades, ainsi que leur entourage seront, sans plus tarder, isolés.

De même, les renseignements fournis, sur la demande du Service de santé, par les officiers des services spéciaux de l'Afrique du Nord, sont des plus précieux pour la défense sanitaire de la colonie.

Les officiers adjoints des Affaires indigènes, ceux des services des renseignements doivent bien se pénétrer de la grave responsabilité qu'ils prendraient en se dérobant à ces enquêtes, en en faisant connaître superficiellement les résultats, en dissimulant dans leurs rapports l'existence ou l'extension de cas d'affections épidémiques, dans le but d'éviter aux populations administrées ou enquêtées, la rigueur de mesures sanitaires parfois un peu compliquées et mal acceptées des indigènes.

Ils doivent, au contraire, prendre l'initiative de ces comptes rendus et, si besoin est, instituer d'eux-mêmes, d'urgence, ces mesures sanitaires, lorsqu'ils se trouvent en face d'un foyer de contagion.

Isolement d'une région. Cordons sanitaires.

Les cordons sanitaires, destinés à isoler une région en établissant une surveillance étroite de ses frontières, ne peuvent rendre de services bien précieux dans des contrées aussi étendues. On les a pourtant employés en 1911 sur la frontière algéro-tunisienne, vis-à-vis du choléra importé de Lybie, et au Maroc, vis-à-vis de la peste en 1912; mais les résultats obtenus sont illusoires.

Bien que le foyer soit encerclé par un double cordon de cavalerie, cavaliers des douars, puis spahis ou goumiers, les échanges réussissent à se faire, les caravanes franchissent de nuit les cordons sanitaires et transportent au loin les germes pathogènes.

Ce procédé est en outre coûteux, difficile à réaliser et paralyse la vie économique d'une région.

Isolement individuel sur place.

L'isolement sur place est d'une exécution plus aisée; il consiste à immobiliser, en usant au besoin de la force, et en s'aidant de l'autorité locale des cheicks et des caïds, les malades et les convalescents dans le milieu contaminé : maison ou pièces d'une habitation, gourbi, tente. Les douteux, les suspects, l'entourage immédiat doivent être soumis à la même mesure. Une rue, un quartier, un douar même, sont ainsi susceptibles d'être isolés. Un douar infecté peut, au cours d'une épidémie grave, être déplacé entièrement et reporté en un endroit convenable, au moins à 150 mètres de là.

Les maisons, s'il en existe, sont évacuées et ne seront réoccupées qu'ultérieurement, après une désinfection soigneuse (blanchiment à la chaux).

L'ancien emplacement du douar est alors incendié, avec les vêtements des morts, les cadavres d'animaux, les détritus, les nattes, les paillottes; les intéressés sont aussitôt indemnisés.

Le nouveau douar est divisé en trois parties :

1° Les malades et les convalescents isolés sous leurs tentes;

2° Leur famille et leurs voisins, également cantonnés à part, mis en observation et consignés pendant une durée variable fixée par le médecin;

3° A distance des deux premiers groupes, celui des indemnes, soumis néanmoins à une certaine surveillance et qui n'auront aucun rapport ni avec les groupes précédents ni avec les populations voisines, exception faite des individus chargés de l'approvisionnement de la collectivité et désignés à cet effet.

Il est, en outre, interdit **de fréquenter les femmes des malades**, de prendre part aux cérémonies mortuaires, de retourner à l'ancien emplacement qui sera gardé par des cavaliers du bureau arabe ou des mokrazenis du service des renseignements.

Ces mesures, qui doivent être prises énergiquement par l'Administration et appliquées sans faiblesse, ne doivent jamais être brutales. Leur nécessité sera toujours démontrée par une enquête hygiénique préalable; on fera appel, pour leur exécution, à l'autorité des cheiks et des caïds. Il sera bon de réunir les notables, les chefs de fraction et de famille et de leur faire comprendre que, loin de constituer des procédés purement vexatoires, elles sont imposées par les nécessités et prises dans le seul but de prémunir les populations contre l'extension du fléau.

Les indigènes dépossédés ou expropriés devront être, enfin, immédiatement indemnisés, afin d'éviter toute réclamation ultérieure et de diminuer les causes de mécontentement.

Dans les cités, les lieux de réunion : souks, cafés maures, hammams, fondoucks doivent être surveillés et consignés à la population s'il est reconnu qu'ils ont été contaminés.

Isolement en milieu hospitalier.

Ces mesures d'isolement sur place sont mieux acceptées des indigènes et même des Européens que l'isolement d'office en milieu hospitalier. En Algérie, il a été prévu, de concert entre les autorités civiles et militaires, des ambulances éventuelles, ou lazarets (1), susceptibles d'être ouverts au premier besoin et destinées à abriter instantanément les malades atteints d'affections dites pestilentielles : peste, choléra, typhus. Ces lazarets sont d'excellents moyens d'isolement bien préférables aux hôpitaux, où il est toujours dangereux d'accueillir ces contagieux.

---

(1) Nous reviendrons sur ces formations au chapitre de l'Assistance sanitaire.

Mais une telle mesure est généralement mal accueillie par les malades, surtout les indigènes qui essaient de s'y soustraire. Il faut donc la réserver aux épidémies graves et recourir, pour les autres cas, soit à l'hospitalisation, soit à l'isolement sur place que nous venons d'indiquer.

Il va sans dire que la désinfection des milieux contaminés doit toujours accompagner l'isolement de ces milieux.

DÉSINFECTION.

La désinfection est la stérilisation des produits d'excrétion morbides. Elle s'opère à l'aide d'agents physiques et d'agents chimiques.

Agents physiques de désinfection.

Les agents physiques de désinfection sont :

L'air qui agit, grâce à l'action bactéricide de l'oxygène, sur un certain nombre de microbes;

La lumière, lumière solaire surtout et rayons violets, d'où le bénéfice de l'ensoleillement des habitations et des fournitures de literie;

L'électricité, principalement connue par le rôle stérilisant de l'ozone;

La chaleur, enfin, qui est le plus fréquemment employée soit sous la forme de chaleur sèche (incinération, flambage, chaleur rayonnante), soit sous la forme de chaleur humide (ébullition ou utilisation de la vapeur d'eau, utilisée : *stagnante*, sous pression, *fluente*, avec ou sans pression, au moyen des étuves).

Agents chimiques.

Les agents chimiques comprennent :

Les gaz : ozone, acide sulfureux (gaz Clayton) (1), chlore;

---

(1) Le gaz Clayton est un mélange homogène de différentes combinaisons du soufre avec l'oxygène de l'air, produites à une haute température, et d'air atmosphérique, presque entièrement dépouillé de son oxygène et par conséquent *incomburant et irrespirable*.

La teneur en SO^2 de ce mélange homogène peut aller de 0,5 p. 100 à 16 p. 100.

Les antiseptiques minéraux, *les acides :* acide sulfurique, chlorhydrique; *les alcalis :* chaux, lessive; *les sels :* sels de mercure (bichlorure de mercure), sulfates de fer et de cuivre, chlorure de zinc, permanganate de potassium, hypochlorites de chaux, de potasse (eau de Javel), de soude (liqueur de Labarraque);

Les antiseptiques organiques. alcool, acide phénique, crésyl, huile lourde de houille, aldéhyde formique.

Les désinfections s'adressent aux locaux, aux vêtements, aux

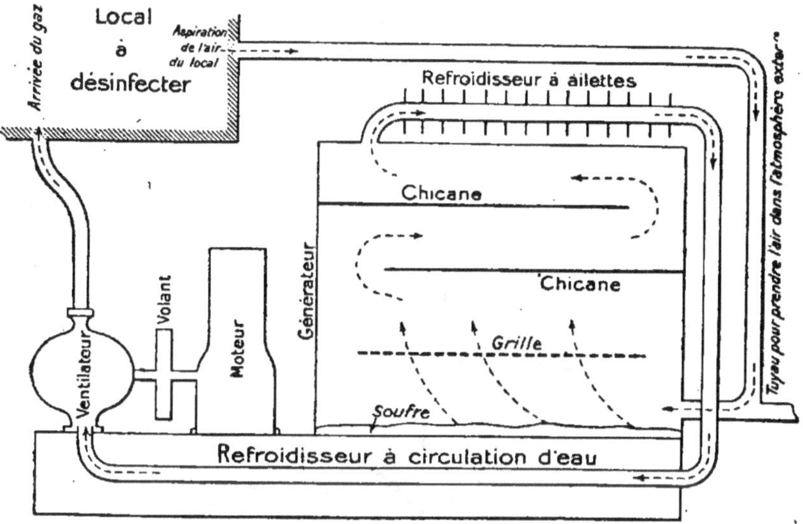

Fig. 14. — Appareil Clayton (schéma).

linges de corps et fournitures de literie, aux divers objets usuels, aux déjections.

Nous passerons en revue chacun de ces modes de désinfection qu'il est indispensable de connaître dans la pratique.

Désinfection des locaux.

La désinfection des locaux contaminés peut s'opérer de deux façons, suivant qu'elle constitue une désinfection générale, à l'aide de gaz ou de vapeurs, ou une désinfection successive des diverses parties des locaux à l'aide de liquides antiseptiques.

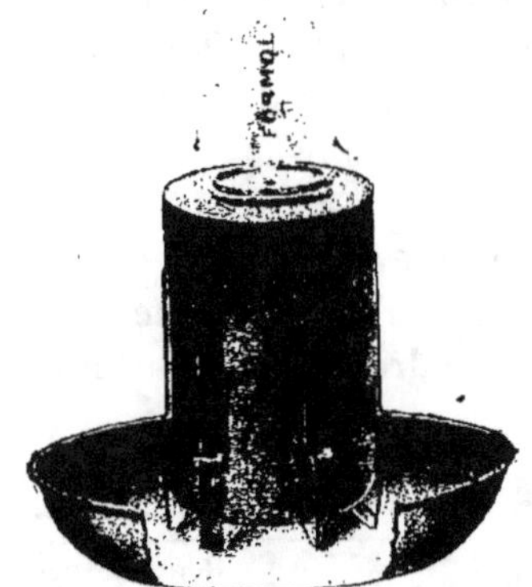

Fig. 15. — Fumigator Gonin.

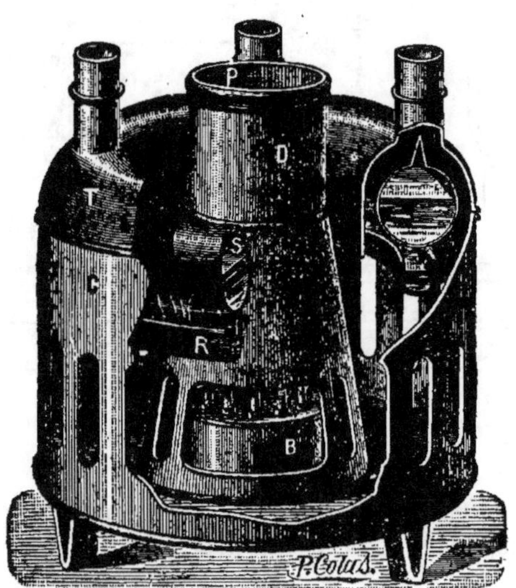

B — Lampe du Formolateur Hélios.
D — Cheminée du Formolateur Hélios.
P — Récipient pour les pastilles de For-
    maline Hélios.
R — Rigole pour l'alcool à chauffer l'eau.

S — Chaudière à remplir d'eau.
C — Bassin.
T — Dôme recouvrant le tout et muni
    de cheminées donnant\passage à
    la vapeur d'eau.

Fig. 16. — Formolateur Hélios.

Désinfection générale des locaux.

La désinfection générale se réalise comme désinfection de surface. On a eu longtemps recours à l'acide sulfureux par combustion de soufre en canon (20 à 30 grammes de soufre par mètre cube), mais ce procédé imparfait ne fournit qu'une sécurité douteuse et a l'inconvénient d'altérer les métaux (1). On lui préfère aujourd'hui la formolisation.

L'aldéhyde formique, qui est le gaz dégagé par le formol (trioxyméthylène), doit être répandue dans la proportion de 3 à 4 grammes par mètre cube. On utilise, à cet effet, soit les vapeurs sèches volatilisées par des appareils spéciaux, Fumigator (*fig.* 15), Hélios (*fig.* 16), soit les vapeurs humides dégagées par l'ébullition d'une solution de formol. Un procédé très simple consiste à faire évaporer dans un récipient placé sur une lampe à alcool une solution de formol calculée à raison de 10 centimètres cubes de solution de formol du commerce à 40 p. 100 et 2 centimètres cubes d'eau par mètre cube à désinfecter.

---

(1) Une exception doit pourtant être faite en faveur du gaz Clayton, dont nous avons donné la composition, et qui est produit par des appareils spéciaux (*fig.* 14).

L'appareil Clayton se compose essentiellement :

a) D'un four demi-cylindrique dont les dimensions varient suivant le modèle de l'appareil et dans lequel se produit la combustion du soufre. La température y atteint de 600 à 700 degrés;

b) D'un refroidisseur à circulation d'eau, enfermé dans une caisse métallique dans les grands appareils, ou simplement d'un refroidisseur à ailettes pour les petits modèles;

c) D'un ventilateur actionné par un moteur à vapeur, à essence ou électrique, de puissance appropriée.

Le gaz sulfureux, sortant du four à une haute température, traverse le refroidisseur où il est ramené à la température ambiante, passe dans un ventilateur qui le propulse par un conduit flexible dans le local où on désire l'introduire, avec une pression proportionnelle à la vitesse du ventilateur. Un autre conduit, de dimensions égales, ramène dans le four, grâce à l'aspiration du ventilateur, l'air du local qui est ainsi utilisé pour la combustion du soufre.

Il existe donc un circuit fermé entre le local à désinfecter et l'appareil.

Grâce à ce dispositif, on peut élever plus rapidement la proportion du gaz sulfureux dans ledit local, puisque, en même temps qu'on l'y introduit, on retire en même proportion l'air auquel il vient se substituer. De plus, on évite la surpression à l'intérieur du local.

Désinfection successive des parties d'un local.

La désinfection successive des diverses parties d'un local, murailles, soubassements, parquets, à l'aide de solutions antiseptiques, réalise une destruction plus complète des germes, à condition que le nettoyage soit énergique; que le désinfectant soit porté au contact des surfaces à l'aide de brosses, de balais, d'éponges, pénètre bien partout et soit laissé en contact le temps nécessaire; qu'il soit enfin, autant que possible, employé chaud. Tels sont les lavages avec une solution d'eau de Javel (1 p. 50), les pulvérisations pratiquées avec des solutions de sublimé (1 p. 1.000) ou d'aldéhyde formique (5 p. 100).

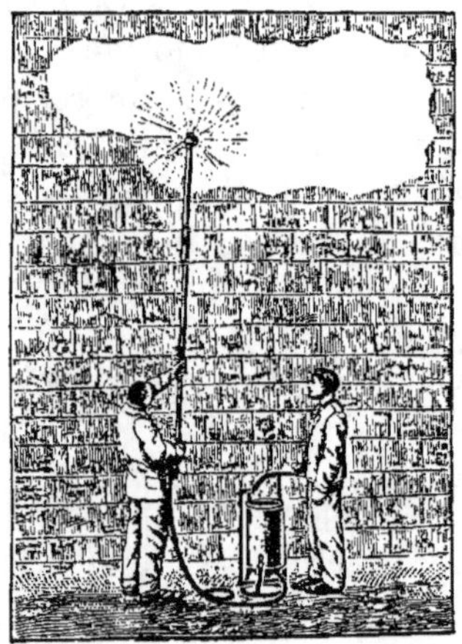

F g. 17. — Pulvérisateur Geneste et Herscher.

Ces pulvérisations sont pratiquées à l'aide d'appareils spéciaux dont un des plus connus, en usage dans les infirmeries régimentaires, est le pulvérisateur Geneste et Herscher.

Il est un excellent mode de désinfection des locaux auquel il sera toujours facile de recourir dans les habitations indigènes, c'est le blanchiment à la chaux. Il importe de ne pas gratter la couche précédente et d'user de lait de chaux à 20 p. 100. Ces badigeonnages suffisent à assurer une stérilisation très complète

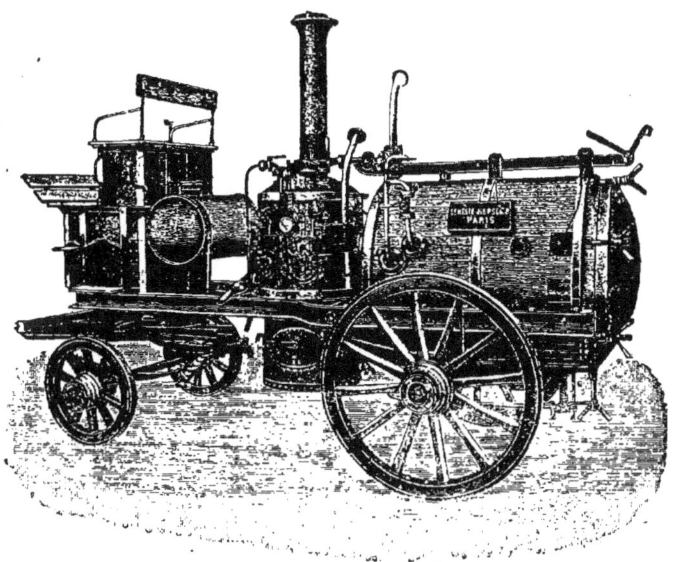

Fig. 18. — Étuve Geneste et Herscher (modèle locomobile).

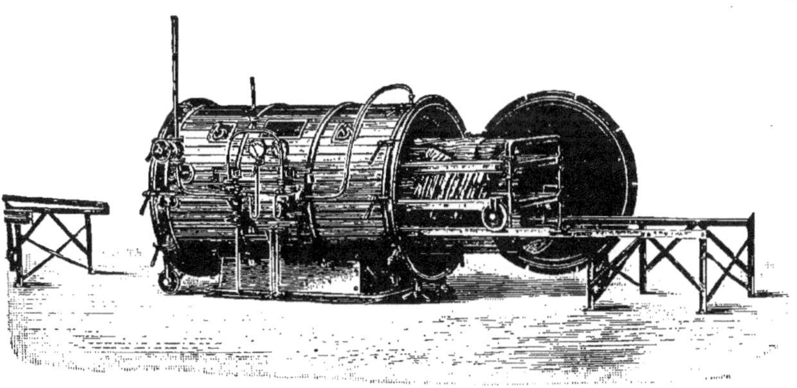

Fig. 19. — Étuve Geneste et Herscher (modèle fixe).

des murailles, ils doivent être employés dans la plus large mesure et sont d'ailleurs très goûtés des indigènes qui les utilisent spontanément par mesure de propreté.

Enfin, lorsque les habitations infectées n'ont aucune valeur — cabanes, gourbis, abris en pisé — il sera beaucoup plus pratique, quand faire se pourra, de les détruire, et de les brûler après avoir indemnisé les propriétaires, car une désinfection soigneuse de ces locaux est impossible à réaliser.

Quant aux tentes, elles seront exposées tour à tour au soleil sous leurs deux faces et lavées avec les solutions antiseptiques plus haut formulées.

Désinfection des vêtements, linge de corps et literie.

La désinfection des linges et des vêtements est une des plus importantes, car elle s'adresse aux objets qui sont en contact le plus étroit avec le malade et sont, de ce fait, le plus dangereux.

Désinfection par immersion.

Les effets de toile et de coton : linges, draps de lit, chemises, caleçons, mouchoirs, serviettes, effets de treillis, gandouras, seront plongés pendant vingt-quatre heures dans une solution à froid de crésyl à 2 p. 100, ou trois heures dans une solution à 5 p. 100; ils seront ensuite lessivés. La lessive de soude bouillante, réalisant à elle seule une bonne désinfection, complètera, en effet, très heureusement l'effet du crésyl.

Les effets de laine : tuniques, vestes, pantalons, burnous, peuvent être aussi immergés dans la solution de crésyl; il en est de même des objets en flanelle. Enfin, l'immersion des objets et vêtements de laine, pendant une demi-heure, dans l'eau simple bouillante stérilise bien ces tissus sans les détériorer.

Désinfection par l'étuve.

La désinfection la plus parfaite des vêtements ainsi que des fournitures de literie : couvertures, matelas, est obtenue par la stérilisation à l'étuve, qui utilise l'action de la vapeur simplement fluente ou sous pression.

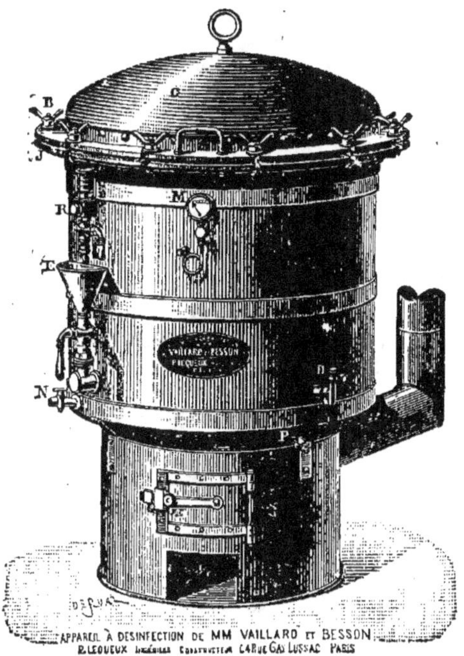

Fig. 20. — Étuve Vaillard et Besson, modèle vertical (Profil).

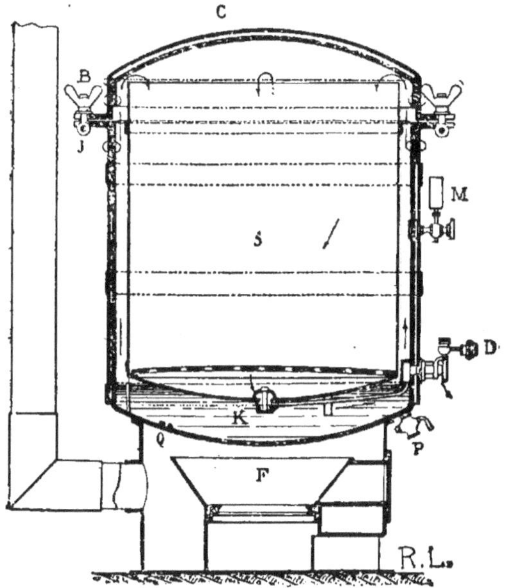

Fig. 21. — Étuve Vaillard et Besson, modèle vertical (Coupe).

Etuve modèle Geneste et Herscher.

Les hôpitaux, les grands centres sanitaires possèdent **des appareils** à vapeur sous pression, type étuve Geneste et Herscher du modèle fixe ou locomobile (*fig.* 18 et 19).

Ces étuves sont composées d'un grand cylindre métallique horizontal s'ouvrant, à ses deux extrémités, par des portes à fermeture hermétique donnant dans des locaux différents : l'une, chambre contaminée, pour les effets à désinfecter (porte d'entrée de l'étuve); l'autre, chambre aseptique, pour la sortie des effets désinfectés. Le personnel des deux locaux est distinct. Un wagonnet à claies glissant sur des rails apporte les effets souillés à l'intérieur de l'étuve et en ressort par la porte opposée à la fin de l'opération. Un générateur introduit dans l'étuve la vapeur sous pression; un dispositif spécial permet d'opérer une série de compressions et de décompressions destinées à chasser l'air renfermé dans les tissus; un autre dispositif, constitué par des batteries chauffantes placées à l'intérieur de l'étuve, a pour but d'éviter les condensations de vapeur au contact des effets et de sécher ces derniers avant leur sortie.

La température obtenue sous pression est de 115° et la durée de la désinfection de quinze à dix-sept minutes.

Etuve Vaillard et Besson

Il est un modèle d'étuve beaucoup plus simple, plus économique et d'un maniement plus aisé, qui rend de grands services dans les petits postes de l'Afrique du Nord, c'est l'*étuve Vaillard et Besson*, utilisée par beaucoup d'infirmeries régimentaires (*fig.* 20 et 21).

Cet appareil peut fonctionner avec pression ou sans pression; il est composé :

1° D'un fourneau formant socle;

2° De l'étuve elle-même, constituée par deux cylindres verticaux (1) concentriques, fermés tous deux à leurs extrémités inférieures et distants l'un de l'autre de 0^m,025 sur les côtés et de

---

(1) Il existe un modèle d'étuve horizontale.

$0^m,15$ entre leurs deux fonds. Un couvercle à boulons vient hermétiquement fermer, en haut, le cylindre externe. L'espace ménagé entre les deux cylindres renferme de l'eau à sa partie inférieure et constitue la chaudière, le cylindre interne réalisant la chambre de désinfection. La vapeur née de la chaudière monte entre les parois des deux récipients et, parvenue à leur extrémité supérieure, passe dans le cylindre interne; elle y rencontre les effets à désinfecter, puis en sort par un orifice ménagé au milieu du fond et, de là, est amenée à l'extérieur par une petite conduite. Une soupape placée à la sortie de cette conduite permet, si on l'ouvre, d'établir une circulation de la vapeur (la désinfection ainsi obtenue par vapeur fluente *sans pression* dure environ quarante minutes) et, si on la ferme, d'obtenir une stérilisation par la vapeur *sous pression*. Cette dernière opération n'exige alors que vingt minutes.

La température utilisée dans le premier cas est de 102° à 105°; elle est de 110° à 112° dans le second.

Etuve improvisée, procédé Richard.

Enfin, dans les postes isolés, où il ne sera pas possible d'avoir une étuve du modèle précédent, on pourra réaliser, à peu de frais, une étuve improvisée à l'aide du procédé de fortune suivant (procédé Richard).

On place sur un foyer, une chaudière ou une grande bassine quelconque. On la recouvre exactement d'un tonneau qu'on a auparavant défoncé par les deux bouts et dont l'extrémité inférieure est remplacée par un filet, l'extrémité supérieure par un couvercle percé de deux orifices, l'un donnant issue à la vapeur, l'autre recevant un thermomètre.

La chaudière étant pourvue d'eau et le foyer allumé, la vapeur s'élève à l'intérieur du tonneau préalablement garni d'effets reposant sur le filet; elle pénètre lentement ceux-ci et sort par l'orifice ménagé dans le couvercle. On compte une heure à partir du moment où le thermomètre marque 100°, et on peut alors enlever les effets qui auront été ainsi désinfectés, la température s'étant élevée jusqu'à 103° et 105° au sein des tissus.

Précautions imposées par tout étuvage.

Quel que soit le procédé utilisé, l'étuvage exige quelques précautions que nous devons brièvement mentionner :

1° La désinfection est une pratique toujours dangereuse pour celui qui l'effectue; d'où utilité, pour le désinfecteur, de revêtir des effets lavables et de procéder, après l'opération, à un nettoyage soigneux de sa personne, à l'aide de savon et de substances antiseptiques.

2° Il ne faut jamais mettre à l'étuve, sous peine de les altérer, les objets en cuir (chaussures, ceinturons, képis), les objets en peau (gants, fourrures), en caoutchouc, les objets en bois collé ou plaqué, les toiles cirées, etc...

3° Il convient de laver, au préalable, en prenant les précautions nécessaires pour éviter la contagion (immersion dans une solution de crésyl), les objets souillés par le sang, le pus, les matières fécales, si l'on ne veut en voir les taches fixées de façon indélébile.

Désinfection des objets usuels.

Les meubles, les objets usuels appartenant au malade (vaisselle, ustensiles divers en bois ou en métal, instruments de coiffeur, perruquier, canules, seaux hygiéniques, etc...), les effets qui ne peuvent être confiés à l'étuve (coiffures, gants, chaussures, sellerie) seront désinfectés au moyen de lavages ou de pulvérisations antiseptiques dont les plus employées sont les suivantes :

Acide phénique à 5 p. 100;

Sublimé à 1 p. 1.000;

Crésyl à 5 p. 100;

Formol, pour pulvérisations, dans la proportion de : formol du commerce, 125 grammes (1), eau, 875 grammes.

Les voitures, les wagons, les brancards ayant servi au transport des contagieux seront désinfectés de la même façon que les meubles et les locaux.

---

(1) Ce qui représente 5 grammes d'aldéhyde formique p. 100.

Désinfection des déjections.

Les crachoirs, avant d'être nettoyés, seront traités par le lysol à 10 p. 100, la soude à 10 p. 100 ou l'hypochlorite de chaux à 20 p. 100.

Les vases ayant contenu les déjections de malades contagieux (vomissements, selles, etc...) seront désinfectés par une solution de crésyl à 5 p. 100 ou un lait de chaux à 20 p. 100, en volume égal à celui des matières. Laisser deux heures en contact.

Les seaux hygiéniques, les baquets de propreté seront traités de la même façon. Enfin, les latrines et les fosses d'aisances seront assainies par l'addition journalière de lait de chaux à 20 p. 100 ou d'huile lourde de houille.

Telles sont les règles principales de la désinfection, que nous avons cru nécessaire de traiter avec quelques détails, en raison de l'importance qu'elles revêtent dans la prophylaxie des maladies infectieuses.

Il est bien évident qu'il faudra choisir, parmi ces nombreux procédés, ceux qui peuvent être facilement appliqués suivant les circonstances et les ressources.

La désinfection n'est pas toujours chose facile; surtout en milieu indigène. Les moyens les plus simples et les plus énergiques sont alors souvent les meilleurs, et, toutes les fois qu'on se trouvera en face de milieux sordides et très infectés, sans grande valeur, c'est la destruction radicale par le feu qui réalisera la seule désinfection vraiment efficace.

ASSAINISSEMENT D'UNE RÉGION.
DÉSINFECTION.

L'assainissement d'une région a pour but de supprimer les causes principales d'infection qui peuvent y être observées; elle est intimement liée, comme on le voit, à la destruction des germes (désinfection) et des petits animaux qui les transportent (désinsection).

Principes généraux de l'assainissement.

Les principes généraux de l'assainissement sont :

1° L'*assèchement* du sol par les drainages, l'établissement de canaux de dérivation;

2° L'*éloignement* des immondices par la création d'un réseau d'égouts dans tous les cas où l'on dispose de la quantité d'eau nécessaire pour la chasse des matières et d'une inclinaison suffisante du terrain;

3° Le *défrichement* des terrains embroussaillés ou couverts d'une végétation trop luxuriante qui entretient, au voisinage des habitations, l'humidité du sous-sol et donne asile aux insectes, puis, la *culture*, de ces terrains, appelée à diviser le sol, à le drainer naturellement et à assurer sa perméabilité;

4° Le *reboisement* à distance qui permet, en établissant des rideaux d'arbres, de protéger une agglomération contre les vents trop violents, les vents malsains (vent malarial), où les vents desséchants du sud. Les arbres, surtout les eucalyptus, qui sont d'une venue facile et rapide dans l'Afrique du Nord, et même les tamaris dans les terrains sablonneux, ont, de plus, l'avantage de drainer considérablement le sous-sol;

5° Le *comblement* des marais ou, lorsque ceux-ci communiquent avec un grand cours d'eau, leur colmatage par le limon déposé par le fleuve dont on règle l'apport; consécutivement, la culture des terrains de comblement ou d'alluvions.

Cette mesure est complétée par l'avivement des marais qu'on ne peut combler ou des canaux vaseux. On l'obtient en tranchant verticalement les berges boueuses, de façon à réaliser des canaux ou bassins à bords droits. Les petites mares sont facilement comblées;

6° L'*aération* et la *ventilation* des habitations;

7° Le *percement de larges voies* dans les villages, en orientant celles-ci dans le sens des vents dominants;

8° La *destruction des villages humides et malsains* et leur reconstruction, hors des oasis ou des bois, sur des terrains secs et en pente;

9° Enfin, la *destruction* des parasites ou des animaux porteurs de parasites, qui jouent un rôle important dans la propagation des maladies infectieuses.

DÉSINSECTION.

Lutte contre les rats.

Les rats ont été accusés, à juste titre, de transmettre la peste par l'intermédiaire des puces (Simond) et par la souillure d'objets qu'ils contaminent : sacs de grains, tissus, etc... Presque toujours, une épizootie de peste murine précède l'épidémie de peste humaine. La dératisation s'impose donc, même en dehors des époques d'épidémie pesteuse.

On pratique, dans ce but, la chasse aux rats soit à l'aide de pièges, soit à l'aide d'animaux (chiens, chats, furets), d'appâts toxiques (arsenic, phosphore, strychnine) qui, malheureusement, ont le tort d'être dangereux pour l'homme, ou d'appâts infectés par des microbes spéciaux mortels pour les rats (bacille *typhi murium* de Loëffler, 1889; bacille de Danisz, 1900). La mesure la plus efficace paraît être la sulfuration des locaux, aujourd'hui perfectionnée par les procédés Clayton et Marot.

Les cales des navires doivent être surtout soumises à la dératisation. Elles servent, en effet, de refuge à un grand nombre de ces rongeurs qui, aux escales, contaminent les ports, soit qu'ils descendent à terre le long des amarres, soit qu'ils y soient transportés avec les sacs de céréales.

Lutte contre les moustiques.

Nombreuses sont les maladies infectieuses que transmettent les moustiques. Rappelons seulement la filariose, communiquée par un culex; le paludisme, par les anophèles; la fièvre jaune, par le *stegomyia fasciata*.

Il importe donc de détruire les moustiques, de se défendre contre leurs piqûres et d'empêcher ces insectes de piquer les individus malades.

Destruction des moustiques.

La destruction des moustiques peut s'adresser à leurs larves ou aux moustiques adultes. L'expérience a montré que le premier de ces moyens était le plus efficace.

Il est nécessaire de savoir que les culicides se reproduisent au sein des eaux stagnantes où se développent leurs larves. Tous les lieux infestés de moustiques sont des lieux humides, pourvus de mares, d'étangs, de lagunes, ou bien des régions sèches, parfois même torrides comme le Sahara, mais où l'eau croupit dans des canaux à ciel ouvert : seguias et khandegs des oasis. Ce fait

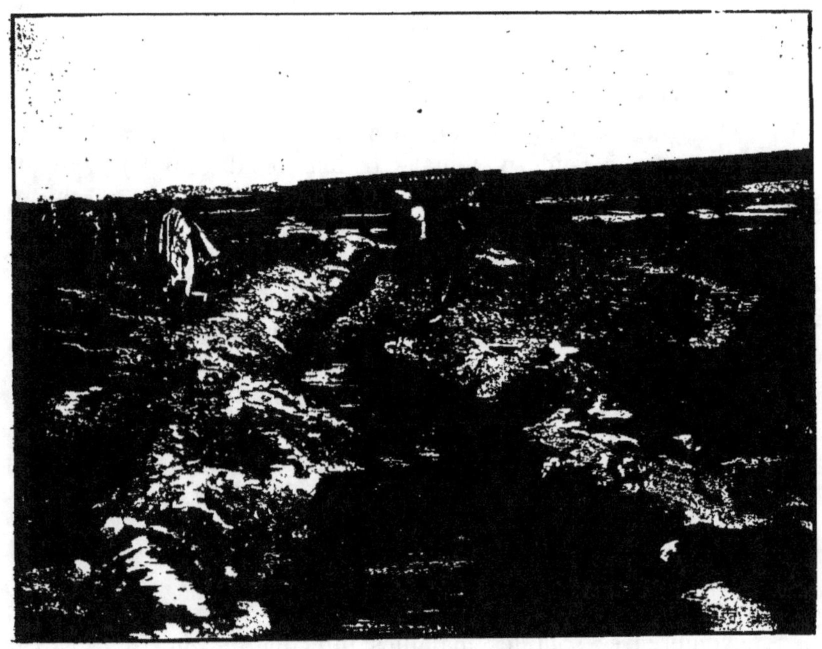

Fig. 22. — Pétrolage d'un cours d'eau.

implique la nécessité d'assécher les régions infectées, par le comblement des marais, leur colmatage ou leur transformation en eaux courantes.

Les mares, les bassins, après avoir été débarrassés de la végétation qui les recouvre, seront pétrolés, opération qu'on réalise en promenant à la surface de l'eau un chiffon imbibé de pétrole et assujetti à l'extrémité d'une perche (15 centimètres cubes d'huile de pétrole suffisent par mètre carré). C'est là une des mesures les plus efficaces.

On se rappellera qu'il ne faut souvent qu'une petite flaque d'eau pour constituer un nid à moustiques infectant le voisinage. Il faut donc visiter soigneusement toutes les dépressions pouvant retenir des eaux stagnantes, sans oublier les réservoirs inutiles : baquets, vieux tonneaux, seaux, récipients métalliques abandonnés au voisinage des habitations et qu'il y aura lieu d'enlever ou de détruire.

Les poissons, les cyprins surtout, très friands de larves de moustiques, pourront être utilisés dans les étangs et les bassins.

Les moustiques parvenus à l'état ailé sont plus difficiles à détruire. La sulfuration est un moyen efficace, mais moins pratique dans les habitations qu'à bord des bateaux. Les vapeurs de formol donnent peu de succès. La combustion de poudre de pyrèthre, surtout des comprimés de cette substance vendus sous le nom de « fidibus » n'agit guère qu'en stupéfiant ces insectes, mais permet ensuite de les brûler. L'évaporation de 0 gr. 10 de quinoléine semble avoir plus d'action sur les moustiques, qu'elle immobilise en trente minutes et tue en trois heures (Trillat et Légendre). Il en est de même des vapeurs de crésyl (procédé Bouet et Roubaud) que nous décrivons plus loin.

Protection contre les piqûres des moustiques.

On peut se défendre contre les piqûres de moustiques à l'aide de pommades diverses dont on enduit les parties du corps exposées à l'air et qui sont généralement à base de camphre, de naphtaline, de menthol, de quassia amara, de thymol, mais ce moyen n'est pas très efficace (1). On peut aussi, dans les lieux où les moustiques pullulent, adopter, lorsque l'on sort, des vêtements de laine, de fortes chaussures, des gants de coton et une écharpe de gaze protégeant le visage et le cou. La nuit, la moustiquaire rend le même service. Mais la protection idéale, à

____

(1) On a pourtant préconisé, comme donnant d'excellents résultats, une solution alcoolique à saturation de thymol, utilisée à la dose d'une cuillerée à soupe pour 1 litre d'eau, en onctions sur toutes les parties découvertes.

l'intérieur des habitations, est réalisée par les grillages métalliques des portes et fenêtres dont nous avons déjà parlé et sur lesquels nous n'avons pas à revenir.

Les ventilateurs électriques à ailettes, dont les modèles pratiques et peu coûteux se répandent de plus en plus aujourd'hui, écartent les moustiques, qui fuient l'air agité. Ce rôle, joint à la fraîcheur agréable qu'ils apportent, en rend l'usage précieux dans tous les postes où il est possible de recourir à leur emploi.

Il est enfin indispensable d'assurer avec le plus grand soin la protection des individus infectés, contre les piqûres des moustiques, car de tels malades constituent les réservoirs naturels où ces insectes puisent les germes pathogènes qu'ils inoculent ensuite aux individus sains.

Tout individu infecté doit donc être, soit à l'hôpital, soit dans sa demeure, rigoureusement isolé soit sous moustiquaire, soit à l'intérieur de pièces pourvues de grillages métalliques.

Lutte contre les autres insectes piqueurs : puces, poux, punaises.

Les moustiques ne sont pas les seuls insectes piqueurs susceptibles de transmettre des maladies. Nous avons déjà vu que les puces transmettaient la peste, dont elles prenaient le germe sur les rats; que les poux communiquaient le typhus exanthématique et la fièvre récurrente. Ces affections ne sont probablement pas les seules à être inoculées par les insectes piqueurs; aussi, doit-on considérer la destruction de ces derniers comme une excellente mesure prophylactique, surtout en milieu infecté ou en temps d'épidémie.

Malheureusement, les moyens que nous possédons pour éloigner les insectes ou nous préserver de leurs piqûres sont peu efficaces. Les poudres de pyrèthre et d'iodoforme sont les insecticides le plus communément employés. L'huile et les pommades antiseptiques (vaseline mentholée ou phéniquée à 2 p. 100), appliquées en onctions légères sur la peau, réalisent pourtant un moyen assez sûr de protection, mais ont besoin d'être renouvelées au moins chaque jour, ce qui rend leur emploi difficile, ainsi d'ailleurs que toutes les substances dont on a préconisé l'usage en frictions ou lotions sur la peau (1).

La destruction des punaises doit être poursuivie avec opiniâtreté. On aura recours, moins à la sulfuration et aux vapeurs de formol, dont l'action est douteuse, qu'aux badigeonnages répétés des lits avec le pétrole et au nettoyage de la literie avec une solution de lusoforme (formol dissous dans une lessive alcoolique de soude).

En temps d'épidémie, il sera bon, avant de pénétrer dans les milieux infectés, de faire usage des pommades antiseptiques plus haut citées, de se munir de chaussettes de laine et de souliers montants, de porter des caleçons serrés aux chevilles et des manches serrées aux poignets.

Enfin, l'extrême propreté corporelle sera la plus sûre garantie de protection contre les parasites qui vivent surtout sur les vêtements et sous-vêtements malpropres. Les bains fréquents les douches ou tubs journaliers, la surveillance et l'échange fréquent du linge de corps sont les meilleurs moyens de les écarter.

Il va sans dire que les vêtements de laine portés par les indigènes, leurs coussins, leurs tapis, les couvertures, dokkalis, etc... doivent toujours être suspectés. Ceux qui appartiennent aux malades ou à leur entourage devront être livrés à la désinfection.

Lutte contre les mouches.

Le rôle très important joué par les mouches dans la dissémination des maladies infectieuses a surtout été mis en évidence depuis une quinzaine d'années. Nous savons aujourd'hui, de façon pertinente, que les mouches véhiculent les germes de la fièvre typhoïde et paratyphoïde, du choléra, de la dysenterie, de la variole, de la conjonctivite granuleuse, de la diarrhée in-

---

(1) Il ressort d'expériences de Svellen Grebel que, parmi les insectifuges, les plus efficaces vis-à-vis des puces seraient l'essence d'œillet et la teinture de sabadille. L'eau de laurier-cerise et la teinture d'eucalyptus se montreraient moins énergiques, et la poudre d'iodoforme le serait très peu. Pour toutes ces substances, l'action insectifuge n'aurait qu'un temps très limité.

fantile, peut-être de la tuberculose et de la lèpre; elles ingèrent et rejettent ensuite, intacts sur nos aliments, les œufs de vers parasites tels que les oxyures et le tænia.

Le danger des mouches.

Les mouches agissent soit en transportant sur leurs ailes, leurs pattes, leurs mandibules, les germes pathogènes prélevés sur les déjections où elles se posent, puis en les déversant sur nos muqueuses ou sur nos aliments, soit en les ingérant et en les expulsant ensuite par leurs déjections ou leurs régurgitations.

Des mouches, nourries expérimentalement avec des substances additionnées de microbes peuvent contaminer le lait sur lequel on les place, pendant au moins soixante-quatorze heures après le repas infectant (1).

Si l'on songe au danger que présente ce pouvoir de transport, et, d'autre part, à l'extrême fécondité de ces insectes (2), on est étonné d'apprendre qu'il ait fallu attendre si longtemps pour voir les pouvoirs sanitaires et les pouvoirs publics s'inquiéter de cette question, en Angleterre, aux Etats-Unis, et enfin en France, où la lutte contre ce fléau a été depuis peu organisée.

Lorsque le danger des mouches, a dit Rosenau, sera mieux connu du public, « ce sera un reproche plus grave pour une maîtresse de maison d'avoir de ces insectes chez elle, que d'avoir des punaises dans son lit ».

Organisation de la lutte contre les mouches.

Il est juste de dire que les masses semblent se pénétrer de ces idées et saisir la nécessité d'une lutte qui ne peut être entreprise par les seuls pouvoirs publics et ne saurait aboutir que si

---

(1) Médecin inspecteur général VAILLARD : « Rapport du Conseil d'Hygiène publique et de salubrité du département de la Seine, au sujet des mesures à prendre contre les mouches » (1913).

(2) Packart estime à 125 millions le nombre probable de descendants auquel une seule mouche peut donner naissance du début de l'été aux premiers froids de l'automne. Ce nombre, d'après Howard, sous le climat de Washington, s'élèverait à 5.598.720.000.000 d'individus obtenus par pontes successives et multiplication des générations, entre le 25 avril et la fin septembre.

l'éducation du peuple a été réalisée et que si celui-ci participe avec conviction aux mesures de défense. L'exemple des Etats-Unis mérite d'être cité. Toute une croisade contre les mouches s'est organisée dans ce pays, avec ses ligues, ses comités, ses conférences, et les résultats obtenus sont déjà surprenants.

Nous croyons que pareil résultat peut être atteint dans toutes les contrées où la population voudra s'en donner la peine; il n'en est pas où la nécessité s'en fasse plus sentir que dans l'Afrique du Nord, région où ces insectes pullulent et sont certainement les propagateurs actifs de beaucoup d'infections.

La lutte contre les mouches comprend :

1° La protection des lieux habités contre les mouches;

2° La destruction de ces insectes à l'état ailé;

3° La destruction de leurs larves et la désinfection des milieux où elles se produisent.

Protection des lieux habités contre les mouches.

La première mesure de protection contre les mouches est la propreté des locaux. Ces insectes fréquentent les lieux sales, ce qui explique leur abondance dans les quartiers populeux indigènes. Une maison bien tenue, pourvue d'une cuisine et de lieux d'aisance propres, est peu infestée par les mouches. Le grand jour les attire, les pièces où l'on se tient, où l'on couche et où l'on prend ses repas devront être préservées de la lumière. Les grillages métalliques qui défendent l'accès des demeures aux moustiques, jouent le même rôle précieux à l'égard des mouches. Faute de ce moyen, on utilisera les filets, même à larges mailles, qui, pendus devant les issues, s'opposent très efficacement à l'invasion de ces insectes, à condition que la pièce ainsi protégée soit maintenue dans la pénombre.

Destruction des mouches.

Les principaux moyens de détruire les mouches dans les maisons sont : les pièges à mouche, les papiers à la glu, les papiers tue-mouches préparés avec une solution arsenicale ou de la quassia amara.

L'usage du formol est un des meilleurs procédés. On peut verser quelques gouttes du formol du commerce sur un morceau de sucre placé dans une assiette, ou utiliser le mélange suivant qui donne d'excellents résultats :

```
Formol. . . . . . . . . . . . . . . . . . . . . . . . . . . . . . . . . . . . . . .   100 vol.
Lait . . . . . . . . . . . . . . . . . . . . . . . . . . . . . . . . . . . . . . . .   200 vol.
Eau . . . . . . . . . . . . . . . . . . . . . . . . . . . . . . . . . . . . . . . .   700 vol.
```

On utilise aussi dans les écuries, étables, laiteries, une solution de petit lait formolée à 10 p. 100, dont on arrose le sol; mais, dans les locaux où pullulent les mouches, le plus précieux insecticide paraît être le crésyl, employé en fumigations de la façon suivante (Bouet et Roubaud).

On place sur une lampe à alcool, un récipient contenant du crésyl, dans la proportion de 5 grammes par mètre cube, et pourvu de bords assez élevés pour protéger le liquide contre le léchage des flammes (les résidus goudronneux du crésyl donnent lieu, en s'enflammant, à une abondante émission de noir de fumée). La masse en ébullition dégage des vapeurs d'abord blanches, puis bleutées et empyreumatiques, ces dernières légèrement irritantes mais non toxiques et non détériorantes. On eteint la flamme quand la pièce est remplie de ces vapeurs bleuâtres et on aère trois à six heures après. Tous les moustiques et toutes les mouches sont tués par ce procédé simple et peu coûteux.

Destruction des larves et de leurs milieux de reproduction.

La lutte contre les mouches adultes n'est jamais efficace si l'on n'y joint la destruction, beaucoup plus utile, de leurs œufs et de leurs larves. Les mouches pondent sur les matières putrescibles ou putréfiées : fumiers (surtout fumiers de cheval), amas d'ordures, purin, fosses d'aisance, etc..., d'où la première nécessité d'éloigner des habitations les immondices, de procéder le plus souvent possible à leur enlèvement, d'imperméabiliser et de nettoyer les abords des écuries, des étables, des fosses à fumier et enfin de pratiquer périodiquement leur désinfection tous les cinq ou six jours (les œufs de mouche mettent six ou sept jours pour éclore).

Les gadoues et fumiers seront arrosés avec du pétrole, avec du sulfate de fer en solution à 20 p. 100 ou en poudre, avec du lait de chaux fraîchement préparé ou avec de l'huile verte de schiste qui, étendue d'eau à parties égales, constitue un larvicide excellent et peu coûteux. Lorsqu'on ne disposera d'aucun de ces produits, il sera toujours facile de recouvrir soigneusement, chaque jour, les fumiers avec une légère couche de terre.

EXALTATION DE LA RÉSISTANCE DE L'ORGANISME.

Les moyens prophylactiques que nous venons de passer en revue avaient pour but de détruire les germes infectieux ou de les localiser; il nous reste à signaler, en terminant cet exposé des principes de prophylaxie générale, les moyens qui s'adressent au terrain, en exaltant la résistance de ce dernier vis-à-vis des maladies.

Hygiène générale.

Parmi ces moyens doivent être rangées toutes les mesures plaçant l'organisme dans des conditions de bien-être et d'hygiène, qu'elles se rapportent à l'alimentation, saine et suffisante, à l'habitation salubre, aux vêtements appropriés au climat, ou aux soins de propreté corporelle.

Ayant déjà traité, au cours des précédents chapitres, ces diverses questions, nous n'avons point à y revenir ici.

Nous nous bornerons à signaler celui de ces moyens qui réalise le plus sûrement et le plus activement la résistance de l'organisme à l'égard de ces germes, je veux parler de l'immunisation à l'aide des vaccins et des sérums.

Principes de la vaccinothérapie et de la sérothérapie.

La constatation du fait qu'une première atteinte immunise généralement un individu contre une maladie infectieuse donnée, a conduit les expérimentateurs à provoquer artificiellement cette immunisation, en inoculant à des individus sains les virus *atténués* des maladies infectieuses : c'est la méthode pastorienne des *vaccins*.

Plus tard, les expériences mémorables de Richet et Héricourt, de Bouchard, de Behring et Kitasato, ayant prouvé que l'injection, à un individu sain, de sang ou même simplement de sérum, d'un animal préalablement immunisé par la méthode précédente, pouvait conférer cette immunisation, on eut recours aux sérums, curatifs et préventifs, préparés suivant cette méthode, et ce fut la *sérothérapie*.

Si bien que « la préoccupation de l'heure présente, a pu dire Bouchard, est de combattre les maladies par les microbes, ou par les produits des microbes, ou par les animaux rendus réfractaires aux microbes ».

Ces mots qui, écrits en 1895, résumaient tout le programme de la vaccinothérapie et de la sérothérapie, n'ont rien perdu de leur valeur, aujourd'hui que le domaine de ces deux méthodes bienfaisantes s'est considérablement accru et s'accroît chaque jour davantage. Vaccins et sérums réalisent une partie trop importante de la lutte contre les maladies infectieuses pour que nous n'en disions pas ici quelques mots.

Vaccins.

La vaccination provoque l'immunisation d'un individu contre une maladie infectieuse en lui inoculant, suivant une méthode déterminée, le virus de cette maladie.

Les virus peuvent être constitués par une *culture microbienne virulente*, mais diluée, ou bien inoculée suivant un mode particulier (clavelisation du mouton). Mais, dans la pratique on utilise plutôt, conformément aux principes pastoriens, des *cultures microbiennes atténuées*, généralement par la chaleur ou par l'addition de diverses substances chimiques.

Parmi les vaccins ainsi obtenus, certains renferment le microbe lui-même; c'est le cas de la vaccine jennérienne ou vaccin anti-variolique, dont le virus n'est probablement que le virus variolique atténué par son passage dans l'organisme animal et dans des conditions particulières mal connues. C'est encore le cas des vaccins préparés suivant les méthodes de l'Institut Pasteur de Tunis (Ch. Nicolle, Conor et Conseil).

Mais la plupart des vaccins actuellement employés n'utilisent que les toxines des virus et ne sont préparés qu'avec des cultures où les microbes ont été tués. Tel est le vaccin antipesteux de Haffkine (cultures virulentes tuées par le chauffage à 70°), le vaccin antityphoïdique de Chantemesse (cultures tuées par le chauffage à 56°), le vaccin bacillaire antityphoïdique de Vincent (cultures tuées par l'éther), etc...

Les vaccins dont nous nous servons sont seulement préventifs.

Le vaccin antirabique est cependant injecté après la morsure par les animaux enragés, car il réussit à conférer l'immunisation contre la rage en quatorze jours, c'est-à-dire dans un laps de temps notablement inférieur à la durée habituelle de l'incubation de cette maladie (vingt-cinq à soixante jours).

Sérums

Alors que les vaccins n'immunisent qu'après un certain délai et pour une durée assez longue, les sérums ont une action rapide et, par contre, transitoire, ne conférant au sujet qu'une immunité d'emprunt, passive en quelque sorte, mais précieuse, en ce qu'elle peut être acquise même après le début de l'infection (sérums curatifs).

Les sérums sont obtenus avec le sang, recueilli par saignée, d'animaux préalablement immunisés par l'injection de doses progressivement croissantes ou progressivement virulentes soit de cultures microbiennes, soit de toxines qu'on a atténuées par la chaleur ou par l'addition de substances chimiques. C'est ainsi que sont préparés le sérum antidiphtérique (Behring et Roux), le sérum antitétanique (Behring et Kitasato), le sérum antivenimeux (A. Calmette), le sérum antipesteux (Yersin), antistreptococcique (Marmorek), antityphique (Chantemesse), antidysentérique (Vaillard et Dopter), antiméningococcique (Dopter), etc...

Nous aurons l'occasion de reparler de plusieurs de ces sérums ou de ces vaccins au cours des pages suivantes, consacrées à la prophylaxie spéciale des maladies infectieuses.

CHAPITRE IV.

PROPHYLAXIE SPÉCIALE DES MALADIES INFECTIEUSES ET PARASITAIRES LES PLUS RÉPANDUES DANS L'AFRIQUE DU NORD.

L'étude des causes déterminantes et favorisantes des maladies infectieuses nous a amené, au cours des deux chapitres précédents à poser les principes généraux de la lutte contre les infections.

On conçoit, d'autre part, que les divers moyens prophylactiques dont nous disposons doivent s'approprier à chacune des maladies épidémiques contre lesquelles nous pouvons avoir à nous défendre ou à défendre une population. Nous devons donc examiner maintenant en détail les règles de prophylaxie spéciale qu'il convient d'appliquer aux principales de ces infections. Mais une telle étude ne peut se faire qu'à condition d'avoir quelques notions sur ces maladies, sur leurs causes, sur les agents pathogènes qui les déterminent et sur les signes importants qui nous aident à en reconnaître l'existence et à les différencïer.

Nous avons donc cru nécessaire de consacrer à chacune des maladies infectieuses les plus répandues dans l'Afrique du Nord, quelques pages destinées à les décrire sommairement et à faire découler naturellement leur prophylaxie de la connaissance de leurs causes et de leurs conditions de développement.

I. — TUBERCULOSE.

La tuberculose est, contrairement à ce que l'on pourrait croire de prime abord, très répandue dans l'Afrique du Nord. Bien qu'aucune statistique complète et exacte n'ait été publiée à ce sujet, le fait est constaté par tous les médecins, militaires ou civils, qui exercent en Algérie, en Tunisie et au Maroc; il ne doit pas surprendre, au demeurant, quiconque connaît l'étiologie de cette affection.

Étiologie. — Cause déterminante.

La tuberculose, quelles que soient ses formes et quels que soient les organes qu'elle atteigne, est due à un microbe, le bacille de Koch, découvert en 1882, par ce savant allemand (*fig.* 23).

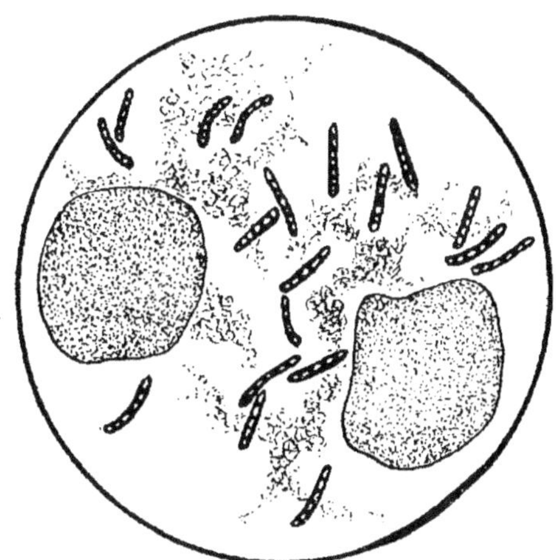

Fig. 23. — Bacilles de Koch.
(Vus à un fort grossissement dans un crachat tuberculeux.)

La contagion s'opère le plus souvent au moyen des produits d'expectoration tuberculeux qui, desséchés sur le sol, sont véhiculés par les poussières et vont infecter soit les muqueuses, soit les voies respiratoires, soit les voies digestives. Les aliments souillés par ces produits, ou provenant d'animaux tuberculeux (lait de vache), peuvent aussi produire l'infection. La voie digestive est particulièrement fréquente chez les enfants qui s'infectent soit en portant à leur bouche des mains souillées de poussières bacillifères, soit en absorbant du lait de vaches tuberculeuses (1).

---

(1) A.-P. Mitchell attribue à l'ingestion de lait de vaches tuberculeuses 90 p. 100 des cas d'adénite cervicale tuberculeuse chez l'enfant [A.-P. MITCHELL : « Infection tuberculeuse d'origine bovine chez l'enfant » (*Brit. Med. Journal*, 20 janvier 1914)].

Causes favorisantes.

Les principales causes favorisantes de la tuberculose sont l'hérédité, qui agit en transmettant, non pas le germe, mais une prédisposition familiale à contracter cette affection; puis toutes les *causes débilitantes* : la misère, l'alimentation insuffisante, l'encombrement, l'entassement dans des habitations insalubres et mal aérées, le défaut d'exercice, les excès, le surmenage physique et cérébral. Enfin l'alcoolisme et les maladies infectieuses, en atteignant l'organisme, font le lit à la tuberculose, notamment la syphilis, l'impaludisme, la dysenterie, la variole, la fièvre typhoïde, la rougeole.

Fréquence et répartition de la tuberculose dans l'Afrique du Nord.

Le climat algéro-tunisien est réputé pour être favorable aux tuberculeux. Nous savons que les climats nord-africains sont trop dissemblables pour autoriser un jugement aussi général.

Le climat du Tell (à l'exception du littoral où l'air marin exerce une influence congestive dont les dangers sont bien connus) est, au moins l'hiver, assez propice aux tuberculoses torpides, à évolution lente, ou aux prétuberculoses; mais l'humidité atmosphérique, le refroidissement subit qui accompagne le coucher de soleil, les sautes brusques de température sont des facteurs qui le rendent dangereux. L'été, les chaleurs humides, aggravées de sirocos fréquents, sont nettement contre-indiquées dans cette affection, et le tuberculeux doit fuir ces **contrées** pour des régions de moyenne altitude, où l'air est plus sec et les nuits moins étouffantes.

Il ne semble pas que le climat côtier ou tellien de l'Afrique du Nord soit plus heureux vis-à-vis de la prophylaxie de la tuberculose. Les phtisiques s'y montrent plus nombreux que sous les climats des hauts plateaux et du Sahara. Les Algériens, les Italiens, les Espagnols des basses classes y paient un lourd tribut à cette affection; la population indigène est particulièrement éprouvée. Il est vrai qu'à l'influence anémiante et déprimante du climat se joint celle des cités populeuses, où voisinent souvent l'encombrement et la misère et où la contagion interhumaine s'exerce avec plus de facilité. L'alcoolisme y est aussi plus répandu que dans les territoires du Sud, où il demeure rare, au moins chez les musulmans.

Il semble que le climat excessif des hauts plateaux et du Sahara, avec ses froids rigoureux, ses chaleurs extrêmes, ses brusques variations nycthémérales, ses sautes de vent, soit celui où la tuberculose compte le plus de victimes. Il n'en est rien. Sans doute, de tels climats ne conviennent pas à ces malades et précipitent l'évolution de leur affection, mais les races qui vivent dans ces régions sont mieux trempées et résistent mieux que celles du littoral à l'infection bacillaire.

La vie nomade et les mœurs pastorales adoptées par une grande partie de ces populations réalisent d'ailleurs des conditions peu favorables au développement du mal. La vie sous la tente est moins propice à la contagion tuberculeuse que l'existence sédentaire dans les gourbis infectés et humides. L'influence du grand air, des déplacements fréquents et de l'ensoleillement bactéricide paraît jouer un rôle important. Ces races de nomades, sélectionnées par une mortalité infantile assez élevée (50 p. 100) et endurcies par leur rude existence, contre les intempéries des saisons, présentent, de plus, un entraînement à la fatigue et une résistance à la maladie qu'on ne saurait mettre en doute.

Il n'en est pas de même de la population sédentaire.

C'est dans les villes et les villages du Tell et des hauts plateaux, dans les ksours des oasis que la tuberculose fait ses ravages. Tout concourt à l'y développer : la vie claustrée des femmes, l'habitation insalubre où une population trop dense s'entasse dans des locaux restreints, mal aérés, mal ventilés, humides, couche sur des nattes ou des loques sordides, presque au contact d'un sol en terre battue, souillé par les déjections et les expectorations.

La misère ajoute ses effets : c'est l'alimentation insuffisante qui fait de beaucoup d'enfants et d'adultes des faméliques; c'est le vêtement, réduit souvent à des haillons, jamais lavés, jamais quittés, qui passent d'un propriétaire à un autre, souvent après décès, sans connaître la plus élémentaire désinfection.

Enfin, comme nous l'avons déjà dit, l'alcool, dont la consommation augmente annuellement dans l'Afrique du Nord, n'est pas sans influencer grandement l'extension de la bacillose dans cette colonie. Ici, comme en France, se vérifie la loi qui veut que les régions où la consommation de l'alcool est le plus élevée soient aussi celles où sévit avec le plus d'intensité la tuberculose.

Quant à la population nègre disséminée dans l'Afrique du Nord et moins bien acclimatée que les races sémites à une région si différente des pays tropicaux, elle se montre très réceptive à l'égard de la tuberculose, qui fait de nombreuses victimes parmi ses rangs.

Contamination des indigènes par l'élément européen.

A toutes ces causes de l'infection tuberculeuse chez les indigènes de l'Afrique du Nord, s'en ajoute une, capitale, sur laquelle nous avons le devoir d'attirer l'attention, c'est la contamination de l'élément indigène par l'élément européen.

Des travaux scientifiques récents poursuivis par les docteurs Sergent, Foley, G. Benoit et L. Parrot, de l'Institut Pasteur d'Algérie, ont bien mis en lumière cette influence.

Bien que troublants, les résultats en sont trop importants pour que nous ne les rapportions pas ici avec quelques détails.

Le mode d'examen adopté a été la cuti-réaction tuberculinique, pratiquée suivant la méthode de von Pirquet et appliquée, en des régions-types d'Algérie, à des enfants de 0 à 15 ans et à des adultes.

En voici les conclusions :

I. — Zone du littoral (Duzerville près Bône) (1).

Réactions positives (tuberculose déclarée ou latente) :

23,3 p. 100 chez les enfants de 0 à 15 ans;

77,7 p. 100 chez les adultes.

---

(1) L. Parrot : « Cuti-réactions à la tuberculine chez les indigènes de Duzerville » (*Bulletin de la Société de Pathologie exotique*, 11 décembre 1912).

Les indigènes villageois donnent une proportion de 42,8 p. 100 de réactions positives, alors que les indigènes ruraux n'en donnent que la moitié : 21,2 p. 100.

Ce sont donc les indigènes vivant sous le gourbi et nomadisant au printemps et à l'automne qui donnent la plus faible proportion d'infection tuberculeuse.

A remarquer, de plus, que la contamination bacillaire paraît proportionnelle à la fréquence du paludisme :

26,5 p. 100 de cuti-réactions positives chez les enfants des régions palustres du bord du lac Fetzara et des rives de la Seybouse, où l'index endémique (1) est élevé.

17,8 p. 100 chez les enfants des autres régions, où l'index endémique est faible.

II. — Zone limitrophe du Tell et des hauts plateaux (2).

Les expériences ont porté :

1° Sur les indigènes vivant dans le bourg de l'Arba (province d'Alger), au pied des montagnes de l'Atlas;

2° Sur les indigènes du douar Sidi-Naceur, vivant à quelques kilomètres de l'Arba, sur les contreforts de l'Atlas;

3° Sur les indigènes vivant dans la montagne, à 10 kilomètres du centre européen.

Voici les résultats :

1° *Bourg de l'Arba*. — Réactions positives sur :

38,6 p. 100 d'enfants de 0 à 15 ans.

73,3 p. 100 d'adultes.

Soit une moyenne de *56,1 p. 100* d'infections.

2° *A quelques kilomètres de l'Arba*. — Réactions positives sur :

23,8 p. 100 d'enfants de 0 à 15 ans.

87,5 p. 100 d'adultes.

Soit une moyenne de *46,5 p. 100* d'infections.

---

(1) Index endémique (voir chapitre « Paludisme »).
(2) Edmond SERGENT et G. BENOIT : « L'infection tuberculeuse chez les indigènes de la région de l'Arba » (*Bulletin de la Société de Médecine d'Alger*, 1912, n° 3).

3° *A plus de 10 kilomètres de l'Arba, dans les montagnes.* — Réactions positives sur :

18,3 p. 100 d'enfants de 0 à 15 ans;
59,6 p. 100 d'adultes.

Soit une moyenne de *32,6 p. 100* d'infections.

Les femmes n'ont donné, chez les adultes, que 59,7 p. 100 de réactions positives contre 78,7 p. 100 chez les hommes.

Ici encore, c'est donc l'indigène vivant en contact immédiat avec l'Européen qui est le plus frappé.

III. — Régions sahariennes (1).

L'expérience a porté sur deux groupements indigènes de l'Extrême-Sud constantinois et de l'Extrême-Sud oranais (confins marocains).

Le premier, le *Souf*, a été pénétré par les Français depuis cinquante ans, les habitants de cette contrée sont de grands voyageurs fréquentant les villes du Tell; il a offert la proportion très élevée de 81,5 p. 100 de réactions positives, soit un degré d'infection bacillaire analogue à celui que l'on observe dans les grandes villes d'Europe.

Le second, *Figuig* (Maroc), est soumis depuis peu et encore fermé à notre pénétration, les habitants sont strictement sédentaires; il a donné 9 p. 100 de cuti-réactions positives.

De tels résultats sont concluants, et il semble bien réellement que l'infection des masses indigènes par l'élément européen soit, en Algérie, un fait scientifiquement démontré.

Prophylaxie.

On devine, après s'être pénétré de ces quelques données étiologiques, que la prophylaxie de la tuberculose dans l'Afrique du Nord est un problème de sociologie autant que d'hygiène.

Certes, le médecin accomplit une œuvre utile en dépistant les tuberculoses ouvertes, en désinfectant les foyers contaminés, en isolant surtout les tuberculeux soit à l'infirmerie indigène, soit

---

(1) Edmond SERGENT et H. FOLEY : « L'infection tuberculeuse dans diverses régions sahariennes » (*Bulletin de la Société de Médecine d'Alger*, 1912, n° 3).

dans les hôpitaux (mesure difficilement acceptée des indigènes); il agit utilement aussi, en traitant les syphilis si fréquentes, en luttant contre le paludisme, en vaccinant contre la variole; mais ces moyens sont insuffisants. Ce qu'il faut réaliser, c'est l'éducation hygiénique de la masse, c'est surtout le relèvement moral et matériel des populations nord-africaines.

C'est en poursuivant l'assainissement des régions, en s'opposant aux progrès de l'alcoolisme, en augmentant le bien-être des basses classes, en mettant en valeur les richesses agricoles ou industrielles du pays, en facilitant un travail rémunérateur et surtout en donnant le goût de ce travail (malheureusement si peu prisé des indigènes) qu'on organisera la lutte la plus active et la plus sérieuse contre la tuberculose.

II. — FIÈVRE TYPHOÏDE.

La fièvre typhoïde, ou dothiénentérie, est une des maladies les plus répandues et les plus meurtrières parmi les Européens fixés dans l'Afrique du Nord; elle est, au contraire, rarement observée dans la population indigène.

Les jeunes hommes, les individus nouvellement arrivés et non encore acclimatés, les surmenés, contractent plus aisément cette affection; aussi la voyait-on frapper avec une grande fréquence les troupes algéro-tunisiennes et les corps d'occupation du Maroc, avec une prédilection plus marquée pour les recrues et pour les troupes en campagne, avant la généralisation de la vaccination antityphoïdique.

Étiologie.

La fièvre typhoïde est contagieuse, elle sévit à l'état épidémique et endémique dans l'Afrique du Nord. Elle est due à un microbe, le bacille d'Eberth (*fig.* 24) qui, vivant en abondance dans l'intestin des typhoïdiques, est éliminé par leurs déjections : matières fécales et urines, et se répand ainsi sur les objets usuels, sur le sol, dans l'air (par l'intermédiaire des poussières), dans les eaux, réalisant autant de sources d'infection qui peuvent exercer leur contage à de très grandes distances.

On a dit avec raison que le bacille d'Eberth était ubiquitaire. Il se trouve, en effet, répandu partout et ceci explique les cas, en apparence « spontanés », observés dans des milieux où il n'existe aucun typhoïdique.

Les principales *causes favorisantes* sont :

La chaleur et l'humidité rendant plus fréquentes les épidémies d'été et d'automne;

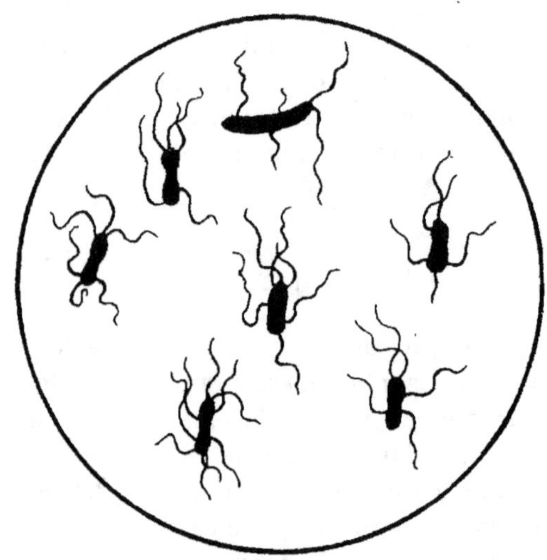

Fig. 24. — Bacilles d'Eberth avec leurs cils.
(Vus à un très fort grossissement.)

Les climats chauds et prétropicaux, Algérie, Tunisie, Maroc;

Le jeune âge : le maximum de fréquence est entre 20 et 24 ans (Brouardel);

L'origine rurale : les habitants des campagnes étant moins immunisés que ceux des villes, où la dothiénentérie est plus fréquente;

La race : les Arabes et les Indiens sont moins fréquemment atteints;

La misère, l'encombrement, le surmenage, l'état de fatigue des troupes opérant en campagne ou en manœuvres.

Symptômes.

La fièvre typhoïde est une maladie de longue durée : trois semaines environ, caractérisée par une fièvre élevée, continue et persistante, un état d'abattement ou d'agitation nerveuse, des signes gastro-intestinaux : diarrhée, douleur à la pression et gargouillements dans la fosse iliaque droite, des maux de tête et des saignements de nez survenant au début, de la congestion du foie, de la rate et des poumons.

L'incubation est de quinze à vingt jours, parfois davantage; le début est insidieux, précédé par un état de malaise général; la convalescence longue, parfois retardée par des rechutes ou par des complications cardiaques (endocardite), pulmonaires (congestion, broncho-pneumonie, pleurésie), veineuses (phlébites), intestinales (hémorragie et perforation intestinale, cette dernière généralement mortelle).

Modes de contagion.

Le bacille d'Eberth se rencontre dans les selles, dans l'urine, dans la salive et les sécrétions rhinopharyngées des typhoïdiques; mais ce sont les matières fécales qui jouent le rôle le plus important dans la propagation du germe pathogène.

La contagion s'opère de deux sortes :

Directement, le malade contamine son entourage immédiat. Sont contagieux les vêtements, le linge de corps, la literie, les objets usuels du typhoïdique, c'est-à-dire tout ce qui peut être souillé par ses déjections. D'où le danger de contagion pour les infirmiers, pour les proches, pour les familles entassées dans des locaux étroits et malpropres, où voisinent, dans une dangereuse promiscuité, les vêtements, les objets souillés et les aliments ou les objets servant à l'alimentation.

Indirectement. Les matières fécales renfermant des germes typhoïdiques peuvent être abandonnées à l'air libre et souiller le sol, s'y dessécher, se répandre dans l'air sous forme de poussières qui vont ensuite se déposer sur nos muqueuses ou nos aliments : c'est là *l'origine tellurique* de la fièvre typhoïde. Les déjections peuvent encore être utilisées pour l'épandage et contaminer d'une façon immédiate les légumes et autres végétaux : fraises, salades, etc... soumis à notre alimentation.

Elles peuvent enfin souiller les eaux. *L'origine hydrique* de la fièvre typhoïde est la plus fréquente. Les eaux de boisson peuvent avoir été polluées soit par les matières fécales déversées dans les rivières, soit par les eaux de pluie qui ont balayé un sol trop perméable ou fissuré, au voisinage des égouts, des fumiers, des latrines, des cimetières.

La souillure des eaux peut aussi entraîner celle d'autres aliments, la glace, l'eau de Seltz, le lait mouillé, les huîtres, etc...

Nous avons, d'autre part, signalé le rôle important joué par les mouches dans le transport des germes pathogènes. Il nous suffira, sans y revenir ici, de dire qu'il s'applique avec une grande fréquence, à la propagation de la fièvre typhoïde.

Fréquence et répartition de la fièvre typhoïde dans l'Afrique du Nord.

La fièvre typhoïde est très répandue dans l'Afrique du Nord, au moins dans l'élément européen. Il suffit, pour s'en rendre compte, de consulter les chiffres fournis par les statistiques de l'armée, avant que l'application systématique de la vaccination antityphoïdique ait, peut-on dire, supprimé cette maladie, du milieu militaire.

Le nombre total des cas de dothiénentérie observés dans le 19e corps d'armée s'est élevé à 1.396 en 1900, à 1.140 en 1901, 1.022 en 1902, 1.643 en 1903 pour diminuer ensuite et atteindre 594 cas en 1910.

En Tunisie, on a pu constater 395 cas en 1900; 417, 352, 236 cas dans les années suivantes; 153 cas seulement en 1910.

Enfin, la morbidité pour fièvre typhoïde, en Algérie-Tunisie, a donné une proportion de 28 atteintes pour 1.000 hommes d'effectif, de 1880 à 1884; de 26,2 p. 1.000, de 1895 à 1899; de 25,2 p. 1.000 en 1903. Elle atteignait encore les chiffres de 12,3 et 10,8 p. 1.000 en 1908 et 1910, se montrant ainsi la plus fréquente et la plus grave des maladies infectieuses constatées parmi nos troupes africaines.

Pour la seule année 1912, la fièvre typhoïde a causé :

En Algérie-Tunisie, 505 cas;

Au Maroc oriental, 222 cas;

Au Maroc occidental, 1.455 cas;

Soit un total de 2.183 cas ayant entraîné 307 décès.

Il est juste d'ajouter que, dès 1913, année où la typho-vaccination fut introduite à titre d'essai dans nos troupes d'Afrique, sans être encore obligatoire, on ne constatait plus que 89 cas pour toute l'Algérie-Tunisie, soit une morbidité de 1,58 p. 1.000.

Comme toutes les autres infections, la fièvre typhoïde est plus répandue sur le littoral et dans le Tell que dans les régions des hauts plateaux et du Sahara.

En Tunisie, Tunis, Bizerte, Sfax et Gabès;

En Algérie, Alger, Blida, Oran, Bel-Abbès, Constantine, Bougie constituent les principaux foyers d'épidémie. On la rencontre aussi dans la région de l'oued Rirh.

Au Maroc, les troupes opérant en colonne ont été presque généralement frappées, surtout au cours des années 1911 et 1912 : Fez (de juillet à octobre 1912); Meknès (en 1911); Rabat, Tifflet, Casablanca (1912); Souk-el-Arba, Lala-Ito ont fourni des cas nombreux de cette affection.

La fièvre typhoïde est plus fréquente dans les grandes villes, où elle est quasi-endémique, que dans les campagnes, où elle apparaît sous forme de cas isolés ou de petits noyaux atteignant une famille ou un groupe d'habitations voisines.

La persistance des foyers typhoïdiques en Algérie-Tunisie est liée à l'incurie de beaucoup de cités où l'hygiène urbaine est vraiment négligée. Chaque année, les chaleurs de l'été, les premières pluies de l'automne ramènent l'épidémie d'origine hydrique.

Captage défectueux des sources, absence de zones de protection sur le trajet des conduites, manque d'étanchéité des canalisations souvent superficielles et mal entretenues, par suite exposées aux infiltrations de voisinage : telles sont les principales causes de la pollution des eaux livrées à l'alimentation et l'origine des foyers d'infection typhoïdique.

Nous avons déjà dit la résistance que présente la race arabe pour cette maladie. On a voulu l'expliquer par la quasi-généralité d'atteintes antérieures dans l'enfance. Cette hypothèse, nous devons le dire, n'est pas admise universellement. Des médecins militaires ayant une longue pratique non seulement de la médecine clinique mais des recherches de laboratoire, dans les régions du Sud et de l'Extrême-Sud oranais (cercle de Colomb-Béchar, Beni-Ounif, Figuig, Aïn-Sefra) affirment n'avoir jamais observé cliniquement ni bactériologiquement de fièvre typhoïde chez les jeunes ksouriens, qu'ils ont pourtant examinés en grand nombre et traités pour une grande variété de maladies infectieuses.

Il n'en est pas moins vrai que des cas — rares à la vérité, mais avérés — de dothiénentérie sont constatés et traités chez les indigènes dans les hôpitaux militaires d'Algérie.

On peut dire, sans préjuger de cette question qui ne sera définitivement éclairée qu'à la suite de patientes recherches bactériologiques, que la fièvre typhoïde, selon l'expression de Cochez, « n'aime pas l'Arabe ». Par contre, les cas que l'on observe chez les indigènes revêtent fréquemment un caractère d'extrême gravité.

Cette immunité relative des indigènes algériens est loin de s'étendre aux éléments noirs de notre armée d'Afrique. La vaccination antityphoïdique du 2e bataillon de tirailleurs sénégalais à Orléansville (1913) est venue fort à propos mettre fin à un début d'épidémie de fièvre typhoïde qui avait suffi à démontrer la facilité avec laquelle les Sénégalais contractent, dans nos régions, cette affection.

La chose mérite d'être connue, l'opportunité de la vaccination antityphoïdique de ces troupes ayant été mise en doute, lors de leur arrivée en Algérie, sur l'affirmation que l'infection typhoïdique était inconnue dans ce contingent.

Prophylaxie.

La prophylaxie de la fièvre typhoïde peut être envisagée au point de vue individuel et au point de vue collectif.

La *prophylaxie individuelle* consiste surtout en une surveillance rationnelle des produits servant à l'alimentation : légumes, crudités, mollusques, eau de boisson qui, à moins d'être reconnue comme très pure, sera toujours stérilisée à l'aide des procédés divers que nous décrivons plus loin.

Les mesures de propreté corporelle compléteront les précédentes. On a dit, avec raison, que la fièvre typhoïde était « la maladie des mains sales » (H. Vincent). Il est bien évident que les germes pathogènes contractés au contact d'un typhoïdique, ou des porteurs de germes, ou de l'entourage immédiat du malade et du porteur, pénètrent dans l'organisme par l'ingestion d'aliments que ces bacillifères ont touchés avec des mains souillées. D'où la nécessité de laver minutieusement ses mains avant les repas et de surveiller particulièrement les mesures de propreté corporelle lorsqu'on vit dans un milieu contaminé ou suspect, et surtout lorsqu'on soigne de tels malades.

L'isolement des typhoïdiques, la désinfection de leurs effets, de leur linge, de leur literie, de leurs déjections devront être, aussi, soigneusement pratiqués.

Enfin, l'Européen nouvellement débarqué en Algérie, en Tunisie, au Maroc surtout, doit être averti du danger qu'il court au point de vue de l'infection typhoïdique ou paratyphique.

Déraciné, fatigué, assailli parfois, dès le début par des embarras financiers, inadapté au climat, aux prises avec les difficultés de l'installation et les soucis des affaires, il se trouve en état de moindre résistance et d'autant plus exposé à la contagion qu'il est amené à négliger les précautions hygiéniques, seules capables pourtant d'assurer sa sauvegarde.

A lui, plus qu'à tout autre, s'adressent ces conseils.

La *prophylaxie collective* constitue la défense des agglomérations à l'égard du virus typhoïdique. Elle réside dans la stricte application des grands préceptes de l'hygiène urbaine : surveillance, protection et épuration des eaux de boisson fournies aux cités, enlèvement des immondices, assainissement du sol, dépistage précoce des foyers typhoïdiques par la déclaration des cas, même sporadiques, isolement des contagieux et désinfection des locaux contaminés, inspection sanitaire des marchés et des étalages, lutte contre les mouches.

Il est enfin une mesure nouvelle qui, dès aujourd'hui, s'affirme d'une telle efficacité qu'elle domine, peut-on dire, toute la prophylaxie antityphoïdique. Je veux parler de la typho-vaccination.

Vaccination anti-typhique.

Les principes de la typho-vaccination, posés et appliqués pour la première fois en 1896 par Pfeiffer et Kolle en Allemagne et par A.-E. Wright en Angleterre, ont été singulièrement perfectionnés durant ces dix dernières années et ont fourni des résultats si démonstratifs que la pratique de la vaccination antityphique est aujourd'hui réglementée par les pouvoirs publics, et rendue obligatoire dans l'armée (loi du 28 mars 1914).

Les principaux vaccins antityphiques employés en France et en Afrique du Nord sont :

Le vaccin polyvalent bacillaire de Vincent, stérilisé par l'éther, procédé qui présente l'avantage de ne pas porter atteinte aux propriétés biologiques des bacilles ni de leurs toxines;

Le vaccin de Chantemesse, stérilisé par le chauffage à 56°, conformément à la technique de Wright;

Le vaccin vivant sensibilisé, de Besredka;

Le vaccin de Nicolle, Conor et Conseil, préparé avec des bacilles vivants.

Le typho-vaccin de Vincent, employé dans l'armée et préparé dans les laboratoires du Val-de-Grâce, est celui qui a été le plus expérimenté, puisque, à la date du 1er juillet 1914, plus de 300.000 vaccinations avaient été déjà pratiquées avec ce vaccin, et que, pendant la guerre dernière, il en a été expédié plus de 18 millions de doses.

Nous ne pouvons mieux faire, pour démontrer la valeur du typho-vaccin de Vincent, que de mentionner quelques-uns des résultats obtenus avec l'éthéro-vaccin au cours d'épidémies observées aussi bien en milieu civil que militaire (1).

Milieu civil. — Rappelons, entre autres exemples, l'épidémie de fièvre typhoïde de Puy-L'Evêque (Lot) (1912), où les non vaccinés furent atteints dans une proportion de 62,85 p. 1.000, avec 7,14 p. 1.000 de décès, alors que les vaccinés ne fournirent aucun cas; celle de Paimpol (1912), qui vit sévir la maladie sur

---

(1) Voir H. Vincent : « Fièvres typhoïdes et paratyphoïdes » (Collection Horizon, Masson édit., 2ᵉ édition 1918), et « Comptes rendus de l'Académie de Médecine » (18 et 25 janvier 1921).

35,71 p. 1.000 des non vaccinés, avec 3,85 p. 1.000 de décès, tandis que les habitants vaccinés furent tous indemnes; celle de Fargeau (Loiret) (1913) qui, bien que limitée, donna 700 p. 1.000 d'atteintes avec 66,66 p. 1.000 de décès chez les familles non vaccinées, alors que les familles vaccinées n'offrirent aucun cas d'affection typhoïdique.

A Torrente (Espagne), le professeur J. Peset vaccina à l'éthéro-vaccin près de la moitié de la population civile, soit 3.500 habitants environ, au cours de l'épidémie de janvier 1907. Aucun cas n'apparut chez ceux-ci. Par contre, la population non vaccinée fut atteinte dans la proportion de 21,5 cas pour 1.000 habitants.

Ces exemples pourraient être multipliés. Nous nous bornons à citer ceux-ci qui sont suffisamment démonstratifs.

Milieu militaire. — Un des exemples les plus typiques est celui, devenu classique, de l'épidémie d'Avignon.

La garnison de cette ville a payé un lourd tribut aux affections typhoïdes, fournissant, de 1892 à 1912 inclus, un total de *1.263* cas de fièvre typhoïde avec 118 décès. La vaccination antityphoïdique avec l'éthéro-vaccin de Vincent devait ramener, en 1913, ces chiffres à zéro.

En 1912, en effet, en pleine épidémie, on vaccina 1.366 hommes (vaccination facultative); ceux-ci ne présentèrent aucun cas de fièvre typhoïde. 687 militaires ne furent pas vaccinés. Il y eut chez ces derniers 155 cas de cette maladie et 22 morts.

L'année suivante, la garnison entière, soit 2.420 hommes, fut vaccinée; elle n'eut aucun cas de fièvre typhoïde.

La dernière statistique médicale de l'armée française donne, pour l'année 1912, des résultats aussi édifiants.

Troupes de la métropole :

447.159 militaires non vaccinés ont fourni 997 cas de fièvre typhoïde et 136 décès.

30.325 militaires vaccinés à l'éthéro-vaccin n'ont fourni aucun cas de cette maladie.

Troupes d'Algérie-Tunisie :

41.514 militaires non vaccinés ont donné 504 cas et 78 décès.

10.031 militaires vaccinés ont donné 1 cas et 0 décès.

Au Maroc, l'action du typho-vaccin fut tellement efficace que la proportion des cas de fièvre typhoïde observée chez les militaires tomba de 149,75 p. 1.000 en 1912 à 0,49 p. 1.000 en 1916, quoique l'effectif du corps d'occupation se soit respectivement élevé pour ces années de 16.000 à 60.000 hommes.

Le tableau suivant donne le détail de ces beaux résultats.

Résultats des vaccinations antityphoïdiques au Maroc.

	ANNÉES	NOMBRE D'HOMMES		PROPORTION DES CAS de fièvre typhoïde pour 1.000 hommes.	PROPORTION DES DÉCÈS pour 1.000 hommes.
		NON VACCINÉS.	VACCINÉS.		
Avant toute vaccination....	1911	Tout l'effectif (16.000 h. environ)	»	149,75	24,18
Avec la vaccination — facultative..	1912	15.706	10.794	56,13	7,58
	1913	19.000	19.989	12,47	1,48
	1914	7 à 8 p.100	Presque tout l'effectif (60 000 h.).	3,38	0,98
Avec la vaccination — obligatoire.	1915	Quelques isolés (contre-indications).	Presque tout l'effectif (60.000 hommes)	0,62	0,20
	1916			0,49	0,11
	1917			0,49	0,11

Mais c'est au cours de la guerre de 1914-1918 que l'efficacité de la vaccination antityphoïdique a reçu la plus éclatante démonstration. La mortalité par fièvre typhoïde avait atteint aux armées, dans les derniers mois de 1914 et au début de 1915, un chiffre supérieur à un décès pour 1.000 hommes.

Les mesures qui furent prises, à ce moment, au cours des missions effectuées aux armées par le médecin inspecteur général Vincent, en vue d'y généraliser et d'y réglementer l'application de la vaccination antityphoïdique dans tous les corps de troupes et services, eurent pour résultat immédiat, non seulement d'arrêter l'épidémie qui constituait la plus grave menace pour la conservation de nos effectifs de combat, mais de ramener à un chiffre extrêmement bas la mortalité due à cette affection parmi nos troupes.

Le graphique ci-joint montre la courbe suivie par la mortalité typhoïdique aux armées de 1914 à 1919 et souligne, mieux que tout commentaire, l'importance des résultats obtenus.

Le vaccin antityphoïdique, préparé suivant la méthode du professeur Vincent (vaccin T. A. B. à l'éther) est mixte, c'est-à-dire immunisant non seulement contre la fièvre typhoïde, mais contre les fièvres dites paratyphoïdes, dont il sera parlé ultérieurement.

La dose employée est de 2 centimètres cubes injectés sous la peau, dans la région de l'omoplate, soit en une fois pour les adultes vigoureux, soit en deux fois, à six ou sept jours d'intervalle, chez les malingres.

Pour les enfants, les doses de vaccin doivent être ramenées aux quantités suivantes :

De 2 à 4 ans. 0 cmc,4
De 5 à 7 ans. 0 cmc,6
De 8 à 12 ans. 0 cmc,8
De 13 à 16 ans. 0 cmc,9

Les réactions, tant générales que locales, sont le plus souvent très faibles. Elles se produisent surtout chez les tuberculeux latents, les sujets faibles, anémiés, fatigués, au début ou en incubation d'une maladie aiguë. Il n'existe d'autre contre-indication à la vaccination que l'évolution actuelle d'une affection aiguë, ou l'existence d'une maladie chronique.

Les anciens paludéens peuvent être vaccinés, à condition d'être soumis à une cure quinique préalable. La veille et le jour de l'injection, on leur fait prendre de nouvelles doses de quinine.

L'immunité conférée par la vaccination antityphoïdique est entretenue par une seule injection de 1 centimètre cube pratiquée environ tous les deux ans.

Bien qu'elle n'ait été généralisée dans l'armée que depuis la promulgation de la loi du 28 mars 1914 (instruction ministérielle du 2 juin 1914), la vaccination antityphique a considérablement abaissé la morbidité typhoïdique dans l'Afrique du Nord.

GUERRE CONTRE L'ALLEMAGNE

MORTALITÉ PAR MALADIES TYPHOIDES AUX ARMÉES
(Fièvres typhoïde, paratyphoïdes, etc.)

MORTALITÉ POUR 100.000 HOMMES

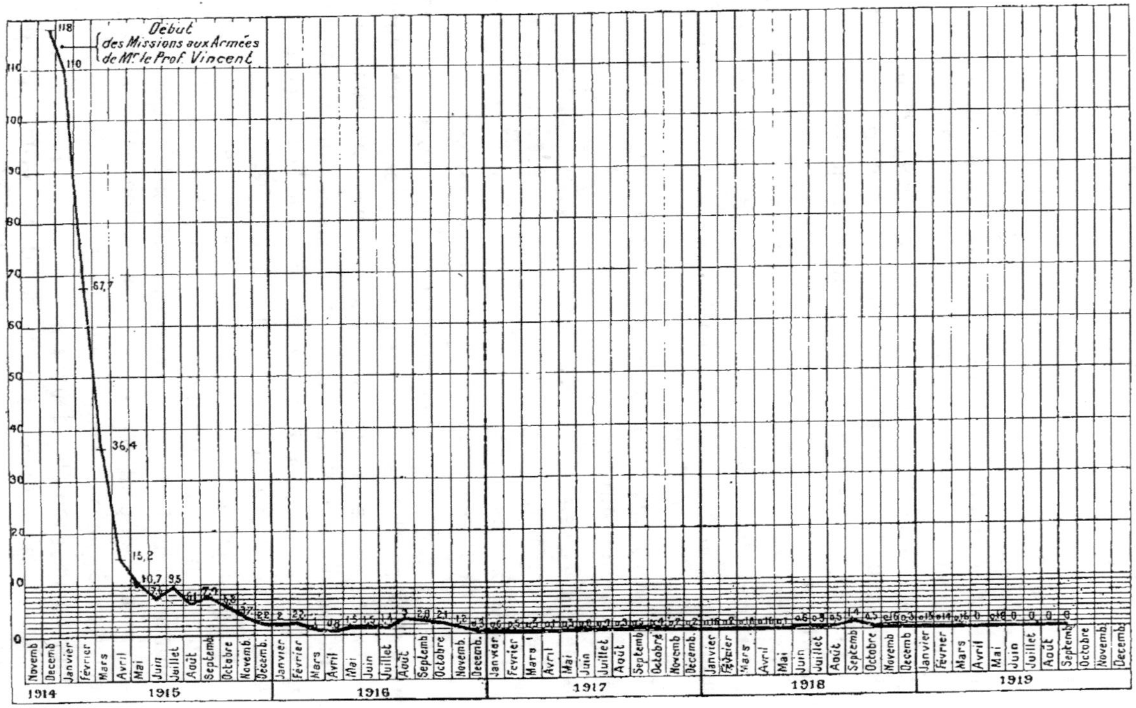

Résultats de la vaccination antitypho-paratyphique des armées françaises du front,

Les épidémies massives qui, en Algérie-Tunisie, décimaient périodiquement certaines garnisons, ont fait place à des cas isolés frappant presque exclusivement les jeunes soldats non acclimatés et non vaccinés.

Il est permis d'affirmer que, grâce à cette mesure bienfaisante, la fièvre typhoïde, qui constituait auparavant la maladie la plus meurtrière pour les troupes d'Afrique, est en voie de devenir une des moins répandues dans l'armée.

Mais le milieu militaire n'est pas le seul auquel doive être appliquée cette mesure. Tous les milieux où la contagion typhoïdique se fait le plus durement sentir doivent bénéficier de cette méthode.

En première ligne viennent les milieux hospitaliers, si éprouvés par ce mal. Infirmiers et infirmières, gardes-malades doivent être soumis à la typho-vaccination, et l'on ne saurait trop approuver la mesure prise au début de l'année 1914 par la Direction de l'assistance publique à Paris, rendant cette pratique obligatoire pour les nouveaux agents hospitaliers.

Les étudiants, les élèves des écoles et lycées semblent ensuite tout désignés pour bénéficier d'une méthode prophylactique d'autant plus précieuse que la fièvre typhoïde fait plus de ravages dans ces collectivités.

Toutes les municipalités, enfin, doivent être prêtes à recourir au typho-vaccin dès la menace d'une épidémie de fièvre typhoïde. C'est dans ce but que la circulaire du 11 août 1913, adressée par le Ministre de l'intérieur aux préfets de France, a attiré, à tous les échelons, l'attention de l'Administration sur « ce nouveau et puissant mode d'action dans la prophylaxie de la fièvre typhoïde » et sur l'emploi bienfaisant des typho-vaccins dont la préparation, la vente et la distribution ont été autorisées par décret du 12 juin 1913.

Cette circulaire spécifie notamment, et ceci est à retenir, que « la vaccination antityphoïdique préventive doit être considérée désormais comme faisant partie intégrante des mesures dont la mise en œuvre rentre dans les attributions sanitaires de la loi du 15 février 1902 sur la protection de la santé publique ».

La typho-vaccination doit donc être recommandée et appliquée dans tous les milieux plus spécialement exposés à la contagion éberthienne et dans tous les centres où la fièvre typhoïde sévit à l'état endémique.

Plus le nombre des typhoïdiques diminuera sous son influence, plus diminueront les sources d'infection telluriques et hydriques et par conséquent le nombre des contagions. Si bien que le bénéfice de cette méthode d'hygiène s'étendra même aux individus qui n'auront pas réclamé son aide.

III. — FIÈVRES PARATYPHOIDES.

Les recherches de laboratoire ont permis de différencier de la fièvre typhoïde une série d'affections, jusqu'alors confondues avec cette maladie et rappelant, en effet, ses symptômes et son évolution, mais bactériologiquement différentes en ce qu'elles sont produites, non par le bacille d'Eberth, mais par des bacilles, d'ailleurs très voisins, les bacilles paratyphiques (bacille paratyphique A, bacille paratyphique B, etc...).

Rapport des fièvres paratyphoïdes et de la fièvre typhoïde.

Les fièvres paratyphoïdes sont à ce point semblables à la fièvre typhoïde qu'elles peuvent avoir les mêmes complications, la même terminaison fatale et donner lieu à des lésions anatomiques que l'autopsie révèle identiques à celles observées dans la dothiénentérie. Elles sont pourtant généralement plus bénignes.

Prophylaxie.

L'étiologie demeurant la même, ainsi que les modes de contagion, les règles prophylactiques appliquées à la fièvre typhoïde conviennent aussi aux paratyphoïdes. La vaccination constitue la première de ces règles.

Nous l'avons déjà dit, le typho-vaccin de Vincent (vaccin T. A. B. à l'éther) immunise à la fois contre la fièvre typhoïde et contre les fièvres paratyphoïdes.

IV. — FIÈVRE MÉDITERRANÉENNE.

Définition.

On a longtemps confondu avec certaines formes de fièvre typhoïde ou de paludisme une maladie infectieuse, décrite depuis un demi-siècle (Marston, 1861), mais aujourd'hui mieux connue, grâce aux procédés bactériologiques et que l'on désigne sous les divers noms de *fièvre méditerranéenne*, pour rappeler sa répartition géographique; de *fièvre de Malte*, pour désigner son foyer d'origine; de *fièvre ondulante*, pour signifier le caractère typique de sa courbe thermique, de *melitococcie* enfin, pour spécifier l'agent pathogène qui la produit : le *micrococcus melitensis*.

Ce microbe a été découvert et noté par Bruce en 1887, dans la rate de malades décédés de fièvre de Malte. Wright a institué, en 1897, le séro-diagnostic de cette affection, qui permet de la différencier aisément. Enfin, en 1904, la Commission médicale anglaise, qui a enquêté à Malte et à Gibraltar, a fourni sur la nature, l'étiologie et la prophylaxie de cette maladie, des éclaircissements confirmés depuis par les nombreux travaux publiés à ce sujet.

Symptômes.

La fièvre méditerranéenne est une longue maladie, évoluant généralement en deux ou trois mois, caractérisée par une courbe thermique ondulante (vagues de fièvre), avec rechutes successives, des sueurs profuses, de la fréquence du pouls persistant même dans les périodes d'apyrexie, de la constipation, des douleurs erratiques dans les membres, de la tuméfaction du foie et de la rate, enfin une bénignité relative. La mortalité n'est guère que de 2 p. 100 dans les milieux les moins protégés; mais la longueur désespérante de cette affection où, selon l'expression imagée d'un auteur anglais, « malade et médecin s'envoient réciproquement à tous les diables », la fréquence des rechutes, la lenteur de la convalescence, l'absence de traitement spécifique, en font une maladie qui ne peut être considérée comme négligeable et qui mérite d'être l'objet d'une prophylaxie attentive.

Distribution géographique.

La fièvre ondulante affecte surtout le bassin méditerranéen.

L'île de Malte semble être son foyer d'origine. Les échanges maritimes l'en ont exportée et introduite aux Baléares, en Corse, à Gibraltar où elle a formé un second foyer, puis sur les côtes de Tunisie où elle est très fréquente, d'Algérie, de Provence, enfin sur tout le littoral méditerranéen (Espagne, Italie, Grèce, Turquie, Egypte). Elle a été, de là, importée en de nombreux points du globe.

Étiologie.

Le *micrococcus melitensis* abonde dans la rate, le foie et le sang des malades; il se trouve fréquemment dans leurs urines. Parmi les animaux, c'est la chèvre qui est le plus souvent contaminée; elle peut à son tour contagionner les brebis, les mulets, vaches, chiens, chats, les lapins et les poules.

La chèvre, qui abonde dans l'île de Malte, est le principal agent vecteur du germe mélitococcique. Elle l'élimine par son *lait* qui infecte le consommateur, et par ses urines qui contagionnent, par l'intermédiaire du fumier, les autres animaux domestiques vivant dans son entourage.

L'origine caprine et maltaise de cette affection a été péremptoirement démontrée (Zammit, 1905) (1).

Le lait cru de chèvre infectée joue le principal rôle dans l'extension de l'épidémie, la manipulation de ces animaux, de leur fumier, de leur viande est également dangereuse. Enfin, les chèvres maltaises, très recherchées comme excellentes laitières, ont été importées en divers pays où elles ont contaminé les animaux vivant dans la même étable : brebis, vaches, mulets, lesquels devinrent ensuite des sources de contagion.

On a incriminé, dans quelques cas qui paraissent assez rares, la transmission du germe par les insectes piqueurs ou suceurs de sang, moustiques, puces, punaises.

---

(1) 40 p. 100 des chèvres examinées au cours d'une enquête, à Malte, furent reconnues atteintes, et 10 p. 100 fournissaient un lait contenant le germe pathogène.

Enfin, la contagion interhumaine est également possible, les urines des malades étant susceptibles de contenir le *micrococcus* et de le répandre dans leur voisinage.

Prophylaxie.

1° L'importation et le transit en France des chèvres et de tous les ruminants provenant de l'île de Malte ainsi que de leurs viandes fraîches et de leurs débris, ont été interdits par un arrêté du Ministre de l'agriculture en date du 31 décembre 1887.

Cette interdiction a été appliquée à l'Algérie par arrêté du gouverneur général en date du 4 mars 1908, et à la Tunisie par décret du bey de la Régence en date du 22 septembre 1909.

Mais des foyers secondaires s'étant créés en France, en Tunisie, en Algérie, cette mesure de prophylaxie collective est insuffisante; elle gagnerait à être appliquée notamment aux importations d'Espagne.

2° Il y a lieu d'éviter la consommation du lait de chèvre ou de brebis cru, de lait caillé et de fromages frais. Ces laits devront être bouillis ou pasteurisés à 65-68°.

3° On s'abstiendra de consommer des légumes crus, ou, tout au moins, on fera précéder leur préparation culinaire de rinçages soigneux à l'eau bouillie.

4° On instruira les populations rurales du danger de contamination qui réside dans le commerce et l'élevage des chèvres; on leur recommandera les mesures de propreté corporelle et surtout manuelle, après la manipulation et la traite de ces animaux.

5° On engagera, enfin, les personnes désireuses d'acheter une chèvre pour l'alimentation d'un enfant ou d'un malade, à faire pratiquer, au préalable, l'examen de l'animal par un laboratoire compétent (séro-réaction de Wright, lacto-réaction de Zammit).

V. — TYPHUS EXANTHÉMATIQUE.

Le typhus exanthématique, appelé encore fièvre des camps, fièvre pétéchiale, est une maladie infectieuse connue depuis les temps les plus reculés (la peste de Thucydide n'était autre que le typhus). C'est, a-t-on dit justement, une maladie de misère et de famine. On l'a surtout observée chez les populations faméliques, indigentes, les armées en campagne surmenées et démoralisées (1).

Fréquence et répartition du typhus.

Le typhus est devenu aujourd'hui exceptionnel en France, où les dernières épidémies ont été constatées en Bretagne.

Par contre, c'est une affection encore répandue dans l'Afrique du Nord, où elle existe à l'état endémique, se perpétuant par des foyers torpides qui donnent lieu, de temps à autre, notamment en hiver et au printemps, à de brusques explosions épidémiques.

Le jeune âge semble être plus épargné que l'âge mûr; c'est entre 25 et 40 ans, surtout de 30 à 35, que s'observe la plus grande fréquence et la plus haute gravité des atteintes.

On a accusé les milieux surpeuplés, les locaux où l'air est confiné, d'être particulièrement propres au développement du typhus (prisons, asiles de nuit, dépôts de mendicité, pénitenciers), mais nous n'y voyons aujourd'hui que l'influence de la promiscuité favorisant l'échange des parasites, lesquels, nous le dirons bientôt, jouent un rôle capital dans la transmission de cette maladie.

Aucune race ne paraît posséder l'immunité vis-à-vis de cette affection.

La race arabe, si rarement touchée par la fièvre typhoïde, semble éminemment réceptive à l'égard du typhus. C'est dans les agglomérations indigènes que couve et se propage le virus typhique, à la faveur de l'encombrement, de la misère, de la malpropreté des habitations et des vêtements.

Les cas isolés s'observent dans les quartiers populeux des grandes villes, dans les villages mal tenus, dans les lieux de rassemblement où s'entasse et se succède la foule anonyme des

----

(1) La retraite de Russie en offre l'exemple le plus navrant. A Vilna, on compta 25.000 atteintes sur 30.000 combattants. Durant le siège de Dantzig, 13.000 Français, sur 35.000 assiégés, succombèrent des suites de cette affection.

loqueteux et des vagabonds, cafés maures, fondouks, souks, hammams, etc...

Chaque région de la Berbérie possède ses foyers de typhus, villes, villages, douars, où le mal éclate à intervalles réguliers, plus ou moins dissimulé par les populations musulmanes, qui redoutent les mesures d'isolement et de surveillance sanitaire. Les mœurs nomades des Arabes contribuent vite à essaimer ces premiers cas qui vont former, parfois très loin, des foyers secondaires. Puis, sous l'influence des mesures prophylactiques imposées par l'administration civile ou militaire, le foyer principal semble s'éteindre pour se réveiller plus tard dans les mêmes conditions.

Il est très remarquable que les épidémies de typhus coïncident, dans l'Afrique du Nord, avec les époques de disette. Cette règle est si vraie qu'il est permis de prévoir à l'avance, en se basant sur l'état des récoltes, les années et les régions où, la misère aidant, le typhus fera sa réapparition.

Enfin, c'est dans les centres berbères que l'on observe le plus grand nombre des foyers de typhus (m'kelfa : la maladie qui assomme).

En Algérie, la Grande-Kabylie est un des foyers les plus anciens. Des foyers secondaires se sont formés dans les régions de Marnia et de Tlemcen, dans l'Amour (Aflou), aux environs de Laghouat (Tadmit), Tadjemout, à Batna, Khenchela, Biskra, à Sétif, Constantine, Bougie, dans l'Aurès, où cette affection a revêtu, à T'Kout, une forme spéciale, particulièrement grave, longtemps confondue avec les accès pernicieux palustres et qui était connue sous le nom de « fièvre de T'Kout » (1), « kabba souda » des Arabes (macules noires).

Au Maroc, le typhus sévissait depuis longtemps à l'état endémique donnant lieu, de temps à autre, à des épidémies meurtrières (Casablanca, août à décembre 1913). On n'en constate plus maintenant que des manifestations rares et isolées (30 cas en tout avec 10 décès en 1916).

L'épidémie de 1913, suivant la règle plus haut énoncée, a suc-

---

(1) Lévêque : « Note sur l'endémie typhique de l'Aurès : la fièvre de T'Kout » (*Archives de Médecine et de Pharmacie militaires*, août 1913).

cédé à un été d'une sécheresse exceptionnelle entraînant une misère quasi-générale.

Fez, Marrakech, Mazagan, Ber-Rechid, Tmara, Salé, la vallée de Debdou, Casablanca, Rabat, Mogador, Tanger étaient les centres où le fléau exerçait le plus de ravages et constituait des foyers, qui sont d'ailleurs toujours susceptibles de donner lieu à de nouveaux réveils.

Dans le Maroc oriental, la même affection a causé, en milieu indigène, lors de notre campagne de 1911, des épidémies assez graves où le personnel médical, infirmiers et médecins, a été sérieusement éprouvé.

Symptômes.

Le typhus a une incubation moyenne de douze jours et évolue généralement en treize ou quinze jours; il débute par de la lassitude, des vertiges, des maux de tête, puis la fièvre atteint d'emblée son maximum : 40°, 41° et se maintient à ces hautes températures avec quelques oscillations; les symptômes abdominaux, si importants dans la fièvre typhoïde, sont ici secondaires; les phénomènes nerveux, au contraire, dominent la scène : prostration intense ou agitation extrême et délire, avec idées de suicide fréquentes.

Vers le cinquième ou sixième jour apparaît généralement, sur le tronc et les membres, une éruption typique plus ou moins accusée qui facilite le diagnostic : c'est l'exanthème, qui a donné son nom à la maladie; il est parfois discret, rappelant celui de la rougeole ou les taches rosées de la typhoïde; souvent, enfin, notamment chez les indigènes, il est fugace ou même inexistant.

La défervescence, dans les cas de guérison, se fait brusquement au quatorzième ou quinzième jour, contrairement à la lente amélioration qui caractérise la terminaison de la fièvre typhoïde.

Les indigènes promènent souvent non seulement un typhus léger ou au début, mais un typhus bien caractérisé et parvenu déjà à un stade avancé.

L'œil exercé du médecin familiarisé avec ces formes « ambulatoires » sait découvrir au souk, au café maure, le malade qui, par lui-même, n'attire pas autrement l'attention. On le reconnaît à sa démarche ébrieuse, titubante, à son teint olivâtre, à son visage bouffi, à ses traits tirés. La fièvre est déjà parfois élevée. L'interrogatoire du typhique ou de son entourage révèle l'existence d'un délire intermittent, de l'insomnie. Souvent enfin, il est facile de découvrir sur sa peau l'exanthème qui, lorsqu'il existe chez l'indigène, est fréquemment rose vif, hémorragique et ponctué (pétéchies).

Étiologie.

L'agent causal du typhus n'est pas encore exactement connu, bien que de nombreux microbes aient été incriminés et décrits comme spécifiques.

La nature infectieuse du typhus ne fait cependant aucun doute. C'est une affection extrêmement contagieuse d'homme à homme. Elle frappe surtout l'entourage immédiat du malade et ceux qui lui donnent leurs soins (infirmiers, médecins).

Le typhique est dangereux dès l'incubation et pendant toute la durée de la maladie, y compris la convalescence. Le sang du malade est contagieux.

Les Arabes affirment que le typhique apporte le germe de la maladie dans son burnous. Nous allons voir ce que cette allégation a de fondé.

Nous savons aujourd'hui que le pou du corps est l'agent de transmission du typhus.

La preuve expérimentale en avait été faite dès 1909 (1), mais l'observation, si meurtrière pour les médecins, des deux grandes épidémies balkaniques de la guerre dernière : celles de Serbie (1914-1915) et de Roumanie (1917), a démontré que cet insecte était le seul agent vecteur du typhus (thèse du Dr Gérard, Paris, 1919). Cette explication est d'autant plus satisfaisante, d'ailleurs, qu'elle cadre parfaitement avec les conditions d'infection que nous attribuons au typhus.

Le pou, très répandu dans les milieux indigènes populeux où il infeste vêtements, tapis, linges et literie, change facile-

---

(1) NICOLLE, COMTE et CONSEIL : « Transmission expérimentale du typhus exanthématique par le pou du corps « (Académie des Sciences, 6 septembre 1909).

ment de propriétaire en raison de l'encombrement et du surpeuplement des habitations.

Après avoir piqué le typhique, il inocule le germe de cette affection à l'entourage immédiat du malade, aux voisins d'une nuit, ou d'une heure qui vont ensuite porter ailleurs leur contage, aux médecins, aux infirmiers contraints par devoir à un contact direct avec l'assisté.

C'est encore par ce parasite que s'explique la transmission du typhus à ceux qui manipulent professionnellement les linges et vêtements des malades, chiffonniers, blanchisseurs, lingères, etc...

Prophylaxie.

La prophylaxie du typhus est singulièrement facilitée par cette connaissance du mode de contagion.

Tous ceux qui, professionnellement ou accidentellement, approchent les typhiques doivent se méfier du *pou* et multiplier les mesures de propreté corporelle.

Depuis que le rôle de cet insecte est connu, des médecins, des infirmiers, des gardes-malades ont pu manipuler impunément de nombreux typhiques en prenant la précaution de revêtir, avant d'entrer en contact avec ces derniers, des vêtements spéciaux, dépouillés ensuite puis désinfectés, et en procédant à une surveillance ainsi qu'à un nettoyage soigneux de leur personne.

Les mains doivent donc être lavées et antiseptisées, les cheveux et la barbe coupés courts:

La prophylaxie du typhus (1) s'exerce :

1° Par l'isolement des cas confirmés;

2° Par le dépistage des cas en incubation;

3° Par la surveillance des suspects au moyen d'une quarantaine de quinze jours ou d'une surveillance libre, soit collective, soit isolée.

La mesure prophylactique capitale, en matière de typhus, consiste dans l'*épouillage* méthodique de tous les individus, at-

---

(1) Cf. BRUNET : « Prophylaxie du typhus exanthématique » (*Archives de Médecine et de Pharmacie navales*, décembre 1919).

teints ou suspects, reconnus porteurs de parasites au cours d'une minutieuse visite sanitaire.

Mais cet épouillage doit être soigneux et complet, sous peine de devenir une opération inefficace et considérée à juste titre par les patients comme une mesure inutile et vexatoire.

S'il s'agit d'individus très infestés par les poux, ce qui est fréquent dans les milieux indigènes, le rasage des poils et la tonte des cheveux réalisent le meilleur mode d'épouillage, quoique mal accepté par beaucoup.

Dans les cas où ces deux mesures sont acceptées ou peuvent être imposées, l'épouillage se pratique de la façon suivante :

1° Savonnage avec du savon à l'oxycyanure de mercure à 20 p. 1.000, en laissant l'action de la mousse se poursuivre durant cinq minutes;

2° Douche ou lotion de rinçage;

3° Onction parasiticide avec un mélange d'huile et de pétrole à parties égales, ou avec de l'huile camphrée au 1/10e, ou avec l'excellent mélange dit de l'Hôpital de Sion, ainsi composé :

Huile camphrée à 1/10. 100
Huile de térébenthine à 1/10. 100
Vinaigre. 100
Pétrole. 200

(Agiter avant de s'en servir.)

Si le rasage et la tonte des cheveux ne sont pas acceptés ou ne peuvent être imposés, l'épouillage, devenu plus difficile et moins efficace, s'opérera ainsi :

1° Frottement du corps et surtout des régions velues avec une des substances parasiticides décrites ci-dessus au paragraphe 3°. Friction des cheveux au pétrole ou à la benzine camphrée ou au vinaigre camphré, après laquelle les cheveux, abondamment imprégnés de la substance choisie, seront enfermés, durant au moins un quart d'heure, dans un linge ou un bonnet;

2° Savonnage du corps et des régions velues au savon à l'oxycyanure de mercure à 20 p. 1.000, laissé en place cinq minutes;

3° Douche ou lotion de rinçage;

4° Onction parasiticide avec l'un des mélanges indiqués plus haut.

Enfin, dans les deux cas, l'épouillage doit être suivi de la désinfection des vêtements. Mais on se rappellera que cette désinfection, trop souvent hâtive et incomplète, doit être effective si l'on veut éviter une réinfection par l'éclosion des lentes, réinfection qui rendrait illusoire l'épouillage préalable.

Les vêtements, linges et effets personnels seront donc soigneusement désinfectés, soit par le lessivage, qui est une mesure parfaite quand la nature des vêtements permet d'y recourir, soit par l'étuvage à vapeur, à condition que les vêtements ne soient pas trop comprimés dans l'étuve et qu'une température de 80° au minimum soit maintenue pendant une demi-heure.

Les étuves à sulfuration pourront être employées en brûlant 50 grammes de soufre, par mètre cube, ou en utilisant 100 grammes d'acide sulfureux liquide.

Le trempage dans l'eau crésylée à 50 p. 1.000 réalise une bonne désinfection des vêtements, des chaussures, des coiffures, des objets de cuir, mais les effets devront rester plongés quarante-huit heures dans les baquets d'eau crésylée.

L'ébouillantement seul est insuffisant.

Les vapeurs de formol ne donnent pas une sécurité complète.

Enfin, les locaux contaminés seront aussi désinfectés, les objets inutiles et sans valeur brûlés. Les lieux de réunion suspectés, cafés maures, fondouks, seront fermés, les marchés supprimés.

A l'inverse de ce que nous avons signalé pour la tuberculose, c'est au contact de la population indigène, en effet, que les Européens contractent le typhus.

Non seulement les souks, les fondouks, les hammams, les cafés maures sont les lieux où s'effectue surtout la contagion et qui s'imposent de ce chef à la surveillance étroite des services de l'hygiène et de l'assistance publique, mais encore l'Européen doit-il se méfier, en temps d'épidémie de typhus, d'une promiscuité même passagère avec l'élément indigène.

Il est ainsi prudent de suspecter ceux qui, se plongeant chaque soir en plein milieu arabe, s'exposent à tous les contages avant de fréquenter chaque jour nos habitations : domestiques indigènes des deux sexes, garçons de restaurant, petits porteurs, laveuses à domicile, blanchisseuses mauresques et surtout bonnes d'enfants.

De plus, toutes les mesures d'hygiène générale pouvant contribuer au bien-être des populations misérables gagneront à être appliquées, car elles diminueront les sources de contagion tout en augmentant la résistance des classes les plus atteintes, vis-à-vis de l'infection.

Parmi ces mesures, il en est une, relevant de l'assistance sociale, qui a donné au Maroc d'heureux résultats et qui mérite d'être signalée, c'est la création d'asiles de nuit pour les miséreux et de camps d'isolement où sont dirigés, en temps d'épidémie, les vagabonds recherchés par une brigade spéciale.

Ces malheureux qui sont, pour beaucoup, des porteurs inconscients de germes, sont isolés au passage, nourris, vaccinés contre la variole, puis lavés et leurs effets stérilisés. Ils peuvent être ensuite relâchés et renvoyés sans danger vers leurs tribus.

Cette excellente pratique est, en même temps qu'une œuvre charitable, une mesure de prophylaxie importante qui gagnerait à être généralisée.

Nous ne saurions, enfin, clore le chapitre de la prophylaxie du typhus sans, au moins, mentionner le vaccin antiexanthématique de Ch. Nicolle (de Tunis), qui, bien qu'à sa période d'essais, a déjà donné, en 1916, d'heureux résultats, à l'hôpital de Sidi-Fathallah, près Tunis.

Il en est de même du sérum antiexanthématique du même auteur, dont l'efficacité dans le traitement du typhus a été démontrée en Tunisie et en Roumanie; le rôle de ce sérum, bien qu'exclusivement thérapeutique, s'étend à la lutte contre le typhus, du fait qu'il réalise, chez les individus infectés, une véritable stérilisation des réservoirs de virus.

VI. — FIÈVRE RÉCURRENTE.

Définition.

La fièvre récurrente, improprement appelée encore typhus récurrent ou typhus à rechute, est une affection contagieuse, épidémique, inoculable, due à un protozoaire flagellé du genre spirochète (*spirochæta Obermeieri*), caractérisée par des accès de fièvre, d'une durée moyenne de cinq à six jours, récidivant (rechute, récurrence) après quelques jours de guérison apparente.

Distribution.

La fièvre récurrente est originaire de l'Inde, mais s'est aujourd'hui répandue sur tous les points du globe. Elle forme pourtant des foyers endémiques importants en Russie, en Tunisie, en Egypte, en Indo-Chine, donnant lieu à des formes un peu différentes suivant les régions.

La fièvre récurrente existe à l'état endémique dans l'Afrique du Nord : en *Algérie*, où elle se montre d'une façon plus discrète, par cas isolés ou petites épidémies localisées (1); au *Maroc*, où elle est très disséminée (épidémies de Fez, Casablanca, Marrakech, Mogador, Meknès et Sefrou en 1913); *en Tunisie* surtout, où elle forme des foyers importants alimentés par la Tripolitaine. Conseil a observé, à lui seul, au cours d'épidémies tunisiennes de 1912-1913, 160 cas de fièvre récurrente.

L'incubation est de deux à huit jours.

Symptômes (2).

La maladie débute soudainement par un frisson intense et prolongé, des courbatures, des maux de tête. La température monte subitement et se maintient élevée, 40, 41°. L'accès dure

____

(1) Plus de 300 cas de fièvre récurrente ont pourtant été traités à l'ambulance d'El-Kettar, à Alger, du 1" mars au 20 juin 1914.

(2) Nous prenons pour type de notre description la fièvre récurrente nord-africaine, telle que l'a étudiée Conseil : « Etude clinique sur 160 cas de fièvre récurrente nord-africaine » (*Archives de l'Institut Pasteur de Tunis*, 1" février 1913).

ainsi de cinq à neuf jours, puis la fièvre tombe brusquement après une sudation abondante et tout semble fini. Après une période de sept à neuf jours, survient la rechute. Ce second accès rappelle le premier, quoique un peu plus court (deux à quatre jours). Une nouvelle période apyrétique lui succède, suivie parfois d'un troisième accès, exceptionnellement d'un quatrième. Il n'existe dans la majorité des cas qu'une rechute.

La durée totale de la maladie est, en moyenne, de vingt jours.

On observe enfin des formes anormales où persiste, entre les deux accès, un état subfébrile et une forme grave avec jaunisse (forme bilieuse).

Étiologie.

L'agent causal du typhus récurrent est un spirille (*spirochæta Obermeieri*) découvert par Obermeier en 1868, qu'il est facile d'observer au microscope dans le sang des malades pendant la période des accès et qui en disparaît dans l'intervalle des rechutes.

Dans l'Afrique du Nord, le spirille de la fièvre récurrente diffère légèrement, par ses propriétés biologiques, du spirille d'Obermeier; on le nomme *spirochæta berbera* (Sergent et Foley).

Les conditions qui favorisent l'apparition du typhus récurrent sont les mêmes que pour le typhus exanthématique : l'encombrement, la misère, la famine, le surmenage des armées en campagne, la malpropreté des locaux et des vêtements.

Les épidémies procèdent comme pour le typhus exanthématique, par poussées. L'affection reste endémique dans certaines contrées (foyers). On a pu, dans certains cas typiques, remarquer qu'elle cheminait de maison à maison, de village à village, par l'intermédiaire d'individus transmetteurs et à la faveur surtout des cohabitations nocturnes, toutes conditions qui s'expliqueront bientôt quand nous traiterons du mode de contagion.

Le maximum de fréquence s'observe au printemps (avril-mai).

Le sang des malades est contagieux et peut, inoculé soit à l'homme, soit au singe, soit à la souris, reproduire l'affection.

Une première atteinte ne confère pas l'immunité.

Mode de contagion. Rôle des parasites.

Le mode principal de contagion du typhus récurrent s'effectue par les parasites. Cette notion, qui domine l'étiologie de la fièvre récurrente comme celle du typhus exanthématique, est de la plus grande importance, car elle précise le danger du contage et, par là même, en réduit l'action. Elle conditionne, en outre, comme nous le verrons bientôt, la prophylaxie de cette affection.

Les punaises furent les premiers parasites incriminés (Tictine, 1897). N'avaient-elles pas, d'ailleurs, été importées des Indes en même temps que la fièvre récurrente au xve siècle?

Nous savons aujourd'hui que le pou joue un rôle bien plus important.

Sergent et Foley, au cours d'une épidémie qui sévit de 1907 à 1909 dans le Sud oranais, furent amenés les premiers à suspecter le pou. Ils réalisèrent, avec cet insecte, l'infection expérimentale de l'homme en affectant à des sujets couchés des couvertures *désinfectées*, sous lesquelles étaient déposés des poux prélevés sur des malades atteints de fièvre récurrente (1).

Des travaux ultérieurs entrepris à l'Institut Pasteur de Tunis ont apporté une contribution nouvelle à cette question.

Nicolle, Blaizot et Conseil (2) ont montré que, chez tous les individus atteints de fièvre récurrente, on pouvait noter la présence de piqûres de parasites, ou le contact avec des gens ou des objets qui en étaient porteurs.

Ils ont prouvé, après Sergent et Foley (1908), que les piqûres de poux infectés demeuraient inoffensives pour le singe et pour l'homme.

Ils ont enfin supposé que l'affection était transmise par l'écrasement de ces insectes, lors du grattage sur une peau excoriée ou sur une muqueuse (conjonctive) (3).

---

(1) Ed. SERGENT et FOLEY (*Bulletin de la Société de Pathologie exotique*, t. I, n° 3, 1908). — *Annales Institut Pasteur*, t. XXIV, mai 1910.

Mackie obtenait en même temps, aux Indes (Bombay), le même résultat.

(2) NICOLLE, BLAIZOT et CONSEIL (*Archives de l'Institut Pasteur de Tunis*, 1er février 1913).

(3) L'hypothèse de Nicolle est basée sur ce fait intéressant, dont la dé-

Ainsi s'éclaire le rôle de l'encombrement, de la malpropreté, des saisons, qui sont celles où se fait la pullulation des parasites.

Le pou est donc l'agent de transmission de la fièvre récurrente comme il est celui du typhus exanthématique.

De plus, Sergent, Foley et Vialatte (1), ont également prouvé, par des observations du plus haut intérêt, que des poux, prélevés sur des individus atteints de fièvre récurrente, pouvaient transmettre le typhus exanthématique. La possibilité, pour le même insecte, de véhiculer en même temps les germes de ces deux affections, non seulement souligne l'importance du rôle des parasites dans l'étiologie des deux maladies infectieuses, mais explique scientifiquement ce fait, déjà bien connu des hygiénistes, que les épidémies de typhus exanthématique se greffent souvent sur celles de fièvre récurrente ou reconnaissent, en tout cas, les mêmes foyers et les mêmes conditions étiologiques.

Prophylaxie.

La prophylaxie de la fièvre récurrente, après ce que nous venons d'apprendre, ne doit pas différer de celle du typhus exanthématique et nous n'avons rien à ajouter aux règles prophylactiques que nous avons précédemment fixées au sujet de cette maladie.

Disons seulement que la fièvre récurrente, pour laquelle nous ne possédions point jusqu'ici de traitement spécifique, bénéficie aujourd'hui de la médication d'Ehrlich que nous appliquons avec succès à toutes les maladies à spirilles : les arsénobenzols, injectés par voie intraveineuse, détruisent dans le sang le spirille de la récurrente comme le tréponème de la syphilis.

---

couverte lui revient, que les spirilles absorbés par un pou, à la suite d'une piqûre, disparaissent très rapidement de ses voies digestives. On en voit apparaître des générations nouvelles, virulentes, une dizaine de jours plus tard, mais seulement dans la cavité lacunaire du parasite.

(1) Ed. Sergent, Foley et Vialatte (Communication à l'Académie des Sciences, 30 mars 1914).

VII. — LE CHOLÉRA.

Le choléra est une maladie transmissible très contagieuse, due à un microbe : le vibrion cholérique de Koch (*fig.* 25).

C'est une des maladies infectieuses les plus anciennement connues.

L'Inde est son foyer d'origine.

Épidémiologie.

Le choléra resta cantonné en Asie jusqu'au xixe siècle, mais à partir de 1817, il envahit l'Europe par poussées successives, donnant lieu à six grandes épidémies. La voie suivie fut tantôt

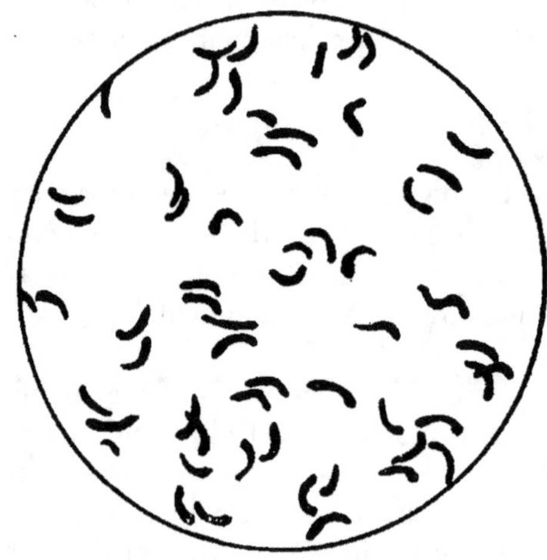

Fig. 25. — Vibrion cholérique (bacille virgule).

la voie de terre, par l'Afghanistan, le Turkestan, la Russie, tantôt la voie maritime, par la Perse, la Turquie d'Asie et les ports méditerranéens, ou directement, depuis 1869, par la mer Rouge et le canal de Suez.

L'Afrique du Nord fut envahie par le choléra au cours de la plupart de ces épidémies.

Nous avons cru utile de grouper dans le tableau ci-joint l'ori-

gine et la marche de ces invasions, moins pour l'intérêt historique qui s'y attache, que pour les enseignements qu'on peut
en retirer touchant les portes d'entrée les plus usitées du fléau
cholérique et ses divers modes de propagation en Algérie, Tunisie et Maroc.

On constatera que l'Algérie est surtout atteinte par un contage importé de Marseille; la Tunisie, par les germes apportés
de Tripolitaine, d'Egypte ou de Syrie par les pèlerins musulmans; le Maroc, enfin, par les échanges maritimes avec l'Espagne. Néanmoins, la propagation du choléra de la Tunisie à
l'Algérie et de l'Algérie au Maroc a été souvent réalisée soit par
les opérations militaires, soit par l'exode des indigènes.

Symptômes.

Le choléra s'annonce généralement, sauf les cas foudroyants,
par une *diarrhée prémonitoire* avec selles fréquentes et aqueu-
ses. A la période d'état, les déjections sont plus abondantes, in-
colores ou blanchâtres, parsemées de mucosités et de débris de
muqueuse intestinale caractéristiques qui leur ont fait donner
le nom de *selles riziformes* (corpuscules analogues à des grains
de riz). On constate des crampes douloureuses de l'estomac et
des membres, une soif ardente, la suppression des urines, le refroidissement des extrémités d'abord puis progressivement du
corps entier (*algidité*). La peau devient froide et violacée, les
yeux se cerclent de noir, les traits sont tirés, l'intelligence s'ob-
nubile, le malade meurt dans le coma. Dans les cas de guérison
survient une période, dite de *réaction*, caractérisée par le ré-
chauffement de la peau et des extrémités, le retour des urines,
le rétablissement assez rapide des fonctions altérées.

Cause déterminante.

Le choléra a pour agent microbien le vibrion cholérique découvert en 1883 par Koch, qui le nomma *komma bacillus*, ou
« bacille virgule », pour rappeler son aspect. C'est en réalité une
bactérie du genre spirille ou vibrion.

Ce microbe se trouve dans l'épaisseur de la muqueuse intestinale des cholériques, mais surtout dans leurs selles où il est
extrêmement abondant. On le rencontre plus rarement dans les
matières vomies.

Tableau indiquant le mode d'invasion de l'Afrique du Nord par le choléra
au cours des grandes épidémies du XIXe siècle.

ÉPIDÉMIES.	MARCHE DE L'ÉPIDÉMIE EUROPÉENNE.	MODE D'INVASION DE L'AFRIQUE DU NORD.		
1re épidémie européenne (1832-1837).	Inde (1817); Perse, Syrie 1830); Russie, Pologne, Allemagne, Ecosse, Angleterre, France par Calais (1832); Portugal (1833); Espagne, Marseille (1834).	Tunisie.	1831. — Par des pèlerins venus de Syrie. 1837. — Par Tripoli. (Il gagne l'Algérie.)	
		Algérie.	1834. — Par Marseille. (Oran, Alger, Constantine.) 1837. — Par Marseille (12e régiment de ligne). (Bône et Constantine.)	
		Maroc.	1834. — Par l'Espagne. (Tanger, Larache, Rabat.) 1835. — Extension à Casablanca, Safi, Mogador, Mazagan, Meknès, Marrakech.	
2e épidémie (1848-1851).	Inde (1841-1842); Perse, Syrie, Russie, Allemagne, Autriche, Hollande, France par les ports de la Manche (1849, 110.000 victimes); Marseille (août 1849).	Algérie.	1849 (octobre). — Par Marseille. (Alger, Oran, Constantine.) Il gagne l'intérieur et jusqu'aux oasis du Sud. Il s'étend à la Tunisie (octobre 1849) et au Maroc (octobre 1850).	
		Tunisie.	1848. — Par Tripoli, venant d'Egypte et de Syrie. 1849. — Par Constantine.	
		Maroc.	1850. — Par l'Algérie. Fez (1851), tout le Maroc (1855).	
3e épidémie (réveil de la 2e) (1852-1855).	Silésie (1851); Pologne (1852); Prusse, Suède et Norwège (1853); Angleterre, France (1853, 143.000 victimes); toute l'Europe (1854); Marseille.	Algérie.	1854 (juillet). — Par Marseille. (Extension aux troupes de Crimée.)	
		Tunisie.	1855-1856. — Par l'Egypte. (Tunis et la côte.) 1859. — Par l'Espagne (Algésiras). (Tétouan (1859). Tan-	

				colonie de Martimprey dans les Beni Snassen (4.000 décès).
4e épidémie (1865).	La Mecque (1865) ; Suez, Egypte, Turquie, Italie, toute l'Europe centrale.	**Algérie.**	1865.	— Par Marseille. Alger (24 septembre 1865), puis la Kabylie et les Oasis, enfin le Maroc (1867).
		Tunisie.	1869.	— Par la Sicile (contrebandiers). (Tunis, Sousse.) S'étend à l'Algérie (Biskra).
		Maroc.	1867.	— Par l'Algérie. (Oran, Tétouan, Tanger (1868), Larache, El-Ksar, Fez, Rabat, Salé, Casablanca, Marrakech, Mogador et tout le Sous.)
		Maroc.	1878.	— Origine inconnue. Eclate à Meknès, puis Fez. Rabat, Casablanca, Mazagan, Marrakech, Safi.
5e épidémie (1883).	Inde (1883) ; Suez, Egypte, France (Toulon et Marseille) (1884) ; Espagne et Italie (1884) ; Autriche (1885).	**Algérie.**	1884.	— Par Marseille. (Bône, Philippeville, Alger, Oran.)
6e épidémie (1892-1895).	Perse (1892) ; Russie, Allemagne, France, Europe centrale (de 1891 à 1895).	**Algérie.**	1893.	— Origine mal connue. Premier foyer : Biskra. S'étend à Alger, mais surtout à toute la province de Constantine. (15.000 cas environ, 6.211 décès chez les indigènes, 120 chez les Européens.)
		Maroc.	1895.	— Par des pèlerins venant de Djeddah. (Tétouan, El-Ksar, Fez, Casablanca, Mazagan.)

Depuis 1895, le choléra n'apparaît dans l'Afrique du Nord que par cas isolés ou petits foyers vite éteints.

En 1911-1912, une petite épidémie, importée de Tripolitaine (guerre italo-turque) sévit en Tunisie et gagna la province de Constantine.

Causes favorisantes.

Les adultes de 20 à 40 ans sont plus particulièrement frappés. Aucune race ne possède l'immunité, mais la race noire, et surtout la race jaune, sont moins atteintes que la race blanche. Les Arabes sont très réceptifs.

Toutes les conditions débilitantes : famine, misère, surmenage, encombrement, etc... prédisposent à cette affection. C'est ce qui explique que, dans les épidémies, les classes pauvres offrent le plus de victimes; les milieux populeux indigènes, répondant à ces conditions, sont plus facilement exposés aux ravages du fléau.

Au même titre agissent l'influence débilitante d'autres maladies existantes, la convalescence, l'alcoolisme.

Les blanchisseurs, les médecins et les infirmiers présentent une morbidité plus grande, en raison des contacts étroits qu'ils ont avec les malades ou les objets leur ayant servi.

Quant aux saisons, il est à remarquer que ce sont les saisons chaudes, principalement l'été, qui sont le plus propices, au moins dans la zone tempérée, à l'éclosion et l'extension des épidémies de choléra.

Modes de contagion.

La contagion s'opère toujours par la voie digestive et suivant un mode unique : l'ingestion de vibrions émanant des déjections de cholériques.

L'affection se transmet directement d'individu à individu, ou indirectement, par l'intermédiaire de l'air, des effets et objets de literie, des aliments, des mouches, de l'eau de boisson.

Transmission direc'e.

Les selles, très fluides et très abondantes des cholériques souillent le malade et le rendent contagieux pour tous ceux qui l'approchent (entourage, médecins, infirmiers), si ceux-ci ne prennent pas des soins extrêmes de propreté. Le transport des germes se fait par l'intermédiaire des mains souillées, portées à la bouche ou manipulant les aliments.

Les cadavres sont contagieux et, par suite, dangereux pour ceux qui les ensevelissent ou pour ceux qui les lavent suivant le rite musulman.

Transmission indirecte.

L'air. — L'air ne joue, dans la transmission du choléra, qu'un rôle très faible qui n'a jamais été bien démontré.

Les effets et objets de literie. — Les vêtements, linges. objets de literie utilisés par les cholériques et souillés par leurs déjections ou leurs vomissements sont contagieux. Si l'exposition au soleil et la dessiccation ne viennent pas détruire les germes infectieux, ces objets peuvent exercer leur contage par un transport à longue distance et à longs délais (dix mois dans un cas exceptionnel constaté à New-York).

Les aliments. — Les aliments peuvent transmettre le vibrion. soit qu'ils aient été manipulés par des mains souillées, soit qu'ils aient été arrosés avec de l'eau infectée ou des matières fécales de cholériques (épandage).

C'est le cas surtout des légumes crus, salades, radis, etc... Une contamination analogue peut se faire par les huîtres.

Les mouches. — Les mouches sont des agents vecteurs très actifs du germe cholérique qu'elles apportent sur les aliments. après l'avoir puisé sur les déjections des malades.

L'eau. — L'eau joue le rôle le plus important dans la dissémination rapide et lointaine des cas de choléra. L'eau est contaminée par les matières fécales émanant de cholériques, les cadavres, le lavage des linges et effets souillés, les infiltrations des fosses d'aisance. Elle transmet la contagion soit par sa propre ingestion (épidémies hydriques, généralement massives), soit par l'ingestion des aliments auxquels elle est mélangée (lait mouillé, tisanes insuffisamment bouillies), ou qu'elle a arrosés (légumes), soit par l'usage d'objets culinaires qu'elle a lavés.

Porteurs de bacilles.

Enfin, des malades atteints de formes légères et ambulatoires de choléra, ou des individus convalescents de cette affection, mais éliminant encore le vibrion dans leurs selles, peuvent transporter au loin le germe cholérique.

Il en est de même de personnes saines en apparence, mais qui ont été en contact avec des cholériques et qui jouissent de la propriété singulière d'héberger en leur tube digestif le vibrion de Koch, sans manifester aucun symptôme morbide. Ce sont les « porteurs sains de germes »; ils jouent, pour le choléra comme pour la fièvre typhoïde et la méningite cérébro-spinale, un rôle, sans doute restreint, mais incontestable et d'autant plus dangereux qu'il passe inaperçu.

Prophylaxie individuelle.

La prophylaxie individuelle s'adresse d'abord au malade dont les déjections, les effets, la literie, les objets usuels doivent être soigneusement désinfectés. La même mesure sera appliquée aux locaux contaminés.

Les personnes qui approchent les cholériques doivent revêtir des effets protecteurs lavables, ne prendre aucune nourriture ni boisson dans le milieu infecté et, quand elles quittent le malade, se laver soigneusement et se désinfecter les mains et le visage.

En temps d'épidémie, il faut s'abstenir de consommer des aliments crus (légumes, radis, salades) ou des mets froids et conservés, sans avoir soumis ces derniers à une nouvelle cuisson; ne boire que de l'eau et du lait bouillis; pas de glace; surveiller le transport et la conservation des aliments, en les préservant des manipulations par des mains douteuses et du contact des mouches (grillages métalliques, garde-manger); organiser dans les maisons la lutte contre ces insectes.

Enfin, mener une vie régulière et saine, éviter le surmenage, les excès de régime ou d'alcool, les refroidissements.

Les règles qui précèdent, soigneusement observées, doivent suffire à préserver de la contagion du choléra, même au sein d'une épidémie. Il est pourtant un dernier moyen protecteur que je ne saurais passer sous silence, c'est la vaccination préventive.

Vaccination.

Le vaccin anticholérique, comme le vaccin antityphoïdique, a fait ses preuves et doit être aujourd'hui considéré comme l'arme préventive la plus puissante que nous possédions à l'égard de cette affection.

Les vaccins le plus employés sont : celui de l'Institut Pasteur de Paris (Salimbéni et d'Hereka), obtenu avec une culture sur gélose chauffée à 60° pendant une heure, et le vaccin de H. Vincent, préparé suivant sa méthode de stérilisation des vaccins par l'éther.

Ce dernier vaccin a été mis en usage, au cours de la guerre dernière, depuis juin 1915, dans l'armée française d'Orient, l'armée italienne et l'armée serbe. 300.000 doses ont été fournies par les laboratoires du Val-de-Grâce.

L'efficacité de l'éthéro-vaccin anticholérique est démontrée par le fait qu'un seul cas de choléra a été signalé parmi les troupes françaises envoyées en Orient.

L'immunité est acquise par une seule injection de 2 centimètres cubes et demi. Les réactions sont très faibles.

Prophylaxie collective.

Les quarantaines pour les ports de mer, les cordons sanitaires pour les frontières terrestres sont des filtres imparfaits, laissant accès aux porteurs de bacilles et n'empêchent pas le transport des germes par les eaux fluviales. Ils ne sont applicables qu'aux grandes épidémies à allure extensive. On a presque généralement renoncé, de nos jours, à leur emploi.

La surveillance étroite des suspects; l'isolement précoce des malades dans des lazarets; la déclaration de tout cas de choléra; la désinfection soigneuse de tout ce qui a pu être contaminé par les déjections cholériques; la lutte contre les immondices dans une cité propre et l'entretien en parfait état de tout ce qui, selon l'expression de Chantemesse constitue « l'intestin d'une ville » : latrines, égouts, etc.; le contrôle sanitaire des denrées alimentaires apportées par les bateaux, les chemins de fer et les caravanes, sont, avec la vaccination, les mesures les plus importantes et les plus efficaces de défense contre le choléra.

Il est encore un danger auquel il faut toujours songer dans l'Afrique du Nord; c'est l'apport des germes cholériques par les hadji à leur retour de La Mecque, berceau des grandes épidémies. L'état sanitaire des postes, villages et villes situés à proximité des frontières de Lybie (Sud tunisien, Sud constantinois) et qui sont le siège d'échanges commerciaux importants, devra être particulièrement surveillé.

Il en sera de même des régions du littoral méditerranéen ou atlantique où se fait le débarquement des pèlerins, bien qu'une surveillance étroite soit déjà exercée, à cet égard, par les services compétents d'hygiène et de la santé.

VIII. — LA PESTE.

La peste est une maladie épidémique dont l'origine remonte à la plus haute antiquité.

Épidémiologie.

Elle a donné lieu à des épidémies meurtrières qui semblent avoir d'abord pris naissance en Egypte, où elle existait deux ou trois siècles avant notre ère. L'Orient fut son berceau dans l'épidémie de peste noire de 1347 qui, l'année suivante, s'étendit au nord de l'Afrique.

Importée du Portugal, elle ravage le Maroc de 1598 à 1607. En 1620 et en 1661, l'Algérie et le Maroc sont de nouveau visités par le fléau. De 1738 à 1741, la régence d'Alger et surtout la province d'Oran lui payent encore un lourd tribut. En 1751, des navires importent la peste de Constantinople à Tunis et à Alger, et, en 1752, au Maroc. Les pèlerins et les commerçants l'apportent encore en 1784 à Tunis, d'où elle gagne l'Algérie (Constantine) et le Maroc (1786). En 1791, c'est Alger qui est infectée par des corsaires venant de Constantinople. En 1794, c'est Oran qui la reçoit de pèlerins venant de La Mecque. En 1799, des hadji contaminent aussi Tanger, où nous retrouvons, en 1804, une nouvelle épidémie qui s'étend à tout le Rif.

Enfin, en 1818, tandis que l'Algérie était décimée par le fléau importé à Bône, Alger et Oran par des pèlerins venus d'Alexandrie, le Maroc entier fut ravagé par une épidémie qui prit naissance à Tanger, causée par des pèlerins venant de La Mecque et embarqués à Alexandrie.

Depuis 1818, la Berbérie n'a plus connu de grande épidémie de peste, mais cette maladie n'a cessé d'y produire des cas isolés, rappelant que le fléau est toujours aux portes de l'Afrique du Nord, prêt à s'y développer dès que faiblit notre défense sanitaire.

C'est au Maroc que la peste sévit dernièrement d'une façon endémique, notamment sur le territoire des Doukkala-Abda, et sur celui de Settat (Oulad-Saïd).

En 1909, quelques cas isolés étaient apparus à l'Oued-Bou-Skoura, à Casablanca, ainsi que dans la région de Médiouna (Oulad-Zian).

En 1910, la garnison de Bou-Znika présente quelques cas de peste apportés par les indigènes de passage.

En 1911, de petits foyers épidémiques se forment chez les Doukkala-Abda, à Sidi-Ali et à Mazagan.

Mais, en 1912, le fléau se généralise chez les Doukkala (épidémie de décembre 1911 à mars 1912) et chez les Oulad-Fredj (février à octobre 1912), atteignant les proportions d'une véritable pandémie qui envahit un territoire de 10.000 kilomètres carrés, peuplé de 200.000 habitants et cause chez les indigènes plus de 14.000 décès.

Au cours de l'été, la peste s'étend encore; on la voit gagner le voisinage de Safi, puis envahir la Chaouïa, s'avancer jusqu'à Settat, les Oulad-bou-Ziri et les Oulad-ben-Daoud (Guicer) pour atteindre, à la fin de l'année, Mediouna, Casablanca, Rabat et Méhédya.

Au début de 1913, la peste est toujours en pleine activité chez les Oulad-Fredj et forme en Chaouïa de nombreux foyers, tandis que chez les Doukkala elle cause encore, dans les six premiers mois de l'année, un millier de victimes.

En octobre 1913, on constatait encore quelques cas isolés à Casablanca et à Rabat, tandis que l'infection faisait son apparition à El-Ksar, au camp espagnol et à Arbaoua.

Depuis, l'épidémie s'est éteinte, mais en se signalant encore, de temps à autre, par des atteintes isolées témoignant de la persistance de certains foyers. C'est ainsi que 29 cas étaient encore signalés à Rabat-Salé, en 1916.

Si la peste peut être considérée, aujourd'hui, comme rare en Tunisie et en Algérie, il faut donc la tenir pour endémique au Maroc et sujette à des retours qui peuvent être meurtriers.

Symptômes.

L'incubation de la peste est de sept à huit jours. Le début est brusque, s'accompagnant de maux de tête violents, d'une faiblesse et d'un accablement intenses, de frissons, de nausées. Du deuxième au quatrième jour, on observe du délire, de l'insomnie, une fièvre élevée qui tombe à l'apparition des bubons.

Les bubons sont des lésions caractéristiques de la peste; ils sont constitués par la tuméfaction des ganglions lymphatiques et se manifestent soit aux aines, soit aux aisselles, quelquefois au cou et à l'angle des mâchoires. Plus rarement, on observe des éruptions disséminées qui rappellent la pustule charbonneuse et que l'on nomme pour cela des charbons. Enfin, la poitrine, le dos, les avant-bras peuvent être le siège de taches noires, hémorragiques, qui ont fait donner à certaines formes de peste, où elles étaient particulièrement abondantes, le nom de « peste noire » (épidémie de 1847).

Les lésions pulmonaires ne sont pas rares; elles dominent la scène dans la variété de peste qui constitue la *forme pneumonique*, par opposition à la *forme bubonique*, la plus fréquente. La durée moyenne de la maladie est de huit jours. Dans les cas de guérison, la convalescence s'établit assez vite; une première atteinte semble assurer l'immunité.

La mortalité est élevée (60 à 90 p. 100 des cas).

Étiologie. — Cause déterminante.

L'agent causal de la peste est un coccobacille découvert par Yersin en 1894 (*fig.* 26). Ce microbe se trouve dans le sang des pestiférés, dans leur rate, dans les bubons et les phlyctènes dites

« charbons », dans les crachats de la forme pneumonique. Très virulent, il reproduit la maladie par inoculation à l'homme et à certains animaux (singes, lapins, rats) (1).

Causes favorisantes.

La race, l'âge, le sexe paraissent sans influence bien précise. Les marins, les débardeurs, les portefaix qui manipulent et entreposent les sacs de céréales débarqués des bateaux, sont souvent contaminés dans les ports; nous en verrons l'explication dans le rôle joué par les rats.

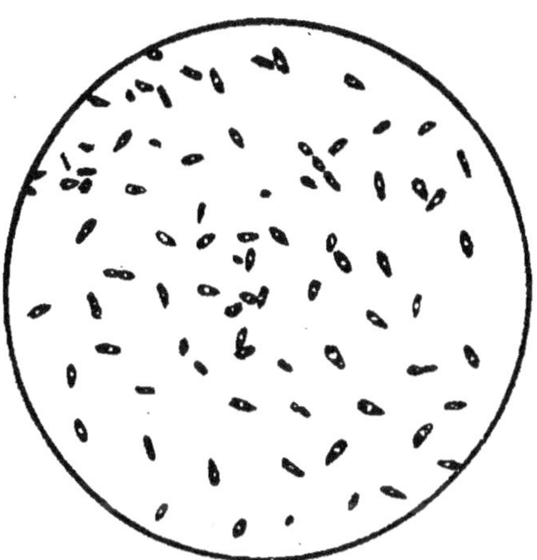

Fig. 26. — Bacille de Yersin.

Les médecins, les infirmiers, les blanchisseurs sont, on le devine, plus fréquemment frappés.

Enfin, les milieux misérables où règnent la famine, l'encombrement, la malpropreté, sont les premiers visités par le fléau.

---

(1) L'épidémie récente des Oulad-Fredj (Maroc) a montré que les animaux domestiques étaient susceptibles de prendre la peste. Cette maladie a pu être bactériologiquement observée chez le chameau, le mouton, le mulet, le chat, probablement le chien. [SACQUÉPÉE et GARCIN : « La peste des Oulad-Fredj » (*Archives de Médecine et de Pharmacie militaires*, décembre 1913).]

Modes de contagion.

Le sang, les crachats, la sérosité des bubons pesteux, renfermant le cocco-bacille de Yersin, sont contagieux et peuvent contaminer soit par le contact direct avec le malade ou son cadavre, soit par l'intermédiaire des effets et des linges lui appartenant. Les particules liquides expulsées, lors de la toux, par le pestiféré, dans le cas de pneumonie pesteuse, sont également dangereux et peuvent transmettre le germe à son entourage.

Mais nous savons, aujourd'hui, que le rat est l'agent de transmission le plus actif de la peste, soit qu'il agisse par l'intermédiaire des puces qui, après avoir piqué l'animal infecté, inoculent la peste à l'homme (Simond), soit que, déjà atteints, ils viennent souiller les objets usuels : linges, papiers, vieux chiffons, sacs de céréales, grains de blé ou de riz. Toute épidémie de peste est, en effet, ainsi que nous l'avons dit, précédée de peu par une épizootie murine.

Il est juste d'ajouter que le rôle du rat n'est pas toujours absolu. Dans les milieux indigènes, où les puces sont, par centaines, les hôtes habituels de la tente ou de la maison, le transport de ces parasites infectés n'exige pas toujours l'intermédiaire d'un animal et s'opère souvent, même à de grandes distances, par les individus qui en sont porteurs, par les vêtements et les ballots. Il y a aussi l'influence des porteurs de germes, des vêtements souillés par les malades et de l'infection du sol.

Prophylaxie.

La destruction des rats sera la première mesure prophylactique à mettre en œuvre. Nous l'avons déjà étudiée en détail; ajoutons seulement qu'on devra surveiller, en temps d'épidémie, les maladies survenant chez les animaux domestiques.

On pratiquera, en outre, l'isolement des malades, la désinfection des locaux contaminés, des effets, de la literie, des objets usuels, la sulfuration ou la combustion des noualas, l'arrosage des tentes infectées avec une solution de formol à 10 pour 100.

Ceux qui approchent les pestiférés se défendront, à l'aide des précautions déjà indiquées, contre les insectes et leur piqûre (huile iodoformée). Dans les cas de peste pneumonique, les médecins et les infirmiers pourront revêtir des masques ou en faire revêtir aux malades.

Les objets inutiles ou sans valeur encombrant les logis infectés seront brûlés. Les douars pourront, au besoin, être déplacés en masse et les emplacements embrasés. Toutes les mesures d'isolement, de surveillance et de désinfection que nous avons proposé d'appliquer, en cas d'épidémie de typhus exanthématique, aux individus et aux collectivités trouvent ici leur place.

Enfin, en temps d'épidémie, une excellente mesure consistera à recourir à la vaccination ou à la sérothérapie préventive, utilisant les vaccins d'Haffkine ou de Besredka et le sérum de Yersin. Le vaccin d'Haffkine, qui s'emploie à la dose de 2 ou 3 centimètres cubes, confère une immunité de plusieurs mois, mais cette immunité ne s'acquiert que lentement; par contre, le sérum de Yersin donne une immunité presque immédiate mais de peu de durée. On se trouvera bien de combiner les deux méthodes et d'injecter simultanément 10 centimètres cubes de sérum et 1 centimètre cube de vaccin. Cette séro-vaccination, qui réunit les avantages des deux procédés, s'est montrée parfaitement efficace au cours de l'épidémie marocaine des Oulad-Fredj.

Restent les règles générales de prophylaxie collective et internationale : contrôle sanitaire, visite médicale des navires, mise en observation des suspects, isolement des malades et des agglomérations infectées, suivi de désinfection complète, toutes mesures que nous avons signalées à propos du choléra et sur lesquelles il est superflu de revenir.

Nous devons enfin signaler les services rendus, au Maroc, par les groupes sanitaires mobiles qui ont parcouru toutes les régions infestées, dépistant les nouveaux foyers et les cas méconnus, faisant des enquêtes épidémiologiques, instituant sur-le-champ les mesures prophylactiques. C'est à leur action, sans nul doute, en même temps qu'à l'initiative et à la vigilance de la Direction générale du Service de santé que le Maroc a dû l'extinction d'un fléau qui menaçait de l'envahir tout entier.

IX. — LA DYSENTERIE.

Symptômes.

La dysenterie est une maladie infectieuse due à des germes multiples, mais localisant leur action sur le gros intestin et qui se traduit par des douleurs abdominales, une sensation pénible de constriction et de tension de la région anale avec envies fréquentes d'aller à la garde-robe (ténesme), l'émission de selles fréquentes, pouvant atteindre le nombre de soixante, quatrevingts, cent selles par vingt-quatre heures et d'un aspect ca-

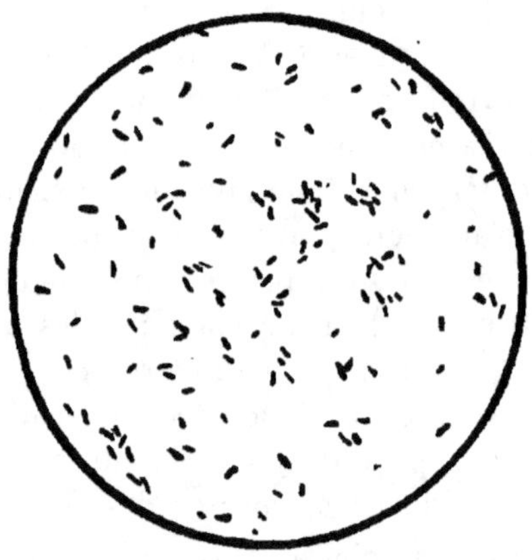

Fig. 27. — Bacille dysentérique de Chantemesse et Widal.

ractéristique. Les selles dysentériques sont, en effet, constituées par un liquide séreux accompagné de placards glaireux, muqueux (frai de grenouille, raclure de boyau) et plus ou moins sanguinolents. L'état général est fortement atteint; il existe souvent de la fièvre, des vomissements, de la prostration, une cachexie marquée, un état cholériforme.

La dysenterie n'est pas une; on en reconnaît deux formes principales qui méritent d'être différenciées, au point de vue non seulement de leurs symptômes, mais encore de leur étiologie. Ce sont : la dysenterie amibienne et la dysenterie bacillaire.

Dysenterie amibienne.

La dysenterie amibienne reconnaît pour germe une amibe qui se développe dans le gros intestin : *amœba dysenteriæ, histolytica* (Lœsch-Schaudinn).

Elle est surtout endémique dans les pays chauds; c'est le type de la dysenterie *coloniale*. Mais, si elle est fréquente chez les rapatriés des régions tropicales (Indo-Chine, Tonkin, Sénégal), elle se propage très bien chez des individus vivant dans la métropole et dans l'Afrique du Nord.

Le début est insidieux, sa marche est lente avec tendance rapide à la chronicité. Pas ou peu de fièvre, mais les récidives sont de règle. Une de ses complications est l'abcès du foie.

Dysenterie bacillaire.

La dysenterie bacillaire est causée par un bacille découvert à Alger, par Chantemesse et Widal (fig. 27). Contrairement à la précédente, qui sévit à l'état endémique et donne lieu à des atteintes souvent isolées, la dysenterie bacillaire, qui affectionne les pays tempérés (midi de la France), ou prétropicaux (Afrique du Nord), est très contagieuse et procède par épidémies.

Son début est brusque, sa marche aiguë; elle s'accompagne de fièvre et de réactions générales intenses. Elle est de courte durée (dix jours à deux ou trois semaines au maximum). La guérison est généralement définitive. Les récidives sont rares. Elle ne se complique jamais d'abcès du foie.

La dysenterie est une affection grave, mais dont la mortalité, autrefois très élevée (elle causait en Algérie, au début de notre campagne, la moitié des décès, les 5/8es à Tlemcen), est aujourd'hui considérablement abaissée par l'emploi de deux médications spécifiques : le sérum antidysentérique de Dopter, pour la dysenterie bacillaire, les injections de chlorhydrate d'émétine (Roggers) pour la dysenterie amibienne.

Étiologie.

Nous avons dit que l'*amœba dysenteriæ* et le bacille de Chantemesse et Widal étaient les deux germes pathogènes de la dysenterie.

Les causes favorisantes sont :

La chaleur : la dysenterie affectionne les climats chauds, mais les variations de température, les pluies, les brusques refroidissements de l'atmosphère ont une action indéniable sur la production des épidémies.

L'âge : les jeunes gens sont moins atteints que les adultes.

Aucune race ne possède l'immunité naturelle vis-à-vis de cette maladie. La race arabe est très réceptive.

Les troupes en campagne sont souvent décimées par la dysenterie (1). La fatigue, le surmenage, l'alimentation défectueuse ou insuffisante, la vie sous la tente, l'encombrement, la misère, sont, en effet, les facteurs importants dont l'influence a été mise souvent en évidence.

L'eau de boisson joue, enfin, un rôle certain, non seulement en raison de sa pollution possible par les germes spécifiques de l'affection, amibes et bacilles, mais encore par l'effet, irritant pour l'intestin, des substances qu'elle peut contenir en excès, chlorures, magnésie, ainsi que par les germes saprophytes qu'elle peut introduire dans l'organisme et qui favorisent la production des microbes spécifiques.

Modes de contagion.

Amibes et bacilles dysentériques sont éliminés en abondance par les selles des malades, et les germes ainsi mis en liberté se conservent longtemps dans le sol humide (quarante-neuf jours d'après Vincent) et dans l'eau. Le bacille ne vit que quelques jours dans ce dernier milieu, mais l'amibe s'y multiplie.

Ce sont donc les *déjections dysentériques* qui transmettent la

---

(1) Les régions du Maroc les plus endémiquement infestées par la dysenterie sont, en effet, celles qui ont été suivies par nos troupes en 1911-1912, Rabat, Tiflet, Meknès, Fez, Souk-el-Arba de Tissa.

maladie, soit directement par contact du malade, soit indirectement par les vêtements, la literie, les objets usuels, les locaux qui ont été souillés.

Les matières fécales déposées sur le sol ou enfouies peu profondément sont susceptibles d'être réduites en poussière, soulevées par le vent, emportées par la marche, et de disséminer ainsi l'affection dans tout un camp ou un village.

L'eau, enfin, peut être contaminée par les déjections, le lavage des linges souillés, les infiltrations des fosses d'aisance et des feuillées. La dysenterie bacillaire est rarement propagée par l'eau, où le bacille de Chantemesse et Widal vit peu longtemps, mais la contagion hydrique est fréquente dans la dysenterie amibienne.

Les aliments, surtout les légumes, peuvent être infectés par l'eau ainsi polluée (épandage).

Quant aux *insectes*, surtout les mouches, ils jouent dans le transfert des germes infectieux un rôle important sur lequel nous avons déjà insisté.

Prophylaxie.

1° Isolement des malades. Surveillance des suspects (diarrhées simples et muqueuses), des convalescents (porteurs de germes).

2° Désinfection des selles, des vases à déjections, des vêtements, du linge, de la literie, des objets ayant appartenu aux malades, des locaux enfin.

3° Lutte contre les mouches. Protection des aliments contre ces insectes et mise à l'abri des déjections.

4° Propreté rigoureuse pour l'entourage du dysentérique et lavages antiseptiques des mains.

5° Surveillance étroite des eaux de boisson. Ebullition ou filtration de ces eaux avant leur consommation.

6° Assainissement du sol dans les localités infectées. Nettoyage des rues. Surveillance des égouts. Désinfection des latrines.

7° Abstention d'aliments indigestes : légumes verts et fruits. Cuisson des légumes.

8° Précautions hygiéniques, mise en garde contre les refroidissements. Port d'une ceinture de flanelle et de sous-vêtements chauds.

9° Adoption de mesures générales tendant à augmenter le bien-être des populations et la salubrité des logements.

X. — VARIOLE.

La variole est une maladie éruptive inoculable, contagieuse, pouvant se propager sous forme d'épidémies et régnant, aujourd'hui encore, à l'état endémique dans les populations de l'Afrique du Nord, où l'extension de la vaccine rend pourtant ses atteintes de moins en moins nombreuses.

Description.

L'incubation de la variole est de huit à douze jours (1). L'affection s'annonce brusquement par une fièvre élevée accompagnée de frissons, de vomissements, de douleurs lombaires; puis, vers le troisième jour, apparaît une éruption caractéristique débutant par la face et se généralisant en trente-six heures.

Cette éruption est d'abord constituée par des taches rosées (macules) qui deviennent saillantes (papules) et se remplissent d'une sérosité (vésicules) bientôt transformée en pus (pustules). La pustule, arrivée à maturité, se présente sous la forme d'un bouton blanc verdâtre déprimé au centre et entouré d'une aréole inflammatoire. Les pustules suppurent puis se dessèchent et se recouvrent d'une croûte épaisse, très lente à s'éliminer (quinze à vingt jours).

Dans les cas bénins, l'éruption est discrète; elle est confluente dans les cas graves, avec parfois une tendance à l'hémorragie (variole hémorragique).

---

(1) Huit à neuf jours pour la variole inoculée.

Les phénomènes généraux qui, dans le cas de guérison, s'amendent avec l'éruption, s'aggravent dans les cas mortels, entraînant des lésions cardiaques et broncho-pulmonaires. L'œdème de la glotte avec asphyxie consécutive, la panophtalmie suivie de cécité sont encore des complications redoutables de cette affection.

Il existe, par contre, des formes très atténuées qu'on désigne sous le nom de varioloïdes.

Une première atteinte confère généralement l'immunité.

Mode de contagion.

La variole, dont le germe microbien nous est encore inconnu, se transmet par le pus des pustules et par les croûtes, même desséchées, des varioleux.

La contagion s'opère donc soit directement par contact immédiat avec les malades, soit indirectement par l'intermédiaire de leurs linges, de leurs vêtements, de leurs objets usuels. Les locaux contaminés sont contagieux. Les mouches exercent aussi un rôle important dans le transfert du germe pathogène.

Dans les milieux populeux, notamment les milieux indigènes, la dissémination de la variole est facilitée par le manque d'hygiène, le famélisme, l'encombrement, par les échanges commerciaux, la promiscuité dans les lieux de réunion et de pèlerinage, l'abondance des parasites et des mouches, l'absence d'isolement et de désinfection.

La maladie est aggravée par certaines circonstances : l'enfance et la vieillesse, l'alcoolisme, la grossesse et l'état puerpéral.

Prophylaxie.

La mesure prophylactique essentielle de la variole est la *vaccination*.

Avant la découverte de la vaccine, on usait de la *variolisation*, méthode qui consistait à inoculer à un individu sain le pus ou les croûtes pustuleuses prélevés sur des malades atteints de formes de variole bénignes, ou varioloïdes. Ce procédé, qui tend à disparaître de jour en jour, est cependant encore utilisé par les Arabes, qui longtemps le préférèrent à la vaccination. Il est dangereux, du fait que la variole expérimentalement obtenue, loin d'avoir toujours la bénignité recherchée, est parfois fort grave et même mortelle.

La *vaccination* consiste à inoculer à l'homme une affection qui existe à l'état naturel chez la vache, sous le nom de *cowpox* (1), et qu'on tend à considérer aujourd'hui non comme une maladie spéciale, ainsi que le croyait Jenner, mais comme une forme de variole atténuée par plusieurs passages du virus dans l'organisme des bovidés.

D'abord inoculée de bras à bras, la vaccine est aujourd'hui uniquement empruntée à l'animal. Les centres vaccinogènes préparent le vaccin en broyant avec de la glycérine la pulpe, extraite par râclage, des pustules expérimentalement produites chez des génisses.

Dans l'Afrique du Nord, le vaccin antivariolique est préparé par les centres vaccinogènes des Instituts Pasteurs de Tunis, d'Alger et de Tanger; le centre vaccinogène militaire de l'hôpital Maillot à Alger, l'Institut vaccinogène de Rabat.

Pratique de la vaccination dans l'Afrique du Nord.

La vaccination s'est répandue dans toute l'Algérie-Tunisie, non seulement dans les régions du Tell où cette mesure d'hygiène, devenue obligatoire, s'est généralisée, mais même dans les territoires du Sud, où elle est pratiquée par les médecins de colonisation et les médecins militaires des Affaires indigènes, au cours de tournées de vaccination. Aussi, dans ces pays, la variole devient-elle de plus en plus rare.

Il n'en était pas de même au Maroc, où la vaccination est depuis peu effectuée dans les tribus et où l'on constatait, récemment encore, des épidémies meurtrières décimant des régions entières. La grande activité avec laquelle ont été poussées les vaccinations a provoqué la quasi-disparition du fléau. 172 cas

---

(1) On avait depuis longtemps remarqué, en Angleterre, que les laitières ayant pris le « cowpox » en trayant les vaches ne pouvaient contracter la variole. Partant de ce principe, un fermier du Glocestershire avait, en 1774, inoculé le cowpox à sa famille. Jenner s'empara de ce procédé et le répandit sous le nom de vaccine (1796).

seulement ont été relevés par les médecins de l'Assistance en 1916.

Au cours de la même année, 142.000 vaccinations ont été pratiquées au Maroc.

Les indigènes de l'Afrique du Nord qui d'abord se sont dérobés en foule à cette pratique, croyant qu'elle avait pour but de marquer leurs enfants pour la conscription, se sont laissés peu à peu convaincre de ses bienfaits.

Aujourd'hui, le médecin vaccinateur parvient à immuniser en masse des régions autrefois rebelles à ce moyen prophylactique. Il doit, pour cela, agir avec douceur, avec discrétion, surtout à l'égard des femmes musulmanes; et être soutenu par l'autorité, à la fois prudente et ferme, du commandement militaire.

Conditions spéciales au vaccin employé dans l'Afrique du Nord.

Il faut néanmoins être prévenu de deux causes d'échec relevées contre la pratique de la vaccination dans l'Afrique du Nord. La première consiste dans l'altération du virus vaccinal par la chaleur, altération rendue d'autant plus facile par la lenteur des communications dans le Sud et la difficulté de protéger contre les ardeurs du soleil les tubes de pulpe vaccinale emportés dans les tournées en tribu (1).

D'où la nécessité d'utiliser du vaccin aussi frais que possible et d'effectuer des tournées de vaccination en hiver et au printemps de préférence. Ces saisons sont d'ailleurs plus favorisées, du fait que les populations nomades sont rassemblées en tribu à cette époque de l'année, n'ayant pas encore été disséminées par les migrations commerciales et les travaux des champs.

La seconde cause d'insuccès tient à l'abréviation de la durée d'immunisation dans les pays chauds.

La durée de la préservation conférée par le vaccin est variable. On cite des cas où elle n'a été que de six ans, mais elle est généralement, en France, bien supérieure à ces chiffres. La loi

---

(1) Pour parer à cet inconvénient, certains instituts vaccinogènes expédient la pulpe vaccinale dans un double tube de verre, enveloppé de coton hydrophile humidifié.

sanitaire de 1902 ne rend la revaccination obligatoire qu'au cours de la onzième année.

Chez les nègres, cette durée est très réduite, trois ans environ; chez les indigènes de l'Afrique du Nord, elle ne dépasse guère quatre ans. C'est donc tous les quatre ans qu'il faudra pratiquer les revaccinations.

Autres mesures prophylactiques.

La vaccination est, sans contredit, la base de la prophylaxie antivariolique.

Tout cas de variole, même isolé, devra pourtant entraîner l'exécution immédiate des mesures suivantes :

1° Isoler le malade non seulement pendant la période d'état de la maladie, mais pendant la convalescence;

2° Ne rendre la liberté au varioleux qu'après chute complète des croûtes et après l'avoir baigné et désinfecté;

3° N'admettre auprès de lui, même comme infirmiers, que des individus variolés ou revaccinés depuis peu;

4° Désinfecter soigneusement vêtements, linges, literie, locaux. Brûler les objets inutiles, les pansements souillés;.

5° Enfin, revacciner l'entourage, le personnel infirmier, les habitants du douar, du village et, si possible, de la tribu où ont été signalés des cas de variole.

XI. — LÈPRE.

Fréquence et répartition.

La lèpre est une maladie infectieuse se propageant par contagion. Observée autrefois sous forme d'épidémies, elle est aujourd'hui plus rare, au moins en Europe, où elle ne se montre guère que par cas sporadiques ou par petits foyers (1).

---

(1) On estime, par contre, à 100.000 le nombre des lépreux de l'Inde anglaise. Il en existe plus de 25.000 au Japon et de 15.000 en Indo-Chine.

En Tunisie, la lèpre existe toujours, entretenue par les foyers indigènes de l'intérieur ou les importations des pays contaminés comme la Sicile, la Sardaigne, l'île de Malte, l'Italie, la Tripolitaine.

En Algérie, on la rencontre, dans les ports, chez des sujets d'origine espagnole ou maltaise et, dans l'intérieur, chez les indigènes. Les principaux foyers sont : la Kabylie, les régions de Tlemcen, El-Aricha, M'Sila, Bougie, Constantine et Biskra.

Au Maroc, elle constitue encore certains foyers (42 cas en 1916 dans les territoires de Settat et Ben-Ahmed). Les lépreux vivent à l'écart dans leurs tribus, ou parfois même forment un douar (Oulad-Saïd).

Bien que l'on confonde souvent avec la lèpre des lésions cutanées tuberculeuses ou syphilitiques, il faut reconnaître que cette affection est loin d'avoir entièrement disparu de l'Afrique septentrionale.

Description.

La lèpre est une maladie à évolution très lente, huit ou dix ans en moyenne. L'incubation elle-même est longue, deux à cinq ans en général. Le début, insidieux, est toujours méconnu. Après une période prodomique caractérisée par des accès de fièvre intermittente, des courbatures, des maux de tête, de la sécheresse de la peau, l'affection s'établit sous une des deux formes suivantes :

1° *Lèpre tubéreuse*. — Apparition de larges taches rouges ou décolorées (macules), qui se transforment en nodosités (tubercules) siégeant surtout à la face qu'elles défigurent. Le malade perd ses sourcils et prend un masque caractéristique, dit facies léonin, qui le rend méconnaissable. Les membres sont aussi atteints. Les tubercules peuvent s'ulcérer. Les viscères finissent par être envahis et l'état général s'aggrave. La mort survient dans le marasme ou du fait d'une complication : pneumonie, pleurésie, tuberculose.

2° *Forme nerveuse* ou anesthésique. —- Elle commence aussi par des macules. Les nerfs sont ensuite atteints. Il existe alors sur la peau des zones d'insensibilité traduisant le début des névrites, qui se signalent ensuite par des névralgies très doulourcuses, de l'atrophie musculaire, des paralysies. Les extrémités, phalanges, mains, se sphacèlent et peuvent s'amputer spontanément.

La durée de la lèpre anesthésique est plus longue que celle de la lèpre tubéreuse.

Il existe enfin des formes mixtes réunissant les deux types précédents.

Étiologie.

La lèpre est due à un microbe découvert en 1868 par Hansen (*fig.* 28). C'est un bacille ressemblant beaucoup au bacille de la tuberculose. On le trouve dans les tissus infiltrés par les macules et les tubercules lépreux, dans les viscères, sur les tubercules ulcérés, dans les mucosités buccales et la salive des malades; il peut circuler dans le sang des lépreux.

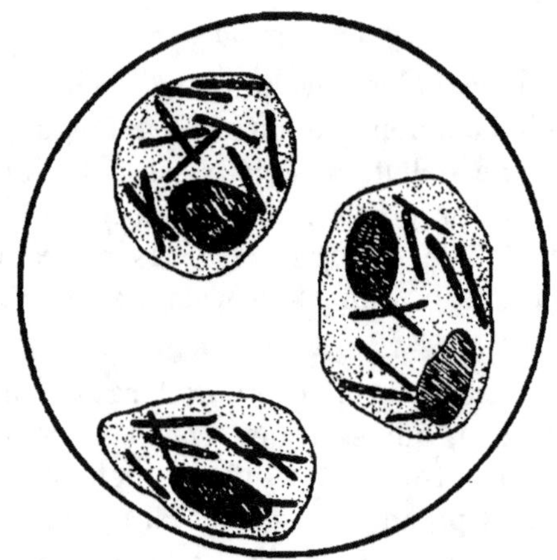

Fig. 28. — Bacille de Hansen dans des cellules lépreuses.

Le bacille de Hansen est peu vivace en dehors des tissus vivants. On n'est pas arrivé à le cultiver et à l'inoculer d'une façon absolument démonstrative (Marchoux) (1).

---

(1) Marchoux : « La lèpre » (*Revue d'Hygiène et de police sanitaire,* 20 août 1913).

Mode de contagion.

On a invoqué à tort l'influence de l'hérédité (Danielssen), la transmission par les poissons mangés crus ou insuffisamment cuits (Hutchinson). Il est possible que la piqûre des moustiques, des punaises, des poux, du sarcopte, de la gale, le transfert par les mouches jouent un certain rôle, mais il semble acquis aujourd'hui que la contagion se fait le plus généralement d'homme à homme.

Le lépreux répand, en effet, les bacilles autour de lui par les suppurations et les ulcères dont il est souvent porteur, par les mucosités bucco-nasales, par les particules de salive qu'il émet en parlant; c'est donc le contact direct avec le malade ou le contact avec ses effets, les linges et objets souillés par lui, qui transmet la lèpre.

Prophylaxie.

L'isolement est, évidemment, la mesure prophylactique tout indiquée vis-à-vis des lépreux. Mais il répugne, à notre époque, de l'appliquer avec la rigueur qu'elle revêtait autrefois, lors des grandes épidémies du moyen âge et qu'elle affecterait encore en certains points du Maroc (1). Nous jugerions inhumain d'isoler nos semblables dans des léproseries pour une durée qui dépasse souvent dix années, de leur imposer un costume spécial et de les contraindre à agiter une sonnette dans le but d'éloigner les passants.

Nous ne saurions davantage accepter les mesures draconiennes édictées de nos jours en Allemagne et trop sévères pour être observées, mais les bases de la prophylaxie norvégienne nous paraissent tout à fait judicieuses.

Il conviendrait donc d'isoler les lépreux sinon dans les milieux hospitaliers, au moins dans leur famille, d'exiger que leurs vêtements et leurs linges ne fussent pas confondus avec ceux des leurs, qu'ils fussent lavés sur place par leurs propres soins et,

---

(1) L. Raynaud : « Etude sur l'Hygiène et la Médecine au Maroc », 1902.

si possible, soumis à l'ébullition, que le matériel ayant servi au pansement des plaies et des ulcères fût brûlé.

Enfin, l'entourage des lépreux doit être averti des dangers de contagion qu'il court. Ceux qui donnent leurs soins à ces malades doivent revêtir des effets spéciaux, lavables, et désinfecter leurs mains après tout contact avec le lépreux.

XII. — LA RAGE.

La rage est une maladie infectieuse dont le microbe ne nous est pas encore connu. Elle se développe, chez l'homme, à la suite de morsures faites par des animaux enragés : chiens le plus souvent, chats, loups, renards, chevaux, porcs, chacals.

Le virus rabique est contenu dans la bave des animaux atteints de rage; ce virus est inoculé soit par la plaie causée par une morsure, soit au niveau d'une solution de continuité existant à la surface de la peau. La salive et les glandes salivaires ne sont pas seules à contenir le virus rabique; celui-ci existe dans tout le système nerveux des animaux ou des individus atteints de rage : cerveau, bulbe, moelle et nerfs (1). C'est, en effet, sur les centres nerveux que semble se localiser l'action toxique du micro-organisme inconnu, ainsi que le prouvent d'ailleurs les symptômes mêmes de la rage à ses diverses périodes : mélancolie, hyperesthésie des sens, hydrophobie, fureur, convulsions, paralysie des muscles du pharynx et du larynx aboutissant à la mort.

L'incubation de la rage a une durée fort variable. On a vu la rage éclater, dans certains cas suraigus, huit ou dix jours après la morsure. Il est, par contre, arrivé de ne la voir se déclarer que six mois ou un an plus tard. La durée moyenne de l'incubation est de quarante jours.

---

(1) Cette notion est utilisée dans les cas douteux, comme un moyen de diagnostic *post mortem* de la rage.

Le bulbe rachidien d'un animal abattu ou d'une personne morte dans des circonstances suspectes est virulent pour les animaux auxquels on l'inocule, si le sujet était réellement atteint de rage.

Celle-ci est moins longue chez l'enfant que chez l'adulte; elle est également abrégée pour les blessures multiples et profondes et surtout pour les blessures de la face.

La rage était, jusqu'à la mémorable découverte de Pasteur, une des maladies les plus redoutées.

Toute rage déclarée est, en effet, mortelle.

Or, avant le traitement pasteurien, la mortalité pour morsures par animaux enragés était de 30 p. 100 environ. Elle est aujourd'hui tombée, avec ce traitement, à moins de 1 p. 200.

Le traitement antirabique de Pasteur consiste à inoculer chaque jour, pendant un certain temps, aux individus mordus, un extrait de moelle de lapin expérimentalement enragé et dont la virulence a été atténuée par dessiccation.

La virulence, très faible pour les premières moelles injectées, est rendue progressivement croissante.

Le traitement, tel qu'il est pratiqué, par exemple, à l'Institut Pasteur d'Alger, s'opère en quatorze, dix-huit ou vingt-quatre jours, suivant la gravité des cas. On débute par l'injection de moelles peu virulentes (sept à huit jours de dessiccation) et l'on pratique plusieurs séries d'injections avec des moelles de cinq, quatre, trois et deux jours de dessiccation.

Le malade se trouve, de la sorte, immunisé déjà contre la rage au moment où se termine la période d'incubation et où devraient, par conséquent, éclater les premiers symptômes du mal.

Grâce à cette méthode, qui peut être considérée comme une des découvertes les plus bienfaisantes de la médecine moderne, la mortalité des personnes mordues par des animaux atteints ou suspects de rage est tombée à 0,30 ou 0,40 p. 100.

Prophylaxie.

Les morsures par animaux enragés sont fréquentes dans l'Afrique du Nord, beaucoup trop fréquentes, dirons-nous, car l'application rigoureuse des règlements relatifs à la police sanitaire des chiens devrait, sinon faire disparaître, au moins réduire au minimum les cas de contagion rabique.

Or, il est loin d'en être ainsi.

En 1913 seulement, 1.207 personnes ont subi le traitement antirabique à l'Institut Pasteur d'Alger, dont 420 pour le département d'Alger, 224 pour le département de Constantine, 337 pour Oran, 226 pour le Maroc.

On comptait en tout 1.005 civils et 202 militaires. La mortalité a été de 0,41 p. 100.

La première des mesures de prophylaxie collective consiste donc à exercer une surveillance attentive sur les chiens errants, à les arrêter et à les abattre, quand ils ne sont pas réclamés. Les animaux mordus par un chien enragé doivent être immédiatement sacrifiés; il doit en être de même des animaux suspects de rage; ces derniers peuvent être cependant mis en observation et examinés par un vétérinaire.

Les animaux présumés enragés pour avoir causé des morsures, et abattus pour ce fait, doivent être autopsiés; si l'autopsie ne fournit que des résultats douteux, il y a lieu de prélever le bulbe rachidien de l'animal et de l'expédier à l'Institut Pasteur le plus voisin.

Enfin, la personne mordue doit être elle-même dirigée sur l'Institut Pasteur le plus proche dans les plus brefs délais, le traitement ayant d'autant plus de chances d'aboutir qu'il est entrepris d'une façon plus précoce.

On aura, au préalable, lavé et désinfecté les blessures aussitôt après la morsure et, après un large badigeonnage à la teinture d'iode, on les aura recouvertes d'un pansement comme s'il s'agissait d'une plaie infectée.

Il sera, enfin, toujours utile de fournir un bref rapport mentionnant les circonstances dans lesquelles la personne a été mordue, les détails recueillis sur l'animal mordeur ainsi que les résultats de l'autopsie quand ce dernier a pu être abattu (1).

Rappelons aussi que le traitement antirabique est donné dans les Instituts Pasteur : d'Alger, pour l'Algérie; de Tunis, pour la

---

(1) L'envoi de ces renseignements est réglementaire dans l'armée (Notice n° 37 annexée au Règlement sur le service de santé, B. O., É. M., vol. 83). Le rapport est adressé par le chef de corps au directeur du Service de santé du XIXᵉ corps d'armée (Alger) ou de la division d'occupation (Tunis) qui est en même temps avisé télégraphiquement de la mise en route du militaire. Ce dernier est, en effet, dirigé d'urgence sur l'hôpital militaire Maillot (Alger) ou du Belvédère (Tunis) aux fins de traitement antirabique.

Tunisie et les militaires d'Algérie tenant garnison à l'est de Souk-Ahras; à l'Institut antirabique de *Rabat*, pour le Maroc.

Il existe, en outre, un institut Pasteur dans la ville internationale de Tanger.

XIII. — LA FIÈVRE DES PHLÉBOTOMES.

Il existe, sur le littoral méditerranéen, et notamment en Algérie où on la rencontre dans certaines oasis du Sud, telles que Biskra, Beni-Ounif de Figuig, une petite mouche de 2 à 5 millimètres de longueur, ayant l'aspect d'un minuscule papillon de nuit en raison des poils qui revêtent son corps et ses ailes. On l'appelle *phlébotome* (*pappataci*, à Venise; *sandflies* ou mouche de sable, à Malte).

C'est un diptère macrocère de la famille des *psycholidæ*. On en connaît plusieurs espèces, dont le *phlebotomus papatisii* est la plus répandue en Algérie. On ne rencontre les phlébotomes qu'au voisinage des lieux habités, dans les coins sombres des maisons, dans les fissures des boiseries et des murs, sur les tentures; leurs larves vivent dans les matières excrémentielles, sur les parois et aux orifices des égouts.

Leur vol est sautillant, silencieux. Les femelles piquent pendant le jour et la nuit.

Ces diptères sont intéressants à plusieurs points de vue.

Leur piqûre est très douloureuse et donne lieu à une éruption papuleuse caractéristique, qui persiste dix à quinze jours. Les nouveaux venus sont presque exclusivement piqués et acquièrent ensuite une véritable immunité.

Mais le phlébotome joue un rôle plus important. On lui a reproché de véhiculer certaines maladies infectieuses comme la dengue et le clou de Biskra. Il est une affection dont il est, à coup sûr, l'agent vecteur, c'est la fièvre dite des trois jours, ou fièvre des phlébotomes (fièvre de Pym, 1804, fièvre de Pick, 1806).

Cette maladie est indubitablement (1) une maladie infectieuse,

---

(1) On a pu l'inoculer d'homme malade à homme sain par injection sous-cutanée de sang.

bien que l'agent pathogène nous soit inconnu. L'incubation est de deux à cinq jours.

Le début est brusque, avec symptômes bruyants : fièvre élevée d'emblée (39 à 40°), à courbe typique et constante et d'une durée moyenne de quarante-huit heures, courbatures générales, douleurs musculaires et articulaires violentes, maux de tête, démarche mal assurée, face congestionnée. Il existe une discordance marquée entre le pouls (40 à 50 pulsations) et la température (39 à 40°).

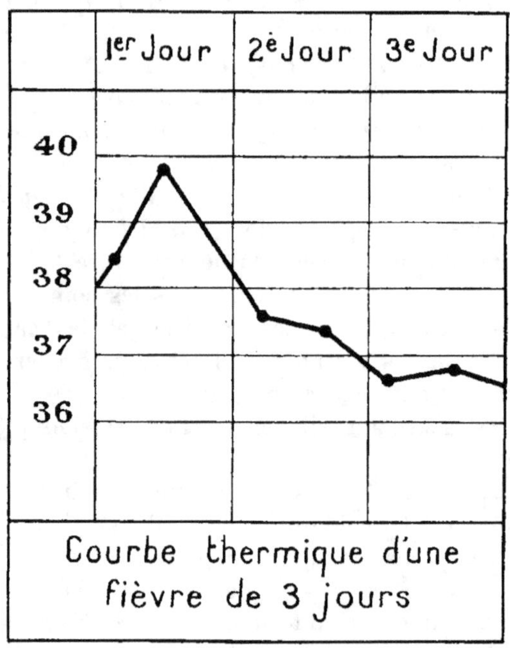

On observe aussi des troubles gastro-intestinaux et parfois de la pharyngite.

Tous ces symptômes alarmants tombent le deuxième ou le troisième jour. L'affection est bénigne, sans complications et sans suites.

La prophylaxie de cette courte maladie, dont il est utile de connaître au moins l'existence, se résume dans les moyens de défense habituels des individus et des habitations contre les phlébotomes.

XIV. — LE KALA-AZAR INFANTILE.

(Leishmaniose infantile du bassin méditerranéen.)

Il existe, en dehors de l'affection tropicale connue sous le nom de kala-azar et dont nous n'avons pas à parler ici, une maladie assez rare, due à une variété de protozoaires du genre Leishmania et que l'on rencontre non plus seulement dans les pays chauds, mais dans les zones tempérées du littoral méditerranéen.

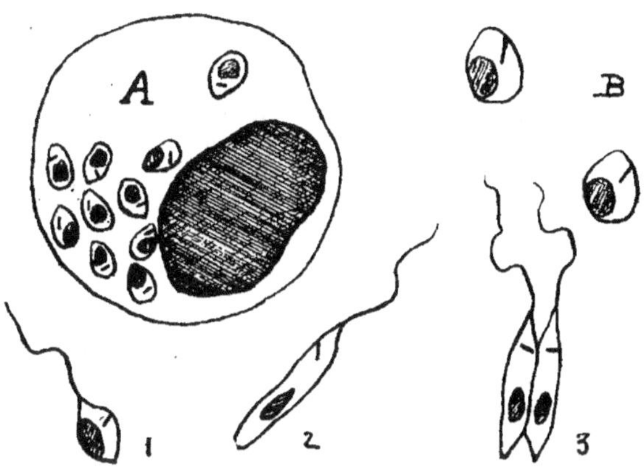

Fig. 29. — Leishmania infantum.

A — Globule blanc de la rate gorgé de Leishmania.
B — Leishmania libre.
1, 2, 3. — Formes de culture. (D'après Ch. Nicolle).

Le *kala-azar infantile*, observé pour la première fois dans nos climats par Laveran et Cathoire (1904), est dû à la *leishmania infantum* (*fig.* 29), parasite voisin de la *leishmania Donovani*, qui cause le kala-azar tropical, et de la *leishmania furunculosa*, qui engendre le bouton d'Orient, ou clou de Biskra, dont nous parlerons bientôt.

Cette maladie atteint presque uniquement les enfants, surtout entre 6 mois et 3 ans. Elle est caractérisée par de l'amaigrissement contrastant avec un développement volumineux de l'abdomen, et une anémie marquée se traduisant par une pâleur caractéristique de la peau et par la décoloration des muqueuses. Les membres sont œdématiés, la face bouffie, le foie et la rate hypertrophiés. Il existe de la fièvre irrégulière, des troubles digestifs, de la torpeur. La mort survient après six mois ou un an. La guérison est exceptionnelle.

Les principaux foyers méditerranéens du kala-azar infantile sont : la *Tunisie surtout*, l'Algérie, la Tripolitaine et l'Egypte, la Grèce, Malte, l'Italie et l'Espagne.

L'étiologie de cette infection est intimement liée au rôle du chien domestique.

Il existe, en effet, une leishmaniose canine (Ch. Nicolle et Ch. Comte, 1908) ayant la même origine et la même distribution géographique que le kala-azar infantile. Les chiens atteints de cette affection sont très nombreux en Algérie et en Tunisie. On en a trouvé une proportion élevée en Espagne, lors d'une récente épidémie qui a sévi sur les côtes orientale et méridionale de la péninsule ibérique (G. Pittaluga).

Pringault en a même trouvé un à Marseille sur cinquante animaux examinés à la fourrière.

La contagion se fait de chien à chien par les puces (Ch. Nicolle, Bazille, Edm. Sergent), et vraisemblablement du chien à l'enfant par le même parasite. Les punaises, d'après Patton, joueraient dans ce dernier cas un certain rôle.

La prophylaxie doit être, jusqu'à plus ample informé, dirigée contre les chiens et contre les parasites cutanés de l'homme et du chien.

Au demeurant, le kala-azar infantile, bien qu'existant endémiquement dans l'Afrique du Nord, est une affection rare dont le dépistage systématique des malades et quelques mesures d'hygiène et de police doivent suffire à enrayer l'extension (1).

---

(1) Ch. Nicolle : « Aperçu sur le kala-azar » (*Presse médicale*, 18 mars 1914).

XV. — BOUTON D'ORIENT.

(Clou de Biskra, clou des Zibans, clou de Gafsa, bouton d'Alep,
fièvre boutonneuse de Tunisie).

Le bouton d'Orient est une maladie cutanée infectieuse, à
forme ulcéreuse, due à un micro-parasite qui, ainsi que le précédent, est un protozoaire du genre leishmania, la *leishmania
furunculosa* (Firth, 1891) (*fig. 30.*)

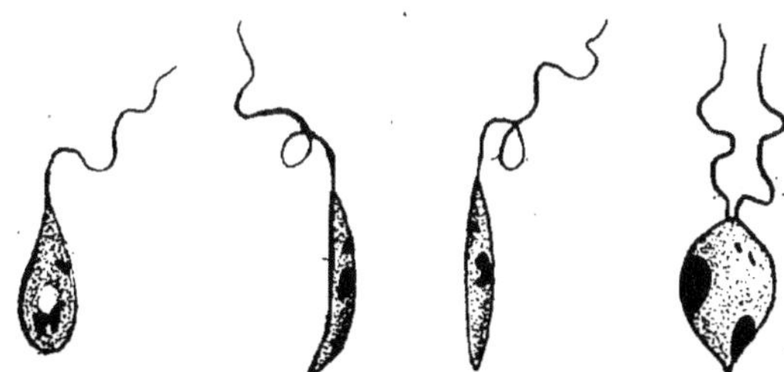

Fig. 30. — Leishmania furunculosa.
(Formes diverses de culture, d'après Ch. Nicolle.)

Dans l'Afrique du Nord, cette affection est particulièrement
répandue en Tunisie (Gafsa, Metlaoui, Tozeur) et en Algérie
(Biskra et la région des Zibans, l'Oued Rihr, Touggourt, Ouargla). On en a constaté un foyer endémique important à Bou-
Anan, dans le Sud marocain (Haut-Guir) (1).

Le bouton d'Orient ressemble, au début, à une piqûre de
moustique dont la papule, au lieu de s'affaisser, augmente de
volume et se couvre de squammes, puis s'ulcère sous l'influence
du grattage fatalement amené par le caractère prurigineux de
cette lésion. L'ulcération va s'accroissant, atteint souvent plusieurs centimètres de diamètre et s'entoure d'une zone inflammatoire; elle se cicatrise, au bout de quelques mois ou d'un an,
en laissant une marque indélébile.

Les habitants des régions où cette affection est endémique la
contractent tous dans l'enfance et paraissent ensuite immunisés.

---

(1) FOLEY-VIALATTE et ADDE (*Bulletin de la Société de Pathologie exotique*, 11 février 1914).

Étiologie.

Il n'est pas douteux que la *leishmania furunculosa* soit inoculée sous la peau par un insecte piqueur, car seules sont atteintes les parties du corps découvertes et exposées aux piqûres. Les punaises, les moustiques et les phlébotomes ont été incriminés.

Expérimentalement, la transmission peut être pourtant facilement réalisée d'homme à homme et de l'homme au chien et au singe.

Les chiens et les chameaux présenteraient, en outre, des ulcérations analogues à celles que produit chez l'homme le bouton d'Orient.

Prophylaxie.

La prophylaxie doit être dirigée contre les parasites (moustiques, punaises, phlébotomes) et contre les animaux porteurs d'ulcérations suspectes. Les malades doivent être confiés au médecin pour un traitement précoce; les pansements souillés seront détruits par le feu.

XVI. — DRACONCULOSE.
(Ver de Guinée, filaire de Médine, dragonneau.)

La draconculose, ou dracontiase, est une maladie causée par le développement, dans l'organisme humain, d'un ver de l'ordre des nématodes appelé filaire de Médine, dragonneau ou ver de Guinée (*filaria medinensis*).

Ce parasite est volumineux; sa femelle atteint de 90 à 120 centimètres. Il vit dans le tissu cellulaire sous-cutané de l'homme. Ses embryons, déposés dans l'eau, pénètrent dans la cavité générale d'un petit crustacé d'eau douce, le *cyclops coronatus*, et effectuent leur évolution dans l'organisme de ce dernier, qui est ensuite ingéré par l'homme avec l'eau de boisson.

Le ver se développe lentement dans le corps humain et arrive à la peau vers le onzième ou douzième mois. Il apparaît surtout alors aux membres inférieurs, où il détermine des abcès qui s'ouvrent spontanément, livrant passage sinon à la femelle entière, au moins aux nombreux embryons qu'elle met en liberté et qui, lorsqu'ils tombent dans l'eau, reproduisent le cycle d'évolution.

Les indigènes facilitent la sortie du ver de Guinée en l'enroulant sur un petit bâton au bord même de la plaie. Cette méthode est souvent inefficace, car le parasite se brise aisément: Il est préférable de recourir au procédé d'Emily, qui consiste à injecter, à l'aide d'une seringue de Pravaz, 1 centimètre cube d'une solution de sublimé à 1 p. 1.000 soit, si la plaie est ouverte, dans le trajet du ver, soit, au cas contraire, dans la petite tumeur qu'il forme sous la peau. Dans le premier cas, le ver est retiré mort le lendemain; dans le second, on provoque sa résorption par des frictions d'onguent napolitain ou bien on le retire à l'aide d'une petite incision (1).

La prophylaxie de la draconculose consiste dans la surveillance et la filtration des eaux de boisson ainsi que dans la destruction par le feu des objets de pansement souillés par les malades. Cette affection n'est d'ailleurs observée, dans l'Afrique du Nord, que chez les noirs qui l'importent de l'Afrique occidentale (nègres soudanais et tirailleurs sénégalais). Elle pourrait se répandre, pourtant, dans notre colonie où le cyclops existe dans les eaux stagnantes.

XVII. — VERS INTESTINAUX.

L'invasion de l'organisme humain par des vers intestinaux, ou helminthiase, est assez répandue dans l'Afrique du Nord pour que nous décrivions ici, brièvement, les principaux de ces parasites ainsi que les troubles auxquels ils donnent lieu, leur

---

(1) La filaire de Médine peut encore être extraite par le procédé de Brumpt, qui injecte le sublimé dans le corps de la filaire; par le procédé de Lefebvre, qui injecte dans le ver une solution de cocaïne à 2 p. 1.000; par celui de Béclère, enfin, qui chloroforme la filaire quelques minutes avant de l'extraire.

origine et, enfin, les mesures prophylactiques à instituer vis-à-vis d'eux.

Les vers intestinaux de l'homme appartiennent généralement aux familles des *nématodes*, ou vers cylindriques, et des *cestodes*, ou vers plats.

NÉMATODES.
(Vers cylindriques.)

Ascarides ou lombrics.

L'*ascaris lombricoïdes* existe en abondance dans les régions chaudes et humides. L'embryon se développe dans l'eau ou la terre humide, où il peut vivre fort longtemps. Il est absorbé par l'homme soit avec l'eau de boisson, soit avec des aliments pollués, soit par l'intermédiaire de mains souillées par de la terre, mode de contagion fréquent chez les cultivateurs et les enfants.

La forme adulte se développe ensuite dans le tube digestif de l'homme (intestin grêle), où elle peut exister en très grand nombre. Bien tolérés par certains sujets, les ascarides déterminent, chez d'autres, des troubles gastro-intestinaux à forme typhoïde, dysentérique, cholérique, des troubles nerveux avec délire, convulsions épileptiformes et même des accidents méningitiques.

La prophylaxie consiste dans l'épuration des eaux de boisson, la surveillance et la cuisson des aliments, la propreté manuelle.

Oxyures.

Au contraire des précédents, qui mesurent de 15 à 25 centimètres, les *oxyures* sont des vers de petite taille (2 à 12 millimètres) qui vivent dans le gros intestin de l'homme. Leurs œufs trouvant dans le mucus rectal des conditions favorables à leur évolution, il peut y avoir, pour ces parasites, auto-infestation humaine, ce qui explique la ténacité de cette affection.

Lorsque les matières fécales renferment des œufs mûrs ou même des oxyures adultes, les mouches sont susceptibles de les déposer sur nos aliments; l'épandage, la dessiccation des matières fécales entraînées ensuite par le vent et la pluie sur les légumes et la salade, peuvent produire le même effet. L'eau, où ces vers vivent peu, ne joue qu'un rôle secondaire.

La contagion est fréquente par l'intermédiaire des mains souillées de matières fécales. Enfin, nous avons déjà dit qu'il pouvait y avoir auto-infestation chez le même individu, les mains se polluant au cours du grattage et venant déposer des œufs sur la bouche et sur les aliments; le fait est surtout fréquent chez les enfants.

Les phénomènes causés par cette variété de vers sont généralement peu graves : prurit anal (1) et troubles digestifs. Il existe parfois, pourtant, des désordres nerveux : convulsions, tics. On a enfin accusé les oxyures de provoquer certains cas d'appendicite. Brumpt a rencontré trois à quatre fois pour cent ces parasites sur 800 appendices prélevés dans des autopsies.

La prophylaxie des oxyures consiste dans la surveillance, le lavage, la cuisson des légumes et des salades, la propreté manuelle, la mise en garde contre l'auto-infestation et la contagion interhumaine.

Trichocéphales.

Le trichocéphale (*trichocephalus trichiurus*) est long de 3 à 5 centimètres; il vit dans le cæcum et l'appendice de l'homme; son développement est direct, dû à l'ingestion d'œufs embryonnés.

Les œufs peuvent être ingérés avec l'eau de boisson et les aliments crus ou portés à la bouche par des mains souillées.

Indépendamment des troubles causés par tous les vers intestinaux, les trichocéphales ont été accusés de jouer un rôle important dans la pathogénie de la fièvre typhoïde, du choléra, de la dysenterie, du béri-béri, de l'appendicite; ils peuvent aussi déterminer une anémie pernicieuse quelquefois mortelle.

La prophylaxie est la même que pour les vers précédents.

---

(1) Le prurit anal causé par les oxyures est souvent la cause d'habitudes d'onanisme chez les enfants.

Ankylostome duodénal.

L'*ankylostomiase*, surtout fréquente chez les individus qui travaillent la terre : mineurs, tuiliers, cultivateurs, est une maladie déterminée par l'*ankylostomum duodenale*. Elle était jusqu'ici assez rarement rencontrée (1) dans l'Afrique du Nord, sauf en Tunisie où elle est commune.

Elle mérite aujourd'hui de retenir l'attention, car le contingent sénégalais et surtout le contingent créole, qui ont été versés en Algérie, se sont montrés infestés par ce parasite, le dernier dans une proportion fort élevée.

L'ankylostome vit dans l'intestin grêle de l'homme. La pénétration des larves dans l'organisme se fait soit par la *voie buccale* en raison de la souillure des mains, des aliments, des objets usuels, exceptionnellement par l'intermédiaire des mouches, soit par la *voie cutanée* (Loos, 1898), les larves pénétrant très facilement et très rapidement la peau, soit enfin par la *voie respiratoire*, du fait de l'inhalation accidentelle, dans les mines, d'air chargé de parasites.

L'action toxique de l'ankylostome est très marquée; il produit des troubles digestifs, maux d'estomac ou « mal-cœur » des nègres, des vomissements, des hémorrhagies intestinales, mais surtout une anémie profonde, parfois très grave, pouvant aboutir à la cachexie et à la mort. C'est l'anémie des mineurs, l'anémie des tunnels, la chlorose d'Egypte.

La prophylaxie s'adresse à l'homme parasité et au sol.

1° Tous les individus parasités doivent être soumis au traitement. 2° Les matières fécales des malades doivent être isolées, désinfectées, n'être enfin jamais utilisées pour la culture. 3° Le milieu : chantier, mine, doit être assaini. 4° Les vêtements de travail pouvant transporter des larves d'ankylostome seront échangés, à la sortie, contre d'autres vêtements et des soins de propreté pris minutieusement. On fera à cet égard l'éducation des porteurs de vers et on les instruira des dangers de contagion que pourraient courir leur famille et leur entourage.

---

(1) Peut-être parce que les œufs d'ankylostomes n'ont pas été recherchés systématiquement dans les selles. L'existence de divers foyers signalés en Algérie tendrait à prouver que l'ankylostomiase est loin d'être exceptionnelle dans l'Afrique du Nord.

Trichine.

La *trichine* (*trichinella spiralis*) est un ver blanc à peine visible à l'œil nu, car il ne mesure que 1 à 4 millimètres. Il vit à l'état adulte dans l'intestin grêle, ses larves émigrent dans les muscles où elles s'enkystent.

Ce parasite se rencontre le plus fréquemment chez le porc. C'est en mangeant de la viande de porc, infestée de larves de trichine, que l'homme contracte la trichinose.

Les larves de trichine sont extrêmement vivaces, conservant très longtemps leur vitalité dans la viande des animaux abattus. La putréfaction, le froid, la chaleur modérée (30 à 40°), la salaison, le fumage ne les détruisent pas. On s'explique donc que la viande de porc qui n'a pas été soumise à une ébullition ou une cuisson prolongée, que la viande crue surtout, ce qui est le cas des saucisses, ou que la viande simplement fumée ou salée puissent transmettre à l'homme les larves de trichine.

La trichinose existe en Algérie. C'est une affection grave, se signalant d'abord par des troubles gastro-intestinaux affectant parfois une forme typhoïde, puis par de la bouffissure de la face et de l'œdème des membres, enfin, par des douleurs musculaires intenses, avec gêne de la respiration, de la déglutition, de la mastication. Le malade peut mourir de cachexie ou de complications pulmonaires.

La prophylaxie individuelle consiste à ne jamais consommer de viande de porc crue ou insuffisamment cuite; la prophylaxie collective réside dans la surveillance des abattoirs publics et privés, en vue de ne livrer à la consommation que des viandes reconnues saines.

CESTODES.
(Vers plats, à forme rubanée.)

Tænia.

Il existe plusieurs variétés de *tænia*, dont les plus fréquentes sont : le *tænia solium*, ou ver solitaire, et le *tænia saginata*, ou tænia inerme.

Le *tænia solium* a une tête quadrangulaire pourvue de ventouses et munie d'un rostre présentant une double couronne de 25 à 50 crochets. Ses œufs sont absorbés avec des matières fécales par le porc qui est son hôte intermédiaire normal; ils mettent en liberté l'embryon dans le tube digestif de cet animal et ces embryons, parvenus dans les muscles du porc, s'y enkystent, donnant lieu à la forme larvaire dite cysticerque.

Ce sont ces cysticerques qui, ingérés par l'homme avec la viande de porc insuffisamment cuite, se développent dans son tube digestif sous forme de ver adulte. Ce dernier, généralement long de 2 à 3 mètres, peut atteindre jusqu'à 8 mètres.

Le *tænia saginata* mesure de 4 à 10 mètres de longueur. Sa tête est pourvue de ventouses, comme le précédent, mais non de rostre ni de crochets, d'où son nom d' « inerme » (sans armes). Il est de beaucoup plus répandu que le premier et vit habituellement dans l'intestin grêle. Il est exceptionnel d'en rencontrer plusieurs chez le même individu, il mériterait donc mieux le nom de ver solitaire que le *tænia solium*, dont il existe des cas de parasitisme multiple.

Son évolution est analogue à celle du *tænia solium*, mais sa forme larvaire se produit chez le bœuf. C'est donc dans la chair musculaire de cet animal que vit le cysticerque absorbé par l'homme avec la viande crue ou mal cuite des bovidés.

Le développement des tænias dans l'organisme humain donne lieu à des troubles multiples groupés sous le nom de tæniasis : troubles gastro-intestinaux avec douleurs abdominales pouvant simuler la colique appendiculaire, boulimie, nausées, diarrhée, crises hépatiques, enfin accidents nerveux à forme convulsive ou méningitique, angoisse, palpitations et, dans les cas graves, anémie et cachexie.

Il arrive que les larves, ou cysticerques, au lieu d'évoluer dans le tube digestif de l'adulte, émigrent dans certains organes, œil, cerveau, peau, muscle et s'y enkystent, donnant lieu à des accidents généraux et locaux connus sous le nom de cysticercose ou ladrerie humaine.

La prophylaxie du tæniasis consiste dans la surveillance de la viande de boucherie, surtout la viande de porc et de bœuf, et dans la cuisson suffisante de celles-ci. Les malades à qui l'on recommande l'usage de viande crue doivent donc préférer à la viande de bœuf, la viande de cheval, chez laquelle la ladrerie est exceptionnelle.

Les viandes suspectes doivent être saisies dans les abattoirs.

Enfin, on doit traiter tous les cas de tæniasis et éviter que les malades ne répandent sur le sol des matières fécales susceptibles, par les œufs qu'elles contiennent, d'infecter les animaux, hôtes intermédiaires du tænia.

Tænia échinocoque. — Contrairement aux variétés précédentes de tænias, qui vivent à l'état adulte chez l'homme et à l'état larvaire chez les animaux, le tænia échinocoque vit à l'état adulte chez le chien et ne vit chez l'homme qu'à l'état larvaire.

Les œufs de tænia échinocoque émis par le chien porteur d'un parasite adulte sont ingérés par l'homme, soit par l'intermédiaire d'aliments souillés par les déjections de chiens, soit par les mains polluées avec ces matières, soit par la langue de l'animal qui les a recueillies dans les matières fécales ou à l'anus d'un autre chien.

Dans le corps humain, la larve née de ces œufs donne lieu à une réaction spéciale qui constitue le *kyste hydatique*, englobant le parasite. Les kystes hydatiques peuvent se multiplier dans l'organisme, envahissant le foie, les poumons, le péritoine, les reins, le cœur, le cerveau, et déterminant des troubles graves. Leur suppuration ou leur rupture dans les séreuses donne lieu parfois à des accidents mortels.

L'échinococose est très commune en Algérie et en Tunisie, où beaucoup de chiens sont porteurs de tænia échinocoque. C'est donc vers le chien et les dangers de sa promiscuité que doit être dirigée la prophylaxie de cette affection.

Bothriocéphale.

Le *bothriocéphale* est un ver plat de 2 à 8 mètres de long qui donne lieu, par son développement dans l'organisme humain, à des phénomènes morbides analogues à ceux causés par le tænia.

Les œufs rejetés avec les matières fécales se transforment dans l'eau, en une larve qui se fixe dans le corps de certains poissons, brochets, saumons, lottes, perches, truites. C'est donc l'ingestion de poissons crus ou mal cuits ou consommés sous forme de caviar qui introduit le parasite chez l'homme.

Traitement des vers intestinaux.

Le traitement de l'helminthiase, quel qu'il soit, doit être confié au médecin, car tous les médicaments vermifuges sont doués d'une propriété toxique plus ou moins accusée qui rend leur emploi délicat.

CHAPITRE V.

LE PALUDISME.

———

De toutes les maladies infectieuses observées dans l'Afrique du Nord, la plus répandue est, sans contredit, l'infection paludéenne. Aussi avons-nous cru devoir consacrer à celle-ci un chapitre spécial, car il n'est pas d'affection régnant aussi endémiquement dans notre colonie nord-africaine. Il n'en est pas aussi qu'il importe de mieux connaître, afin de s'en mieux défendre et de mieux organiser la lutte rationnelle contre un fléau qui a constitué un des obstacles les plus sérieux à notre pénétration.

———

FRÉQUENCE ET RÉPARTITION DU PALUDISME DANS L'AFRIQUE DU NORD.

Marche décroissante du paludisme dans l'Afrique du Nord.

Si l'on considère les ravages causés par le paludisme chez les troupes de la conquête ou les premières générations de colons algériens et, d'autre part, le chiffre des atteintes actuellement observées en Algérie-Tunisie, on doit convenir qu'un progrès considérable a été réalisé dans l'assainissement de ces régions et que la morbidité palustre a très notablement diminué.

L'épidémiologie militaire reflète toujours, dans ses grandes lignes, le degré de salubrité d'une contrée. Or, si nous jetons les yeux sur la courbe de la morbidité par paludisme établie par la statistique médicale de l'armée, pour les troupes de l'Algérie-Tunisie, de 1875 à 1910, nous voyons que les atteintes malariques vont diminuant en des proportions considérables, s'abaissant de 170 p. 1.000 à 22,97 p. 1.000.

Certes, nous ne connaissons plus ces épidémies massives qui,

ALGÉRIE-TUNISIE

Morbidité du paludisme pour 1.000 hommes d'effectif, de 1875 à 1910.

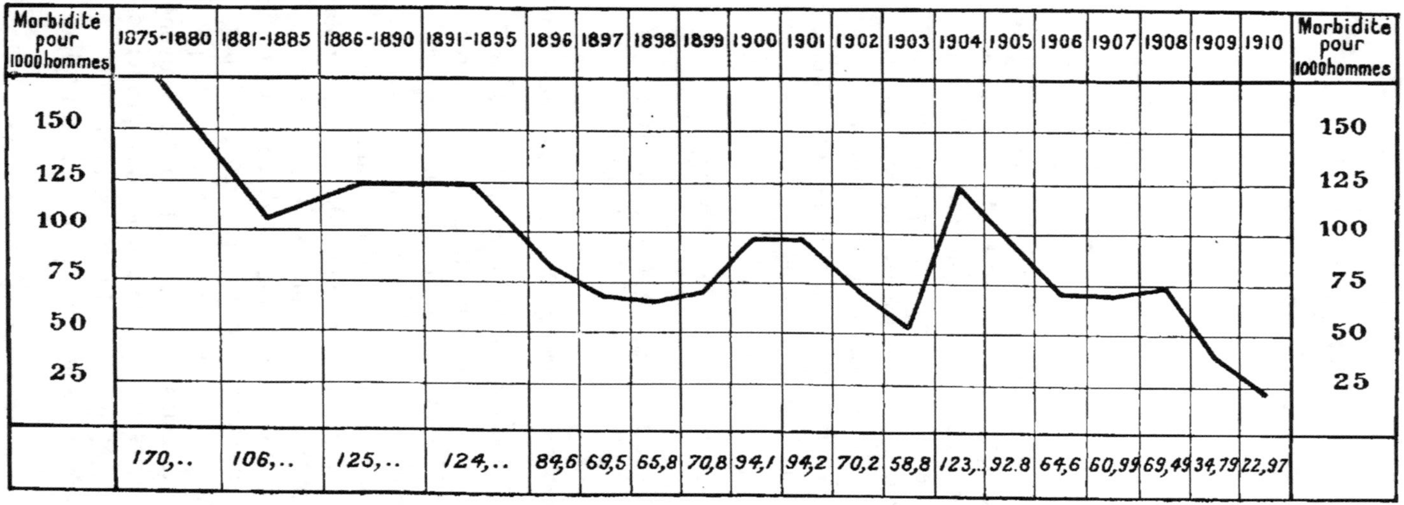

Morbidité pour 1000hommes	1875-1880	1881-1885	1886-1890	1891-1895	1896	1897	1898	1899	1900	1901	1902	1903	1904	1905	1906	1907	1908	1909	1910	Morbidité pour 1000hommes
	170,..	106,..	125,..	124,..	84,6	69,5	65,8	70,8	94,1	94,2	70,2	58,8	123,..	92.8	64,6	60,99	69,49	34,79	22,97	

au début de notre implantation dans l'Afrique du Nord, ont ra-
-vagé des régions entières comme les plaines de la Mitidja ou du
Chéliff et décimé les troupes opérant en colonne (1).

Mais le paludisme n'en demeure pas moins endémiquement
attaché au sol africain, renouvelant chaque année, à saison fixe
— printemps et automne — ses atteintes de première invasion,
infectant les nouveaux venus, récidivant chez les acclimatés, se
traduisant chez beaucoup d'indigènes par une infection latente,
sans accès, bornée aux symptômes d'impaludisme dont le caractère torpide et chronique n'exclut nullement la gravité.

Caractère des régions malarigènes.

C'est sur le littoral, aux embouchures des cours d'eaux fan-
geux ou ensablés et au bord des lagunes; c'est dans le Tell,
au sein des plaines humides et fertiles conquises sur des marais, au creux des vallées et le long des oueds, que sévit le plus
communément l'infection malarique (*fig.* 31, 32, 34).

Sur les hauts plateaux, elle est plus rare, limitée aux bas-
fonds protégés contre les vents et pourvus d'eaux stagnantes.

Au Sahara, le paludisme se cantonne dans les oasis où croupit, à l'ombre des palmeraies, l'eau dormante amenée par les
seguias et les khandegs (*fig.* 33).

Principaux foyers malarigènes de l'Afrique du Nord.

ALGÉRIE.

En Algérie, les principaux foyers malarigènes restent, à
l'heure actuelle, les suivants :

Division d'Alger. — Les bords de l'Harrach, près d'Alger, les
environs de Koléa (Jardin des zouaves) et la vallée du Mazafran,
les bords de la Chiffa et la plaine de la Mitidja, surtout à sa partie
occidentale (ancien lac Halloula), Orléansville et la vallée du
Cheliff, Bouïra, l'oasis de Bou-Saâda, Tizi-Ouzou et la vallée
du Sebaou.

---

(1) La garnison de Bône, qui comptait 50.000 hommes, éprouva en quelques mois 22.000 entrées à l'hôpital pour paludisme, qui furent suivies
de 2.515 décès. Le 55ᵉ de ligne, qui comprenait un effectif de 2.282 hommes, eut, à lui seul, du 15 mai 1832 au 15 mai 1833, 1.126 malades et 539
morts.

Types de régions malarigènes.

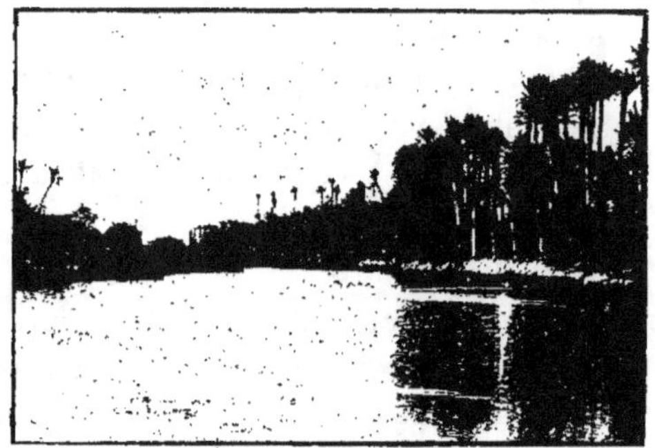

Fig. 31. — Bords d'oued.

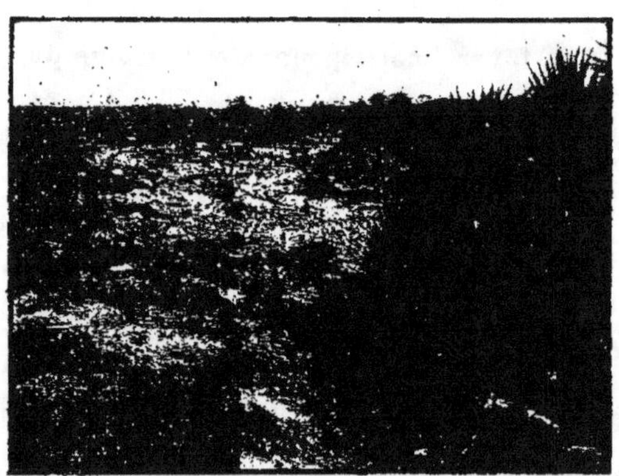

Fig. 32. — Lit d'oued à demi desséché.

Types de régions malarigènes.

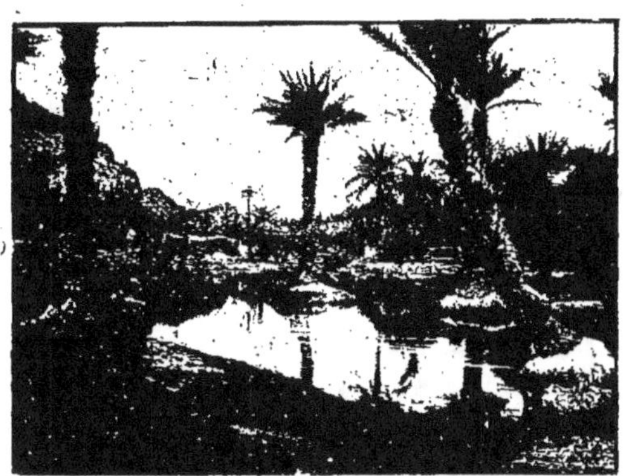

Fig. 33. — Mares dans les palmeraies

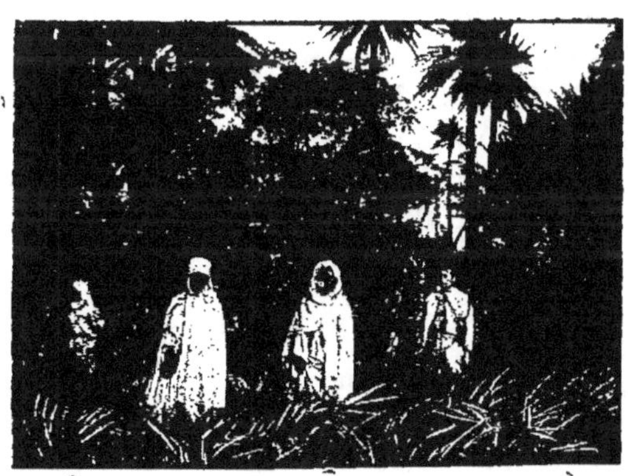

Fig. 34. — Gîte à anophèles dans une oasis.

Division d'Oran. — La région d'Oran (la Sénia et les Andalouses), la plaine marécageuse de la Macta, Mostaganem, Nemours, les régions de Saïda et Bel-Abbès, Tlemcen (berges de l'oued Saf-Saf et de la Tafna), Marnia, la région de Mascara (Palikao).

Division de Constantine. — Les environs de Constantine et les bords du Rhummel, Bougie et la vallée de la Soummam, Bône, Guelma et la vallée de la Seybouse, Philippeville et la vallée de la Saf-Saf, El-Milia, les environs d'Aïn-Beïda et Khenchela, Aïn-Milia, Batna et Biskra, puis Touggourt et tout l'Oued-Rirh, Ouargla, enfin, qui est le foyer le plus malarigène de toute l'Afrique du Nord.

TUNISIE.

Bizerte, Teboursouk, Aïn-Draham, Le Kef, Médenine, Gabès, la région de la Mahbouta, la plaine de Mateur, le cap Bon, le cours de l'oued El-Abid et de l'oued Bezigh, la région de Béja, la plaine de Tabarka et l'oued El-Kébir.

MAROC.

Bien que les statistiques n'aient pas encore permis d'établir la cartographie exacte du paludisme au Maroc, nous savons qu'au cours des opérations militaires de 1911 à 1914, la morbidité paludéenne fut loin d'être négligeable.

Fez, Meknès sont réputées pour être impaludées; il en est de même de Safi, Mogador, Mazagan, Marrakech. Mais les atteintes les plus nombreuses ont été observées dans les petits postes intermédiaires : Skrirat, toute la vallée du Sebou et de ses affluents, Oued Yquem, Bouznika, Meheyda, Arbaoua, Souk-el-Arba, Tiflet, le camp Boulhaut, Mechra-ben-Abbou sur l'Oum-er-Rebia.

Au Maroc oriental, la vallée de la Moulouya est un foyer malarigène. Des fièvres très graves ont été observées à Taourirt, Berguent, et surtout Berkanc et Merada.

Le tableau ci-joint permettra de se rendre compte de la morbidité palustre en Algérie-Tunisie, de 1880 à 1910.

Enfin, la carte que nous annexons à ces pages donnera, mieux que tout développement, la répartition des atteintes malariques dans l'Afrique du Nord.

Dressée à l'aide des documents fournis par la statistique médicale de l'armée, elle représente plus exactement, à vrai dire, la proportion des hospitalisations pour paludisme (en 1910) dans les établissements sanitaires d'Algérie-Tunisie. Nous croyons pourtant que ces indications donnent une appréciation assez fidèle de la valeur salubre des divers points envisagés, à condition de considérer comme foyer malarigène non la localité même où réside l'établissement hospitalier, mais la région environnante.

Tableau comparatif de la morbidité palustre, en 1881-1885 et 1910, dans les principales garnisons malarigènes d'Algérie-Tunisie.

	MORBIDITÉ P. 1.000.	
	1881-1885	1910
DIVISION D'ALGER.		
Bou-Saâda.	168,40	20,40
Coléa.	44	20,58
Miliana.	81,50	2,38
Orléansville.	39,26	18,42
Teniet-el-Haâd.	24,81	»
Tizi-Ouzou.	188,67	80
DIVISION D'ORAN.		
Arzew.	39,97	115,25
Marnia.	138,64	4,65
Nemours.	66,47	51,09
Sebdou.	142,50	107,69
DIVISION DE CONSTANTINE.		
Constantine.	102,97	18,81
Bône.	199,90	62,79
Philippeville.	132,26	15,42
Batna.	104,31	14,93
Biskra.	234,47	27,72
Bougie.	86,52	26,43
Aïn-Beïda.	338,95	40
Khenchela.	92,83	25
Bordj-bou-Arréridj.	275,28	37,50
El-Milia.	148,93	85,10
Akbou.	183,85	29,70
Ouargla.	600	511,90
El-Goléa (1891-1895).	84,01	70,70
DIVISION D'OCCUPATION DE TUNISIE.		
Aïn-Draham.	69	9
Le Kef.	89,21	6,66
Gabès.	47,39	4,11
Médenine (1901-1905).	54,49	5,95
Teboursouk (1901-1905).	32,31	22,38

ÉTIOLOGIE DU PALUDISME.

Nature de l'infection palustre.

Qu'est-ce que le paludisme?

C'est une maladie infectieuse frappant de préférence les habitants des contrées marécageuses et chaudes, procédant, à l'état aigu, par accès fébriles à type continu ou rémittent, et constituée à l'état chronique, par des troubles graves réalisant la cachexie palustre.

On a longtemps méconnu l'origine réelle du paludisme!

La théorie miasmatique.

L'influence des marais a cependant toujours été reconnue. On savait que les régions marécageuses, les bas-fonds humides, les terres fortes en humus, recouvertes d'une végétation luxuriante, étaient le domaine des fièvres intermittentes. On avait aussi remarqué que les remuements de terre, les travaux de défrichement et de défoncement du sol amenaient la production des cas de fièvre. On imputait l'infection malarique aux émanations miasmatiques dégagées par les marais et la matière organique en décomposition (mal'aria : mauvais air).

Découverte de l'hématozoaire de Laveran.

C'est en 1880, qu'un médecin militaire français, A. Laveran, découvrit en Algérie, dans le sang des paludéens, un parasite, appartenant à la classe des protozoaires, qu'il désigna comme l'agent spécifique du paludisme et qui resta connu sous le nom d'hématozoaire de Laveran (*hæmamœba malariæ*).

C'est encore Laveran qui montra le premier le rapport exact et certain qui existe entre le moustique et le paludisme.

A sa suite, les travaux de R. Ross, de Grassi, de Manson, démontrèrent péremptoirement que l'*hæmamœba malariæ* accomplissait dans le corps de certains moustiques, les *anophèles*, une partie de son évolution et qu'il était inoculé à l'homme par ces insectes.

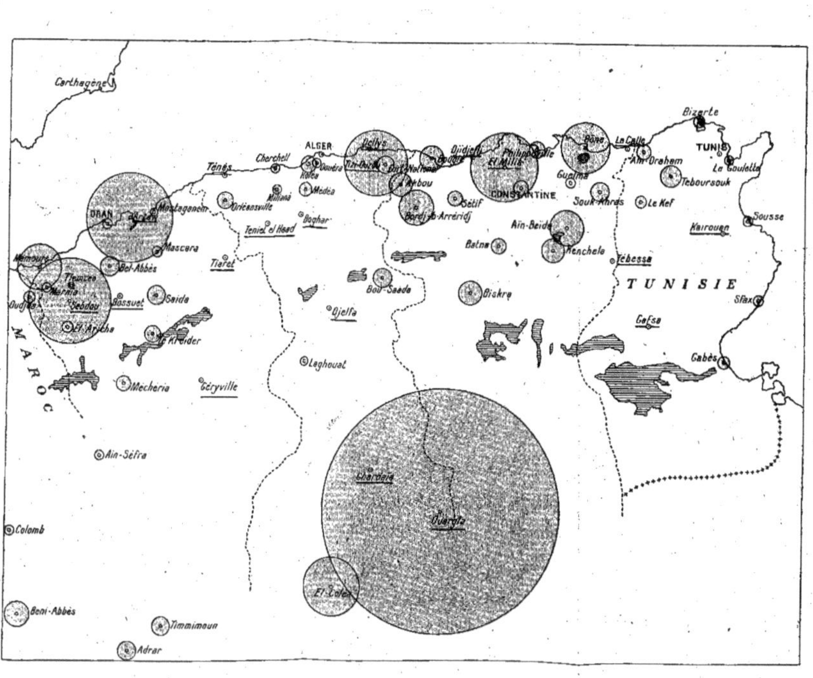

Morbidité par paludisme en Algérie-Tunisie, année 1910.

━━━ Localités où le paludisme a été constaté autrefois et ne l'est plus.

Le rayon des cercles est proportionnel à la morbidité par paludisme, celle-ci s'échelonnant entre 0,01 à 10 p. 1.000 pour les plus petits rayons et 211,90 p. 1.000 à Ouargla.

Description de l'hématozoaire de Laveran.

L'*hæmamœba malariæ*, examiné au microscope dans le sang de paludéens, peut se présenter sous diverses formes qui se rapportent à des stades différents de son évolution et dont les principales sont : les corps sphériques, les corps en croissant, les corps en rosace.

Ces divers aspects du parasite sont décrits et figurés dans les deux tableaux schématiques suivants, qui exposent les deux modes de reproduction ou cycles évolutifs de l'hématozoaire :

1° Le cycle asexué ou *schizogonique*, qui est endogène, se passant entièrement à l'intérieur des globules rouges sanguins de l'homme ou hématies (*fig.* 36);.

I

Reproduction asexuée (schizogonie) de l'hématozoaire de Laveran.

I

L'hématozoaire se présente, à l'intérieur du globule rouge parasité, sous forme de corps sphérique (schizonte), parfois annulaire, avec un noyau (*n*), une vacuole (*v*), des grains de pigment malarique (*p m*).

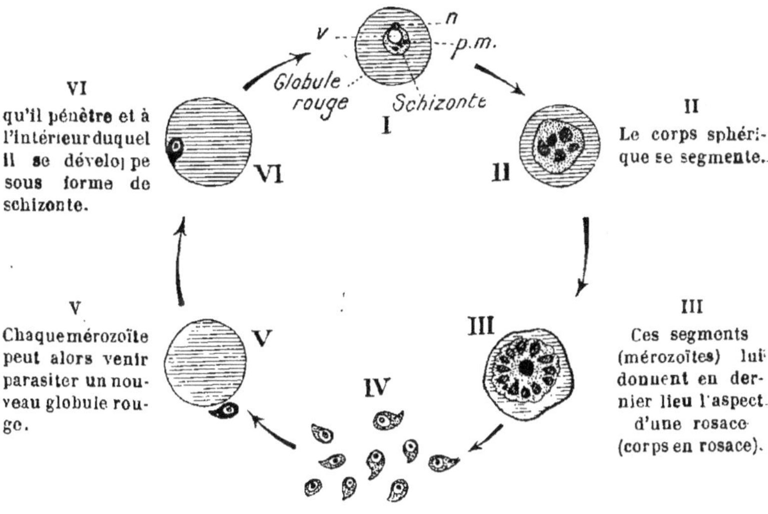

VI
qu'il pénètre et à l'intérieur duquel il se développe sous forme de schizonte.

II
Le corps sphérique se segmente.

V
Chaque mérozoïte peut alors venir parasiter un nouveau globule rouge.

III
Ces segments (mérozoïtes) lui donnent en dernier lieu l'aspect d'une rosace (corps en rosace).

IV

Les mérozoïtes sont mis en liberté dans le sang par l'éclatement du corps en rosace.

Fig. 36.

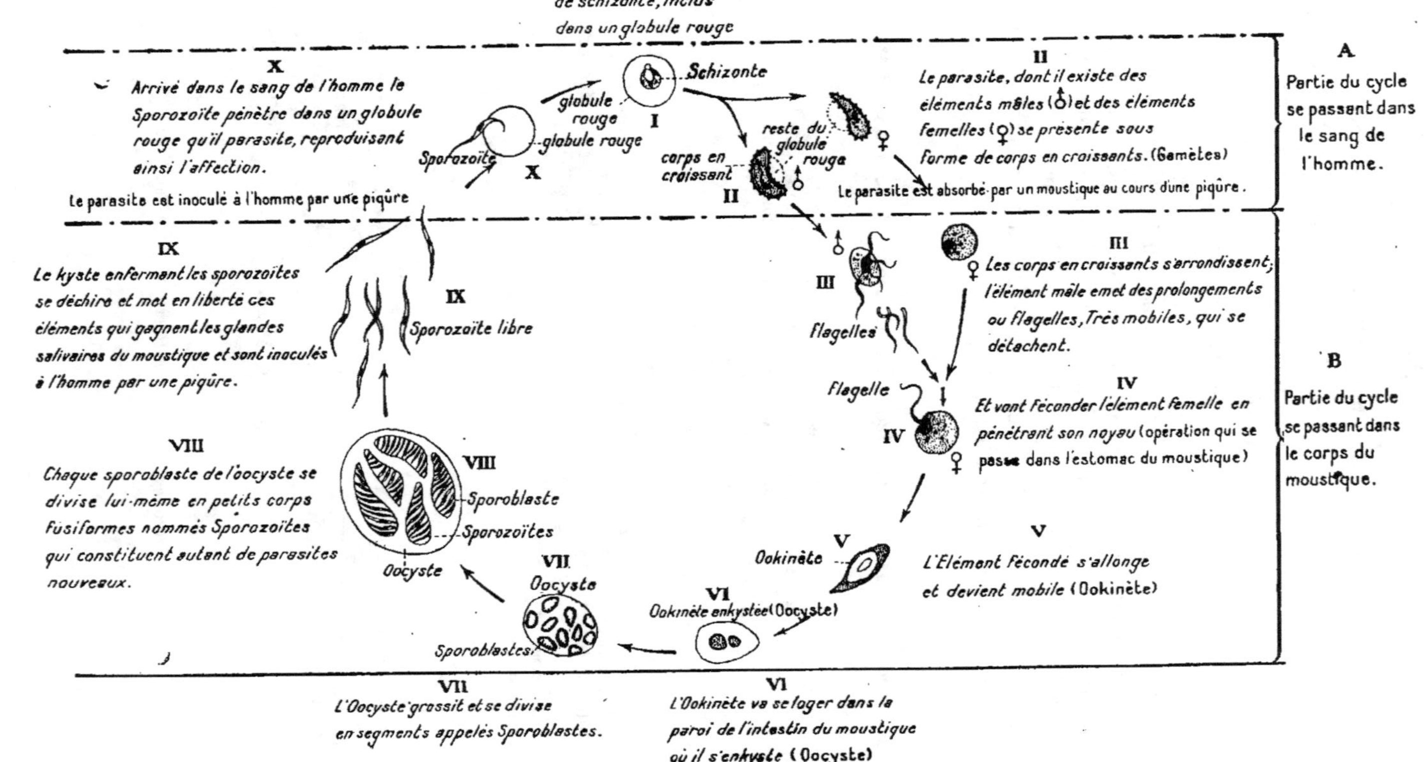

II

Reproduction sexuée (sporogonie) de l'hématozoaire de Laveran.

I
Le parasite est, à l'état
de schizonte, inclus
dans un globule rouge

A
Partie du cycle
se passant dans
le sang de
l'homme.

B
Partie du cycle
se passant dans
le corps du
moustique.

X
Arrivé dans le sang de l'homme le
Sporozoïte pénètre dans un globule
rouge qu'il parasite, reproduisant
ainsi l'affection.

Le parasite est inoculé à l'homme par une piqûre

II
Le parasite, dont il existe des
éléments mâles (♂) et des éléments
femelles (♀) se présente sous
forme de corps en croissants. (Gamètes)

Le parasite est absorbé par un moustique au cours d'une piqûre.

Schizonte
globule rouge
globule rouge
Sporozoïte
X
I
corps en croissant
reste du globule rouge
II

IX
Le kyste enfermant les sporozoïtes
se déchire et met en liberté ces
éléments qui gagnent les glandes
salivaires du moustique et sont inoculés
à l'homme par une piqûre.

III
Les corps en croissants s'arrondissent;
l'élément mâle emet des prolongements
ou flagelles, Très mobiles, qui se
détachent.

Sporozoïte libre
Flagelles
III
IX

Flagelle

IV
Et vont féconder l'élément femelle en
pénétrant son noyau (opération qui se
passe dans l'estomac du moustique)
IV

VIII
Chaque sporoblaste de l'oocyste se
divise lui-même en petits corps
fusiformes nommés Sporozoïtes
qui constituent autant de parasites
nouveaux.

Sporoblaste
Sporozoïtes
VIII
Oocyste
VII
Oocyste

V
L'Élément fécondé s'allonge
et devient mobile (Ookinète)
Ookinète
V

VI
Ookinète enkystée (Oocyste)
Sporoblastes

VII
L'Oocyste grossit et se divise
en segments appelés Sporoblastes.

VI
L'Ookinète va se loger dans la
paroi de l'intestin du moustique
où il s'enkyste (Oocyste)

2° Le cycle sexué ou *sporogonique*, qui est exogène, se passant à la fois dans le sang humain et le corps du moustique (*fig.* 37).

Variétés d'hématozoaires.

Existe-t-il plusieurs espèces d'hématozoaires du paludisme? La question est controversée.

Laveran professe l'unicité de son hématozoaire, qui serait seulement susceptible de présenter des variétés morphologiques suivant les climats. Certains observateurs, les Italiens surtout, sont pluralistes et prétendent qu'il existe plusieurs espèces bien différentes. Quoi qu'il en soit, nous reconnaissons généralement trois types principaux de parasites (1).

Le type præcox (*plasmodium præcox*), qui caractérise les accès rencontrés dans la fièvre tropicale, fièvre *tierce maligne*, malaria pernicieuse des pays chauds, fièvre estivo-automnale des régions méditerranéennes.

Son cycle évolutif est de quarante-huit heures;

Le type tertiatum (*plasmodium vivax*)**, caractérisant les accès** intermittents de la fièvre *tierce bénigne.*

Son cycle évolutif est aussi de quarante-huit heures.

Le type quartanum (*plasmodium malariæ*), que l'on trouve au cours des accès intermittents de *fièvre quarte.*

Son cycle évolutif est de soixante-treize heures.

La distribution entre ces trois types n'est pas formelle. Dans l'Afrique du Nord, les formes de parasites observées sont généralement mixtes.

L'hématozoaire se voit facilement au microscope dans le sang prélevé par piqûre au doigt chez les paludéens, au cours des accès.

L'accès de fièvre est la traduction d'une reproduction schizogonique du parasite; il coïncide avec sa mise en liberté dans le sang, hors du globule. La fièvre tombe au moment où le schizonte pénètre dans les globules.

---

(1) Médecin principal BILLET : « L'hématozoaire du paludisme », *in Traité du sang* de GILBERG et WEINBERG (1913).

Rôle du moustique.

Ainsi que nous l'avons dit, le moustique, du genre *anophèle*, est l'agent transmetteur de l'hématozoaire du paludisme (*fig.* 38, 39, 40).

Têtes de moustiques vues de profil (*Grossissement, 25 fois en diamètre*).

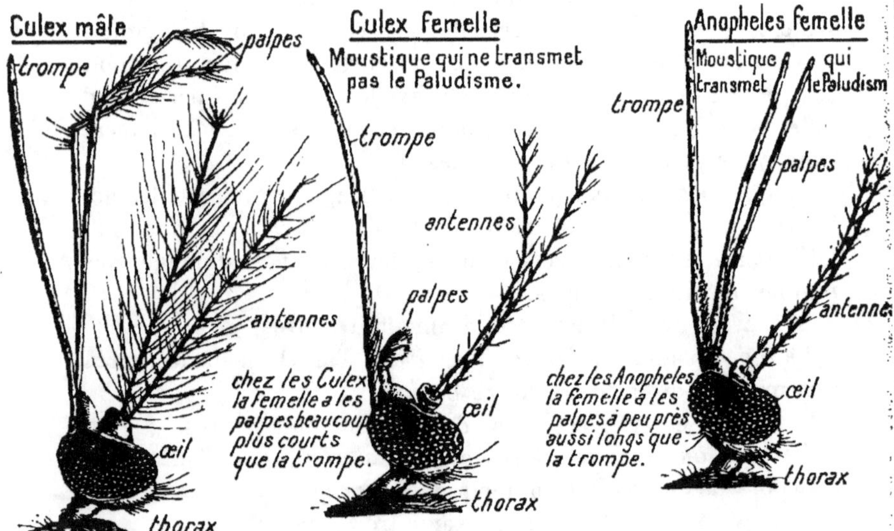

Chez les moustiques, les mâles sucent le suc des fleurs et des fruits, mais ne sucent pas le sang; ils ont toujours les antennes plumeuses.

Chez les moustiques, les femelles seules sucent le sang; elles n'ont pas les antennes plumeuses.

Fig. 38. — Différenciation des culex et des anophèles.

Le fait a été péremptoirement établi par les expérimentateurs qui ont obtenu la contamination d'individus sains en les faisant piquer par des anophèles préalablement infectés. C'est ainsi que Th. Manson put contracter expérimentalement le paludisme à Londres, en se faisant volontairement piquer par des moustiques envoyés par Patrick Manson, son père, d'Italie où ils avaient sucé le sang d'un sujet atteint de fièvre tierce. Par con-

tre, des individus sains, Sambon et Low, purent, en s'enfermant
dans des cases bien défendues par des moustiquaires, rester

Culex (*Culicine*).

————

Moustique qui ne transmet pas le paludisme.

Attitude bossue parallèle au plan du mur.

————

Culex femelle (grossissement, 12 fois).

————

Chez les *Culex*, la femelle a les palpes
beaucoup plus courts que la trompe.

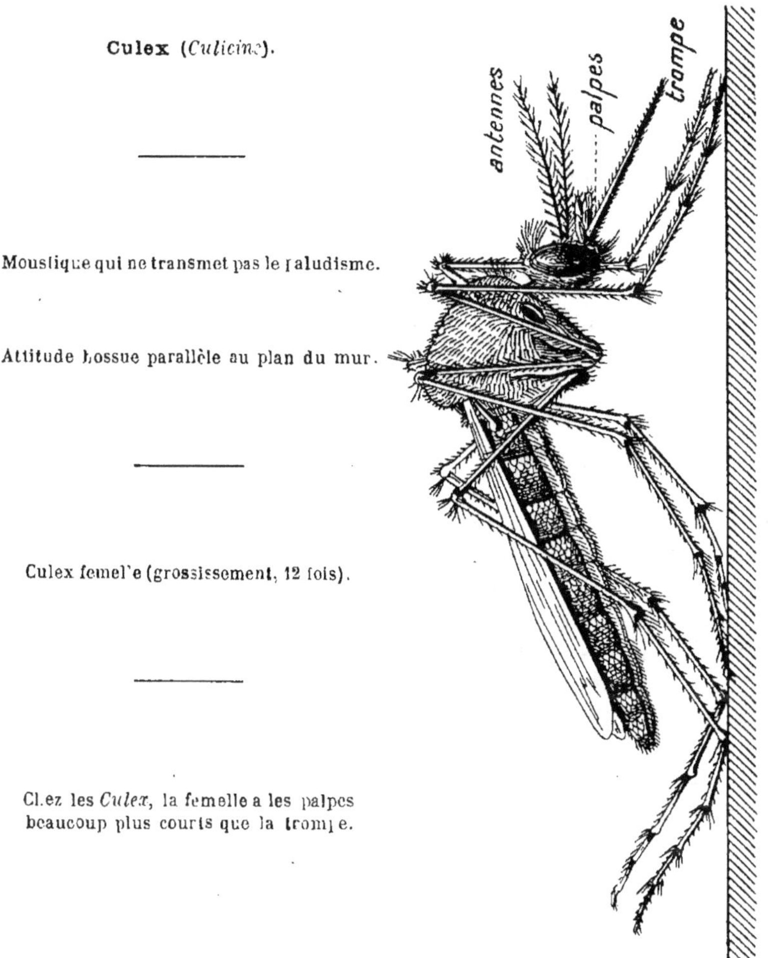

Fig. 39. — Attitude du culex.

impunément deux mois et demi, à Ostie, au bord même des
marais réputés comme les plus malarigènes d'Italie.

Ces constatations, celles de Grassi, Bignami, Bastianelli,

Schüffner et autres observateurs, ont démontré nettement le rôle de l'anophèle.

Ce moustique est l'*hôte intermédiaire indispensable* du parasite, car c'est seulement dans son estomac que s'opère la fécondation des formes sexuées de l'hématozoaire (*fig. 37*). Il faut huit jours en moyenne pour que le parasite absorbé par une piqûre de l'insecte se transforme en sporozoïtes qui, mis en liberté dans les glandes venimo-salivaires de l'anophèle, sont susceptibles, au cours d'une nouvelle piqûre, d'infecter un individu sain.

Le rô'e du moustique est il exclusif?

L'origine *anophélienne* exclusive du paludisme a été mise en doute. On a opposé le cas d'épidémies palustres survenant dans des localités froides où l'anophèle est inconnu. Revenant aux anciennes théories miasmatiques, on a cru pouvoir citer le cas d'atteintes malariques pernicieuses et massives frappant soudainement des ouvriers se livrant à des travaux de terrassement. Mais aucune démonstration n'est venue infirmer le principe de l'inoculation par l'anophèle. Ce moustique, en raison de ses mœurs spéciales, passe souvent inaperçu, et des entomologistes familiarisés avec les questions de lutte antipaludique ont, à plusieurs reprises, découvert des gîtes d'anophèles dans des régions malarigènes où l'existence de cet insecte avait été formellement niée.

Cette voie de transmission, malgré les réserves que l'on peut faire, doit être regardée jusqu'à plus ample informé comme le mode de contage unique du paludisme.

Rapports entre les mœurs des anophèles et la production du paludisme.

Ce que nous savons des mœurs des anophèles explique parfaitement l'étiologie de l'infection palustre.

Aussi, ne saurais-je exposer plus utilement les quelques notions suivantes sur les mœurs de ces insectes qu'en offrant, en même temps, par comparaison, les données étiologiques du paludisme correspondantes.

Anophèles (*Anophéline*).

Moustique qui transmet le paludisme.

Attitude droite oblique au plan du mur.

———

Anophèle femelle (grossissement : 12)

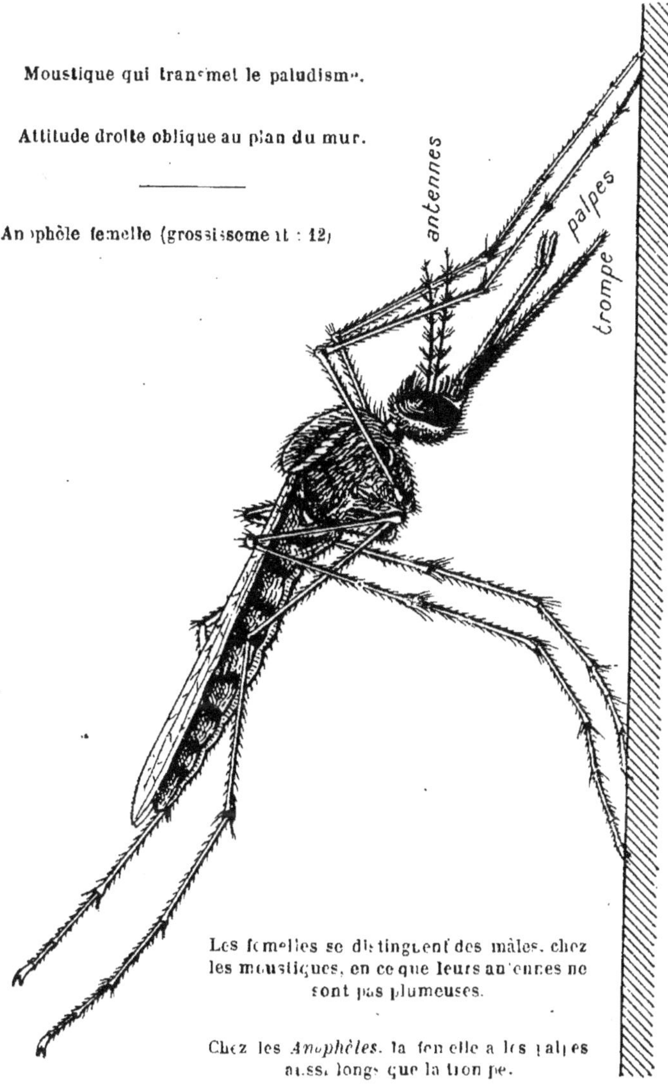

Les femelles se distinguent des mâles, chez
les moustiques, en ce que leurs antennes ne
sont pas plumeuses.

Chez les *Anophèles*, la femelle a les palpes
aussi longs que la trompe.

Fig. 40. — Attitude de l'anophèle.

BIOLOGIE ET MŒURS DES ANOPHÉLES.	ÉTIOLOGIE DE L'INFECTION PALUSTRE.
Les anophèles, comme tous les moustiques, vivent dans les régions basses et humides : berges des cours d'eau, bas-fonds, lagunes, terrains d'alluvions, lacs, étangs et plaines marécageuses.	Toutes ces régions sont celles où sévit endémiquement le paludisme.
La chaleur leur est nécessaire. Les pays chauds sont ceux où ils se multiplient le plus activement (28°-30°). Dans les régions tempérées, ils périssent l'hiver et leur race ne se conserve que par les femelles fécondantes qui persistent en cette saison, retirées dans des locaux abrités (écuries) où elles vivent d'une vie latente pour se réveiller aux premières chaleurs.	Les pays chauds sont les plus malarigènes.
La période où les moustiques commencent à pulluler est le printemps (mai-juin); ils sont actifs en été et en automne.	Dans les régions où le paludisme se montre chaque année, il apparaît avec les premières chaleurs (mai-juin) et dure jusqu'en automne (fièvre estivo-automnale). Il est rare en hiver.
La chaleur ne leur est favorable qu'à condition d'être humide. Les femelles ne pondent pas dans la saison de grande sécheresse aux tropiques. Les premières pluies amènent la ponte et la pullulation.	Les pays chauds et humides sont les plus favorables au développement du paludisme. Les premières atteintes palustres succèdent souvent aux pluies du printemps.
Les hivers et les printemps pluvieux entraînent un accroissement du nombre des moustiques.	Les hivers et les printemps pluvieux préparent des étés et des automnes fiévreux.
Au contraire des culex, les anophèles sont des *ruraux;* ils ne se multiplient pas dans les maisons; ils vivent peu au sein des grandes villes dont ils ne connaissent guère que les faubourgs. Ils abondent à la campagne; leurs gîtes se rencontrent dans les endroits riches en terre végétale et couverts de feuillages épais.	Le paludisme se contracte rarement au sein des cités, plus fréquemment dans leurs banlieues ou dans les campagnes. Les localités situées dans des régions couvertes d'une végétation luxuriante sont plus fréquemment malarigènes.
Ils ne s'éloignent pas des mares ou des cours d'eau où ils sont nés et où ils pondent dans un rayon maximum de 1.500 mètres. Mais ils	La proximité d'un marais ou d'un cours d'eau constitue pour une habitation un danger de paludisme. Les localités exposées aux vents

peuvent être convoyés par des véhicules ou emportés par le vent beaucoup plus loin. Des obstacles naturels, un rideau d'arbres, suffisent souvent pour les arrêter, les fixer et en protéger les habitations situées au delà.

Les anophèles ne piquent guère que la nuit et se reposent le jour, réfugiés dans le feuillage ou dans un coin obscur de la maison : sur les vêtements sombres, sous les lits, dans le chaume des toitures.

Le mâle se nourrit de sucs végétaux. Seule la femelle pique, car il lui faut un repas de sang pour mûrir ses œufs. Elle pique les indigènes de préférence aux blancs, les gros animaux de préférence à l'homme.

Au moment de la ponte, la femelle s'envole vers les mares herbeuses; elle dépose ses œufs sur la berge des marais ou des cours d'eau ou sur l'eau même. L'incubation des œufs est de un jour et demi à trois ou quatre jours. Il en éclôt des larves qui vivent dans ce milieu de onze à vingt-cinq jours, se tenant horizontales à la surface où elles reposent, à l'aide de leurs stigmates.

Les larves peuvent vivre dans des eaux souillées même par des produits chimiques. Elles s'accommodent de l'eau de mer, voire d'eaux plus salées encore, comme celles de mares sahariennes où la concentration des chlorures atteint 40 grammes par litre (Foley et Yvernault).

Elles vivent à l'état de pupe deux à huit jours, puis se métamorpho

dominants soufflant d'une région marécageuse sont souvent infectées (vent malarial).

Des obstacles naturels (rideaux d'arbres, etc.) suffisent souvent à protéger contre les fièvres apportées par le vent malarial.

On prétend parfois qu'une région où sévit le paludisme n'est pas infestée de moustiques ou ne connaît que des culex. Cela tient souvent à ce que les anophèles restent invisibles de par leurs mœurs spéciales. On les découvrira si l'on sait les chercher dans leurs cachettes habituelles ou si on les capture la nuit.

Les indigènes paraissent plus impaludés que les Européens.

Le drainage et la culture des plaines marécageuses, l'assèchement des marais sont toujours suivis d'une disparition ou d'une grande diminution des cas de fièvres paludéennes.

Le paludisme est fréquent au bord de la mer. On le constate dans certaines oasis du Sud (Oued-Rihr, région d'Ouargla, Djerid, etc.), où les eaux naturelles sont très salées.

<table>
<tr><td>BIOLOGIE ET MŒURS DES ANOPHÈLES.</td><td>ÉTIOLOGIE DE L'INFECTION PALUSTRE</td></tr>
<tr><td>sent. Elles émergent de leur enveloppe chitineuse qui éclate et leur sert de nacelle pour voguer à la surface des eaux jusqu'à ce que l'usage de leurs ailes leur permette de gagner les rives (fig. 41).</td><td></td></tr>
</table>

Réceptivité et immunité.

Il n'est pas d'immunité de race.

L'immunité individuelle, par contre, semble exister, bien que très rare.

Il en va autrement de l'immunité acquise.

Nous savons aujourd'hui que l'immunité relative présentée par certaines races indigènes, notamment les nègres dans leur pays d'origine, tient moins à une immunité de race, comme on le croyait naguère, qu'à une accoutumance.

Il est démontré que les enfants de ces régions sont tous infectés dans le bas âge (Koch). L'affection revêt chez eux une forme fruste, souvent sans accès fébrile, reconnaissable, en outre des troubles généraux, à une hypertrophie marquée de la **rate** (1). Mais l'hématozoaire existe dans leur sang et les jeunes indigènes constituent, à ce point de vue, le plus dangereux *réservoir de virus*. Il s'établit, à la suite de cette infection latente, une sorte d'immunité parfois très énergique qui ne va pas sans un déchet considérable, car beaucoup d'enfants sont emportés par le mal.

Les Européens peuvent acquérir jusqu'à un certain point cette immunité. En 1844, alors que la petite garnison fixée à Takitount (près Sétif) restait indemne, 16, sur 18 des nouveaux soldats qu'on y envoya, contractèrent le paludisme.

---

(1) La palpation de la rate, chez les habitants d'une région, notamment les enfants, permet d'établir rapidement le pourcentage des impaludés. On obtient ainsi ce que l'on appelle l'*index splénique*, qui sert à apprécier, comme nous le verrons plus loin, le degré malarigène d'une contrée et la valeur des résultats obtenus par la lutte antipaludique.

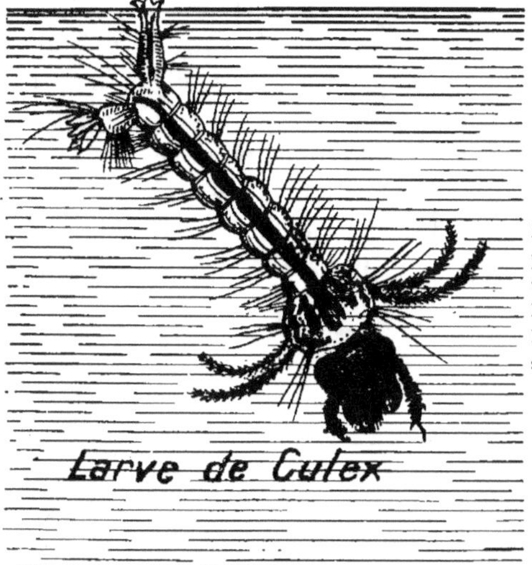

Culex (*Culicine*).

La larve de **Culex** vit dans l'eau et porte un siphon respiratoire à l'extrémité postérieure du corps, ce qui lui permet de rester plongée dans l'eau lorsqu'elle vient respirer à la surface.

Anophèles (*Anophéline*).

La larve d'*Anophèle* vit dans l'eau et ne possède pas de siphon respiratoire, ce qui l'oblige à prendre une position à fleur d'eau lorsqu'elle y vient pour respirer.

Les larves se transforment en *nymphes* à peu près semblables chez tous les moustiques. Les insectes ailés sortent de la nymphe par une fente du dos.

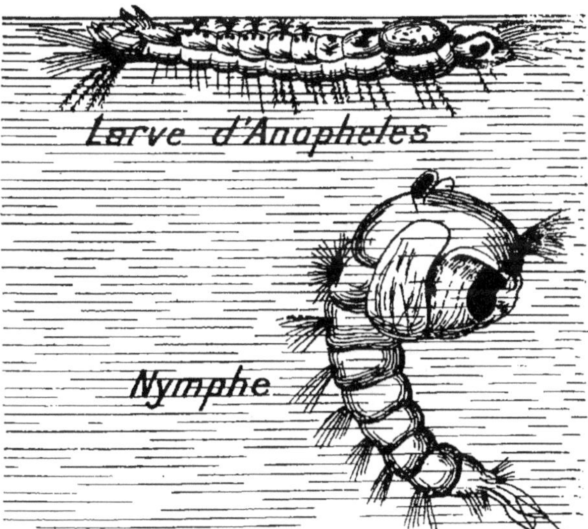

Fig. 41 — Larves de culex et d'anophèle. Nymphe d'anophèle (Grossissement : 12).

Ajoutons enfin que, d'une façon générale, les fièvres intermittentes revêtent, chez les indigènes d'Algérie, des formes
moins graves et moins aiguës que chez les Européens et que les
nègres ne payent au paludisme qu'un tribut léger. C'est ainsi
que les Khamnès noirs, qui travaillent dans les palmeraies de
l'Oued-Rirh et d'Ouargla, sont les seuls qui puissent, en été,
séjourner dans des régions où le paludisme est si meurtrier et
si redouté que les indigènes fuient la contrée et que les caravanes, passant près d'Ouargla, ne franchissent pas les hauteurs
voisines de Ba-Mendil.

SYMPTOMATOLOGIE.

Le paludisme affecte, dans ses manifestations pathologiques,
une grande variété. Il n'est pas dans notre intention de les décrire ici en détails, mais nous croyons utile d'en donner un
court aperçu qui permettra de reconnaître à leurs symptômes
capitaux les formes de fièvres les plus répandues.

Les atteintes palustres les plus communes et le plus anciennement connues sont les fièvres intermittentes, puis, la fièvre
continue et les accès pernicieux. Il existe aussi des formes frustes ou larvées et un état chronique ou cachexie palustre.

FIÈVRES INTERMITTENTES.

Les fièvres intermittentes sont caractérisées par le retour a
intervalles périodiques d'accès fébriles.

Description de l'accès franc.

L'*accès* régulier est le phénomène-type de l'atteinte malarique. Lorsqu'il est franc, il est tellement caractéristique qu'il
suffit de l'avoir vu une fois pour le reconnaître. L'accès est souvent précédé de prodromes : lassitude, malaise, nausées; le pa-
ludéen « sent venir la fièvre ».

Puis le *frisson* éclate, violent, et dure pendant tout le premier
stade de l'accès. C'est la période la plus pénible pour le malade.
Les membres sont secoués par le frisson, les dents claquent;

la peau offre l'aspect de la chair de poule, la sensation de froid est intense, mais, en réalité, la température centrale dénote déjà une fièvre élevée.

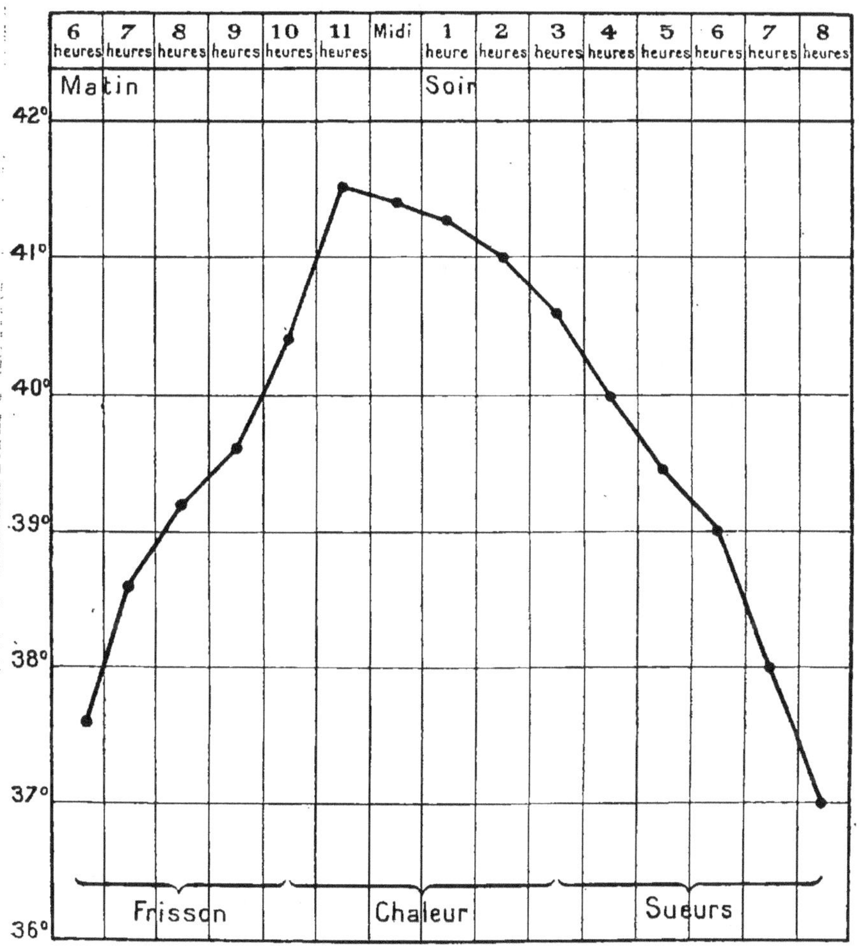

Courbe thermique d'un accès de paludisme.

A ce stade de frisson succède le stade de *chaleur*. La température atteint le maximum de l'accès (40° et même davantage); la sensation de chaleur est très accusée accompagnée de soif ardente et de fort mal de tête, parfois de délire.

Enfin la défervescence se produit : c'est le stade de *sueurs*. Le malade éprouve une sensation de bien-être, la transpiration est souvent très abondante, la température s'abaisse progressivement et descend fréquemment au-dessous de la normale.

La durée moyenne de l'accès est de dix à douze heures. Il existe des accès courts (quatre à huit heures), des accès longs (plus de douze heures), enfin, des accès subintrants se succédant sans interruption, ou plus exactement débutant chacun avant la fin du précédent.

Le graphique ci-dessus donne la courbe type d'un accès moyen.

Les accès sont souvent suivis de troubles généraux, vomissements, congestions viscérales, herpès, urticaire; la rate est augmentée de volume, l'anémie vite acquise.

Ces accès peuvent se reproduire tous les jours : c'est le *type quotidien*.

Ils peuvent revenir tous les deux jours : c'est la *fièvre tierce*.

Ils peuvent revenir tous les trois jours : c'est la *fièvre quarte*.

Enfin, dans certains cas, il semble s'intercaler, dans la période de rémission, des accès moins forts, mais également espacés : ce sont les formes de fièvre, plus rares, dites *double tierce* et *double quarte*.

Le schéma suivant résume les diverses formes de fièvres intermittentes (p. 203).

FIÈVRE CONTINUE.

La forme continue de l'atteinte palustre est celle où la fièvre, au lieu de se limiter à un accès de courte durée, persiste pendant plusieurs jours : huit ou dix jours, quand elle est abandonnée à elle-même, quatre ou cinq jours quand elle est traitée par la quinine.

Le début est brusque, le stade de frissons manque ou est écourté. Il existe des douleurs lombaires et des maux de tête violents.

Les phénomènes généraux et les phénomènes abdominaux rappelant l'infection typhoïde dominent la scène. Cette forme est grave et peut se terminer par la mort.

La fièvre, très élevée dès le début, subit des oscillations, des

Principales formes de fièvres intermittentes.

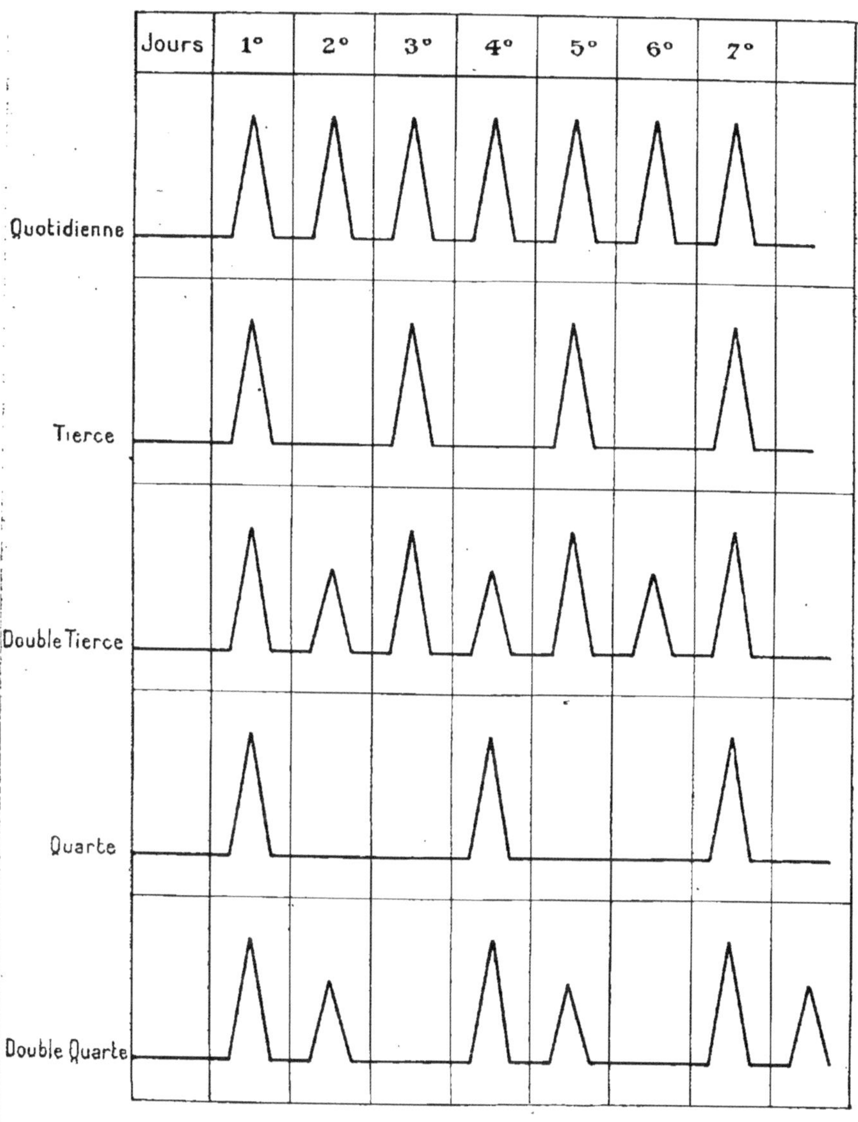

rémissions; aussi appelle-t-on encore cette forme de fièvre : *fièvre rémittente.*

Elle est très répandue dans les régions chaudes et tropicales.

Elle est loin d'être rare dans l'Afrique du Nord. Les hautes températures de 40° ou 50° à l'ombre, les fatigues et les excès alcooliques y prédisposent. De plus, elle constitue la forme habituelle de l'infection paludéenne chez les nouveaux venus (paludisme de première invasion), les fièvres intermittentes représentant plutôt des formes de récidive.

ACCÈS PERNICIEUX.

Les accès pernicieux sont des formes particulièrement graves que peuvent revêtir les fièvres intermittentes ou les fièvres continues. Ils surviennent toujours chez des sujets très impaludés et s'observent pendant la saison endémo-épidémique. L'intensité du paludisme dans un foyer malarigène, la chaleur extrême et le siroco, les excès alcooliques, les privations, les grandes fatigues et le surmenage sont des facteurs qui interviennent dans la production de ces formes malignes de l'infection palustre.

Il existe de nombreux types d'accès pernicieux, mais les plus répandus sont les suivants :

Accès délirant.

L'accès délirant : Le délire apparaît généralement à la période de réaction d'un accès ou dans le cours d'une continue palustre. Il s'annonce par des maux de tête violents, de la loquacité, une certaine excitation. L'agitation devient extrême, le délire est bruyant, la température se maintient au-dessus de 40°; le malade cherche à se lever de son lit, il a tendance à s'enfuir et à se suicider. Cet état dure quelquefois quarante-huit heures. Dans les cas favorables, la fièvre tombe brusquement et une lassitude extrême succède à l'agitation.

Il existe parfois des convulsions (accès convulsifs).

Accès comateux.

L'accès comateux : Le coma, dans lequel est plongé le malade, peut être précédé par du délire ou survenir brusquement, sans aucun symptôme prémonitoire (accès apoplectiforme). Généralement pourtant, il y a eu des accès simples les jours précédents. La température reste élevée (40°), la perte de connaissance peut durer vingt-quatre ou quarante-huit heures. C'est une forme toujours très grave, souvent mortelle.

Accès algide.

L'accès algide survient insidieusement pendant le stade de chaleur. Le malade ne se plaint pas et garde sa connaissance, mais les extrémités se refroidissent, la peau se recouvre d'une sueur visqueuse, les battements du cœur s'accélèrent, le pouls devient petit, filiforme. Le malade meurt dans le collapsus. L'extrême gravité de ces cas échappe facilement à l'entourage et ne se dénonce parfois qu'aux derniers moments du malade.

Accès cholérique.

L'accès cholérique reproduit les symptômes du choléra et en impose souvent pour cette maladie. Diarrhée profuse et séreuse, vomissements, crampes, algidité surviennent pendant le stade de frisson ou le stade de chaleur d'un accès.

Le malade peut ensuite tomber dans l'état algide et mourir.

Cette forme est peu fréquente en Algérie-Tunisie; elle est surtout connue en Cochinchine.

Il existe encore des accès pernicieux *gastralgiques, cardialgiques, dyspnéiques*, où les symptômes douloureux gastriques, cardiaques, respiratoires prédominent.

Fièvre typho-palustre et bilieuse-hémoglobinurique.

Il est enfin deux variétés d'atteintes palustres qui ont été décrites parmi les formes pernicieuses, ce sont :

La *forme typhoïde* (typho-palustre);

Et la *forme bilieuse* (bilieuse-hémoglobinurique). Il semble bien qu'il s'agisse, en réalité, de complications du paludisme ou d'associations avec d'autres infections.

La fièvre typho-palustre est, en effet, aujourd'hui regardée comme une fièvre typhoïde greffée sur du paludisme grave.

Quant à la fièvre bilieuse-hémoglobinurique, malgré ses rapports étiologiques étroits avec le paludisme, elle n'a pu être définitivement identifiée avec l'infection malarienne et constituerait une affection spéciale para-paludéenne, qu'il est d'ailleurs assez rare de rencontrer dans l'Afrique du Nord.

PALUDISME FRUSTE ET LARVÉ.

Formes frustes.

Si les accès pernicieux constituent les formes aggravées du paludisme, il existe, par contre, des *formes frustes*, surtout fréquentes chez les enfants, où l'on ne retrouve pas les caractères de l'accès de fièvre, mais où les symptômes capitaux de ce dernier sont simplement ébauchés : état de malaise avec frissons, légère élévation thermique oscillant autour de 37°,5, sudation prolongée ou simple moiteur.

Formes larvées.

Les fièvres larvées sont celles dans lesquelles « les accès fébriles sont remplacés par l'apparition de divers symptômes anormaux sous lesquels se cache le paludisme » (Laveran).

Une des formes les plus connues est la névralgie intermittente (sus-orbitaire, occipitale, intercostale, sciatique), on peut y joindre l'urticaire et les hémorrhagies intermittentes, des coliques et diarrhées dysentériformes, certains troubles cérébraux (ataxiques, épileptoïdes) ou mentaux, enfin une neurasthénie palustre avec dépression mélancolique.

PALUDISME CHRONIQUE.

(Impaludisme, cachexie palustre)

On ne s'acclimate pas contre l'impaludation, ainsi que l'a dit Catteloup. Le parasitisme palustre, qu'il s'établisse insidieusement et sans manifestations typiques, ainsi qu'il arrive souvent chez les indigènes de l'Afrique du Nord (cachexie d'emblée), qu'il s'établisse rapidement à la suite de quelques accès graves (cachexie aiguë), ou qu'il succède à une suite de fièvres intermittentes (cachexie tardive), amène toujours un état de déchéance de l'organisme ou *cachexie*, caractérisé par une altération profonde du sang et par des lésions des viscères.

La cachexie palustre se traduit surtout par de l'anémie et l'hypertrophie de la rate (hypersplénie).

L'anémie est profonde. La peau est pâle, le teint cireux ou terreux, les sclérotiques bleuâtres, les muqueuses décolorées. Les malades sont amaigris, vieillis avant l'âge, d'humeur triste, leur démarche est parfois vacillante; ils accusent des maux de tête, des vertiges, de l'insomnie, de l'inappétence. Il existe des hémorrhagies et des œdèmes. Le foie et la rate sont hypertrophiés. Les accès de fièvre sont fréquents et irréguliers.

Les pneumonies, les entéro-colites chroniques constituent les modes de terminaison habituels de cet état cachectique.

TRAITEMENT.

Nous nous sommes jusqu'ici abstenu d'introduire dans ce livre des principes de thérapeutique qui ne sauraient trouver place dans un tel ouvrage. Mais le paludisme est une affection si répandue dans l'Afrique du Nord que tout Européen peut être appelé, en l'absence de médecin, à combattre un accès de fièvre. Nous avons donc jugé indispensable de donner quelques notions sur le traitement quinique de l'infection palustre.

La quinine est le médicament spécifique du paludisme: c'est, en effet, une substance très toxique pour l'hématozoaire, qu'elle détruit dans le sang et dont elle empêche la multiplication.

Choix du sel.

Le chlorhydrate (acide ou basique) de quinine est le sel quinique à préférer, comme étant le plus soluble et ayant la teneur en quinine la plus élevée (81.71 p. 100). Son action se fait sentir deux à cinq heures après l'administration. Il est éliminé au bout de trente-six à quarante-huit heures (Kerner).

Mode d'administration.

Voie stomacale. — C'est la plus pratique. Elle convient aux cas ordinaires. On use de cachets, pilules, comprimés ou solutions. Ces dernières sont les plus actives, mais ne masquent pas l'amertume du médicament.

Voie hypodermique. — On utilise les injections intra-musculaires, pratiquées avec une solution stérilisée de bichlorhydrate de quinine.

> Bichlorhydrate de quinine.................. 5 grammes.
> Eau distillée.............................. Q. S. pour 10 cm3.

Un centimètre cube de solution, contenu dans une ampoule, renferme 50 centigrammes de bichlorhydrate de quinine.

Cette méthode convient surtout aux cas graves où il est nécessaire d'agir promptement.

La surface cutanée où l'on fera la piqûre doit être stérilisée à la teinture d'iode, la seringue et l'aiguille préalablement bouillies.

Il est préférable d'injecter en plein muscle (injection intramusculaire), ce qui rend la piqûre moins douloureuse, ou tout au moins dans le tissu cellulaire sous-cutané.

Les injections poussées dans l'épaisseur de la peau déterminent souvent des accidents locaux (phlegmons, escharres) et sont très douloureuses.

Doses. — Mode d'emploi.

La quinine peut être administrée, chez l'adulte, à dose de 0 gr. 80 à 1 gr. 50 par jour. On l'a donnée à doses massives et espacées de 2 grammes à 2 gr. 50 par jour, mais, outre que cette façon de procéder amène des troubles nerveux : bourdonnements d'oreille, surdité, il ne semble pas que les résultats soient préférables à ceux que donne l'administration de doses moyennes mais répétées.

FIÈVRES INTERMITTENTES.

Il y a avantage à recourir, suivant la méthode préconisée par Laveran, aux traitements successifs et prolongés, qui seuls *préviennent les rechutes.*

En voici le principe :

1er, 2e et 3e jours : 80 centigrammes à 1 gramme par jour de chlorhydrate de quinine.

4e, 5e, 6e et 7e jours : pas de quinine.

8e, 9e, et 10e jours : 60 à 80 centigrammes de chlorhydrate de quinine.

Du 11e au 14e jour : pas de quinine.

15e et 16e jours : 60 à 80 centigrammes de chlorhydrate de quinine.

Du 17e au 20e jour : pas de quinine.

Les 21e et 22e jours : 60 à 80 centigrammes de chlorhydrate de quinine.

FIÈVRES CONTINUES PALUSTRES. — ACCÈS PERNICIEUX.

Agir vite. Donner la quinine à hautes doses et par la voie hypodermique (1 gr. 50 à 2 grammes par jour en deux fois).

Quand la fièvre tombe, reprendre le traitement des fièvres simples, comme ci-dessus.

Dans la *cachexie palustre*, on joindra à l'emploi de la quinine celui de ses adjuvants : l'arsenic (liqueur de Boudin, liqueur de Fowler), le fer (protoxalate de fer, tartrate de fer), la noix vomique, le quinquina.

Les changements de climat, l'hydrothérapie, les cures thermales (Vichy), rendront aussi dans ces cas de précieux services. Il faut savoir, pourtant, que les impaludés qui changent de climat, ceux par exemple qui, de l'Afrique, reviennent en France, sont souvent éprouvés aux premiers jours de voyage par un accès de fièvre.

PROPHYLAXIE.

Nous savons que l'infection palustre est réalisée suivant un cycle à trois chaînons : le réservoir de virus (homme infecté), le moustique et l'homme sain.

Supprimez un des chaînons, et la contamination devient impossible. Il semble donc, *a priori*, que la prophylaxie antimalarique puisse se contenter de détruire l'une des mailles de cette

chaîne : le réservoir de virus ou l'hôte intermédiaire de ce virus, c'est-à-dire le moustique.

Traitez tous les porteurs de parasite dès la saison fraîche, a
dit Koch, et vous empêcherez les moustiques de s'infecter.

Détruisez les moustiques ou empêchez-les de se reproduire,
a proposé Ross, et vous supprimerez le paludisme.

Théoriquement, ces deux méthodes sont rigoureusement
exactes. Mais il est aisé de prévoir que leur application absolue rencontre, dans la pratique, de tels obstacles que leur efficacité doit rester douteuse.

Leur principe n'en est pas moins à retenir; la lutte antipaludique, telle que nous la comprenons aujourd'hui et telle qu'elle
a été réalisée déjà en Algérie avec des résultats extrêmement
encourageants, doit, faute de mieux, combiner les avantages
de ces deux méthodes et chercher :

1° A s'opposer au passage du virus de l'homme malade (réservoir de virus) au moustique.

2° A empêcher le passage du virus du moustique à l'homme
sain;

3° A poursuivre l'anéantissement des moustiques.

PROPHYLAXIE DIRIGÉE CONTRE LES RÉSERVOIRS DE VIRUS.

Mode d'action de la quinothérapie.

Tout homme impaludé dont le sang renferme des hématozoaires réalise un réservoir de virus et constitue, par suite, un
danger pour la collectivité.

Or, nous savons que la quinine a pour effet de détruire les
hématozoaires circulant dans le sang et de s'opposer à leur
multiplication. Elle *stérilise* en quelque sorte les réservoirs de
virus, car les porteurs de germe sont, sous son influence, rendus inoffensifs; les moustiques peuvent les piquer sans s'infecter eux-mêmes.

Les propriétés précieuses de la quinine sont connues des
Européens, dont la plupart se traitent quand ils sont impaludés.
Mais il n'en est pas de même des indigènes qui, nés au milieu
de malades, infectés dès l'enfance et négligeant ensuite toute
médication, constituent le plus dangereux réservoir de virus.

C'est donc aux indigènes que doit s'adresser la quinisation stérilisatrice, et surtout à leurs enfants, qui sont, dans une proportion élevée, des porteurs de germe malarique.

Quinisation des indigènes en Algérie.

Sous l'impulsion, digne de tous les éloges, des frères Şergent, qui, depuis 1900, se sont voués à l'œuvre de la prophy-

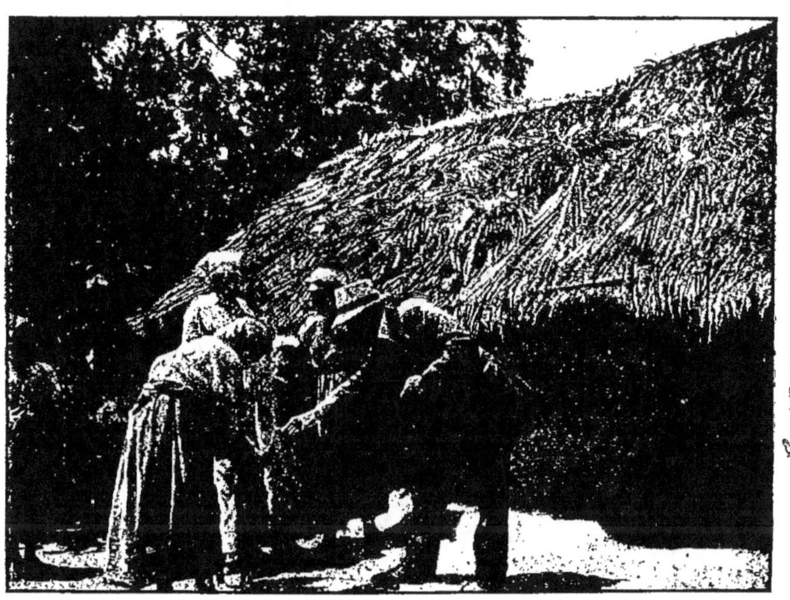

Fig. 42. — Distribution de dragées de quinine aux enfants indigènes par un agent quinisateur Oued-El-Alleug (Algérie).

laxie antimalarique en Algérie, une campagne de quinisation très active a été menée dans cette colonie et y a donné les résultats les plus encourageants. Des dragées de 0 gr. 20 de bichlorhydrate de quinine, enrobé dans du sucre et d'un usage agréable, ont été répandues dans le commerce à un prix très réduit. Pour triompher de l'indifférence des populations indigènes, des distributions journalières de ces dragées ont été confiées à des agents quinisateurs qui, dans les centres malarigènes où la lutte antipaludique est engagée, assurent l'absorption de ces médicaments pendant les six mois les plus chauds de l'année, à la dose d'une dragée par jour pour les adultes et d'une tous les deux jours pour les enfants au-dessous de 10 ans (*fig.* 42).

Les résultats obtenus par les quinisateurs et surtout les quinisatrices ont été très satisfaisants. Aussi, cet exemple a-t-il été suivi par le gouvernement tunisien; il est à souhaiter qu'il se répande de plus en plus dans toutes les régions malarigènes de l'Afrique du Nord.

PROPHYLAXIE BASÉE SUR LA PROTECTION DE L'INDIVIDU SAIN CONTRE LE MOUSTIQUE INFECTÉ.

La défense de l'homme sain vis-à-vis du virus convoyé par le moustique peut s'exercer de deux manières :

Quinisation préventive.

1° *Par la quinisation préventive.* Le sang des individus sains, soumis à la médication quinique, possède des propriétés antiseptiques qui s'opposent au développement et à la multiplication des hématozoaires introduits dans la circulation.

On peut user de doses massives et espacées (méthode de Koch) de 1 gramme tous les cinq jours;

De doses moyennes de 0 gr. 30 à 0 gr. 50 tous les deux ou trois jours;

De doses faibles (méthode italienne; méthode des frères Sergent en Algérie), de 0 gr. 20 tous les jours.

Les petites doses sont préférables et semblent donner de meilleurs résultats Il faut bien savoir, d'ailleurs, que l'usage quotidien et *prolongé* de la quinine n'est pas inoffensif: il entraîne, surtout dans les climats très chauds, des troubles gastriques et, par suite, doit être d'une durée limitée. C'est là surtout, comme l'a dit Edmond Sergent, « l'hygiène du voyageur et du militaire ».

Protection mécanique.

2° *Par la protection mécanique* : moustiquaires, grillages métalliques (*fig.* 43), tous procédés sur lesquels nous nous sommes déjà étendu au chapitre III, à propos de la lutte contre les moustiques. Il en est de même des onguents et pom-

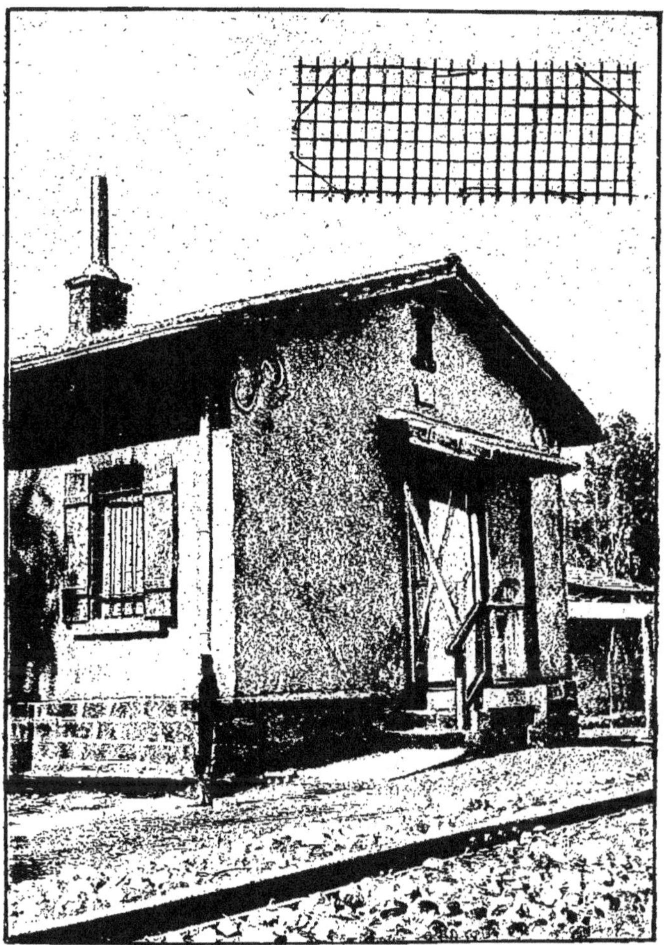

Fig. 43. — Défense mécanique des locaux habités contre les moustiques.
(Grillage métallique. Grandeur naturelle des mailles.)

mades destinés à défendre la peau contre la piqûre de ces insectes.

PROPHYLAXIE BASÉE SUR LA DESTRUCTION DES MOUSTIQUES.

La destruction des moustiques est certainement le procédé le plus radical, mais on devine les difficultés auxquelles il se heurte et les dépenses élevées qu'il nécessite. Ce n'est point, évidemment, contre l'insecte adulte et ailé qu'est dirigée cette lutte; les mœurs nocturnes et la dispersion des anophèles rendraient tout effort illusoire. Mais leurs larves, sédentaires et bien localisées à la surface des collections liquides, sont faciles à atteindre.

Nous ne répéterons pas ici les notions que nous avons déjà données sur la lutte contre les moustiques : pétrolage des mares (*fig.* 46), agitation de l'eau, faucardement, empoissonnement, travaux hydrauliques tendant à l'assainissement des régions palustres. Nous montrerons seulement que ces mesures, si elles sont bien comprises et énergiquement poursuivies, sont des plus efficaces.

On a coutume de citer, comme preuve typique de la valeur de cette méthode, l'assainissement d'Ismaïlia (isthme de Suez) réalisé dans des conditions à vrai dire très favorables, par la destruction méthodique des moustiques. Pareils exemples ne manqueraient pas dans l'Afrique du Nord.

Nombreuses sont les localités d'Algérie justement réputées comme malarigènes voici quelques années et qui ont été complètement assainies, depuis que la lutte contre les moustiques a été organisée.

Témoin cette gare de l'Alma, sur la ligne d'Alger à Constantine, dans la Mitidja, où le personnel était régulièrement impaludé et où jamais un employé n'avait pu passer un été sans contracter les fièvres. La campagne antipaludique, pratiquée en 1902, avec pétrolage du canal et protection mécanique de la gare contre les moustiques, eut les effets les plus radicaux. On ne put, au cours de quatorze recherches successives, recueillir dans le canal voisin que 14 larves ou nymphes d'anophèles, alors que, dans les localités non pétrolées de la même région, on en recueillait 220. Aucune atteinte malarigène n'a pu être constatée parmi le personnel nouvellement arrivé, qui, pour la première fois, put passer l'été sans être infecté.

A Mondovi (département de Constantine), les atteintes palus-

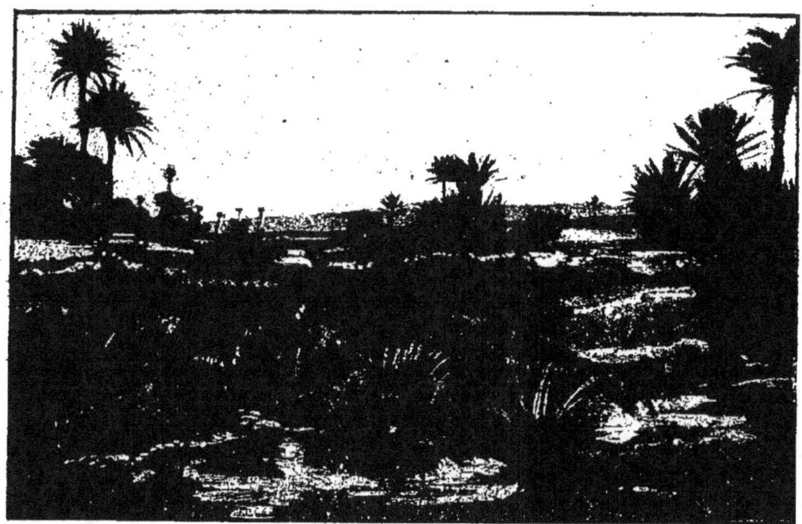

Fig. 44. — Lit de l'oued Melias avant les travaux.

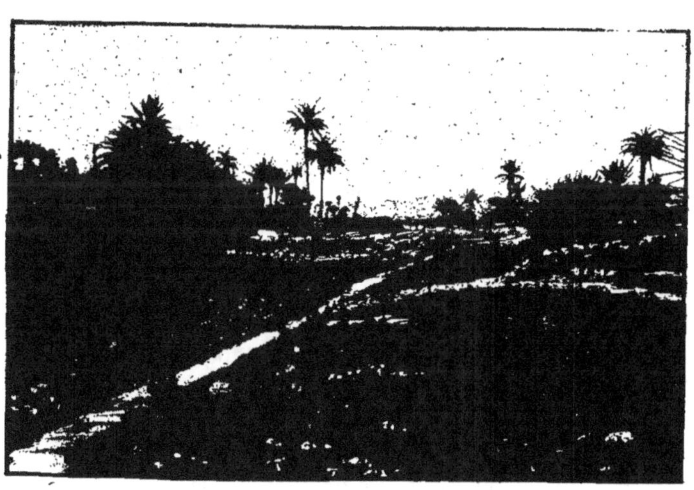

Fig. 45. — Lit de l'oued Melias après les travaux.

tres se montraient, avant 1906, très nombreuses et particuliè-
ment sévères. La fièvre bilieuse hémoglobinurique, rare dans
l'Afrique du Nord, y était annuellement observée.

Depuis 1906, grâce aux mesures antilarvaires, aux mesures
de protection contre les moustiques adultes et à la quinisation
des enfants et des indigènes, cette localité a été complètement
assainie. Alors que, dans les zones-témoins voisines, nymphes

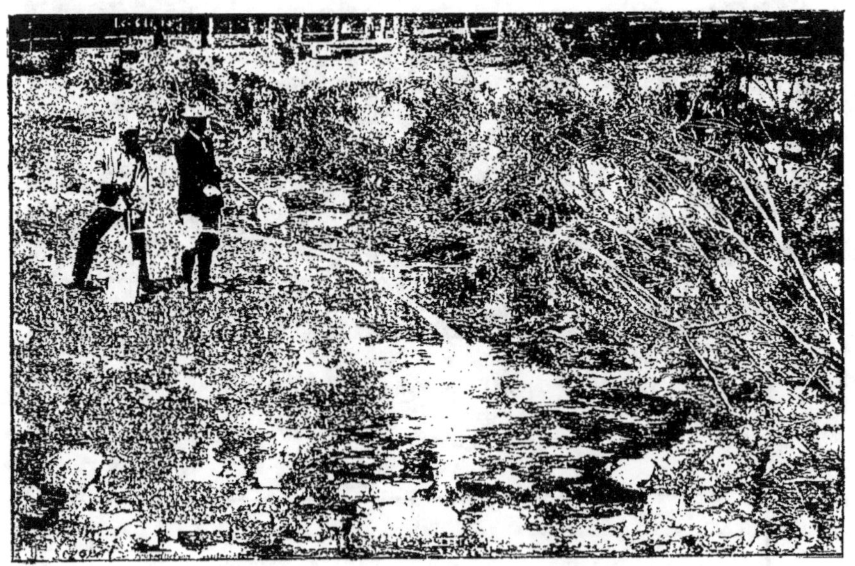

Fig. 46. — Pétrolage d'une mare avec une pompe à main.

et grosses larves pullulaient tout l'été de 1912, toutes les larves
étaient détruites dans la zone défendue et les anophèles dispa-
raissaient complètement.

L'index endémique — c'est-à-dire le pourcentage des individus reconnus impaludés à l'examen bactériologique du sang
— tombait de 78,8 p. 100 en 1906, à 42,5 p. 100 en 1907, à 32,6
p. 100 en 1908 et à 27 p. 100 en 1912.

L'oasis très malarigène de Beni-Ounif (Sud oranais) a été assainie de la même manière, grâce à la campagne antipaludique
dirigée avec une compétence toute spéciale par le docteur Foley,
médecin-major hors cadres à l'Institut Pasteur d'Alger, chef
du Laboratoire saharien de ce poste (*fig.* 44 et 45).

Ici, les difficultés étaient notoires, eu égard à l'abondance et à la dissémination des gîtes à anophèles (mares, lit de l'oued Mélias), ainsi qu'à l'importance du réservoir de virus constitué par les ksouriens, dont une grande partie étaient infectés.

Des travaux importants furent entrepris, dès le mois de février 1908. Les mares furent comblées, un chenal étroit, destiné à accélérer le cours des eaux, fut creusé dans le lit de l'oued qu'un faucardement énergique dépouilla de son abondante végétation. Les bords en furent asséchés. Des pétrolages furent pratiqués, durant l'été, tous les huit ou dix jours. De larges distributions de quinine furent faites dans la garnison et dans le milieu indigène.

En voici les résultats. Les anophèles disparurent presque complètement de la région ainsi défendue. La morbidité palustre de la garnison tomba de 85 p. 100 en 1906, à 3,70 p. 100 en 1908. La population européenne ne fournit que deux cas de paludisme au lieu de douze l'année précédente.

Quant à la population indigène, la palpation des rates hypertrophiées (index splénique) et l'examen bactériologique du sang (index endémique) donnèrent, chez les enfants du ksar de Beni-Ounif, les chiffres suivants :

	Index splénique p. 100.	Index endémique p. 100.
Au mois d'*avril* (avant la campagne antipaludique)...	41	22
Au mois de *décembre* (après la campagne antipaludique)...	5,50	11

Des exemples aussi frappants pourraient être multipliés. Il suffit de citer ceux-ci qui, on voudra bien le reconnaître, sont assez démonstratifs par eux-mêmes.

Ils prouvent, en effet, que les mesures antipaludiques sont loin, comme d'aucuns le supposent, de donner des résultats hypothétiques et d'être une vue de l'esprit.

Quasi-disparition des anophèles, diminution considérable de la morbidité palustre, assainissement d'une région jusque-là fiévreuse, tels sont les faits indiscutables auxquels aboutit une campagne antipaludique méthodiquement organisée.

Il y a donc lieu de retenir que, si le paludisme est un des fléaux de l'Afrique du Nord, c'est aussi un de ceux contre lesquels l'hygiéniste est le mieux armé.

CHAPITRE VI.

LE PROBLÈME DE L'EAU DE BOISSON DANS L'AFRIQUE DU NORD.

Importance du problème de l'eau dans l'Afrique du Nord.

La question de l'eau de boisson, qui revêt en tout temps et en tous lieux une importance majeure en hygiène, acquiert aux colonies une place plus grande encore.

Sous le climat africain, la chaleur excessive de l'atmosphère, les sudations abondantes, l'irritation du tube digestif accroissent singulièrement la sensation de la soif. D'autre part, la rareté des eaux dans les régions désertiques rend l'homme moins difficile sur le choix de l'eau de boisson. Si l'on connaît la fréquence de la pollution des eaux dans ces régions et celle de leur mauvaise composition chimique, on conçoit que les maladies infectieuses d'origine hydrique soient loin d'être rares dans ces contrées.

Et, de fait, la contamination par les eaux de boisson revêt, dans l'Afrique du Nord, comme dans tous les pays chauds, une importance capitale dans l'étiologie des maladies infectieuses. Ce fait s'explique d'autant plus facilement que les parasites végétaux ou animaux sont beaucoup plus abondants sous ces climats et y trouvent des conditions plus favorables à leur développement comme à leur multiplication.

Il y a donc le plus grand intérêt, pour quiconque est appelé à vivre dans ces contrées, à bien connaître la valeur des eaux suivant leurs diverses origines, les qualités chimiques et organiques qu'on doit exiger d'elles avant de les considérer comme potables, et les moyens dont nous disposons aujourd'hui pour corriger leurs défauts naturels et les rendre propres à la consommation.

ORIGINE DES EAUX.

Les eaux de boisson peuvent être, au point de vue de leur origine, classées en trois catégories :

Les *eaux météoriques;*

Les *eaux de surface;*

Les *eaux souterraines.*

EAUX MÉTÉORIQUES.

Les eaux météoriques comprennent les eaux de pluie, celles provenant de la fonte des neiges et de la grêle ou de la condensation du brouillard et de la rosée.

L'eau de pluie, dont nous parlerons seulement ici, est le résultat de la condensation des vapeurs atmosphériques. Bien qu'elle soit jugée comme fade, lourde et indigeste, on s'accorde généralement à en louer la pureté. Il est, en effet, démontré qu'elle renferme peu de germes microbiens, surtout en dehors des grandes cités.

Elle « lave » pourtant l'atmosphère, dissolvant les gaz et s'emparant des poussières ou des particules de charbon qui flottent dans l'air, mais cette dernière cause de souillure est négligeable, surtout dans les contrées habitées par une population aussi peu dense que celle de l'Afrique du Nord. Il convient surtout de retenir comme défaut leur faible degré de minéralisation, notamment leur pauvreté en chaux. Le reproche le plus grave qu'on puisse leur faire tient au mode, généralement défectueux, de leur collectionnement.

Les eaux de pluie sont, en effet, recueillies sur les terrasses des habitations qui, dans les contrées où l'eau de source est rare, sont disposées de manière à les collecter et à les emmagasiner dans des citernes.

Ce mode de captation mérite d'être surveillé si l'on ne veut s'exposer à voir les eaux de pluie recueillir sur ces terrasses des poussières et des détritus organiques de toutes sortes, rendus d'autant moins négligeables que les pluies sont plus rares dans la région.

Parmi les nombreuses localités de l'Afrique du Nord où l'on a recours au collectionnement des eaux de pluie dans des citernes, bien peu sont organisées pour recueillir ces eaux dans des conditions favorables. Il est prudent, tout au moins au commencement de la saison des pluies, ou au début d'une averse, d'éliminer les premières eaux qui ont balayé les poussières et les détritus des toitures et de n'emmagasiner ces eaux qu'après leur avoir fait subir une décantation analogue à celle que réalisent les habitants de Venise à l'aide du dispositif suivant :

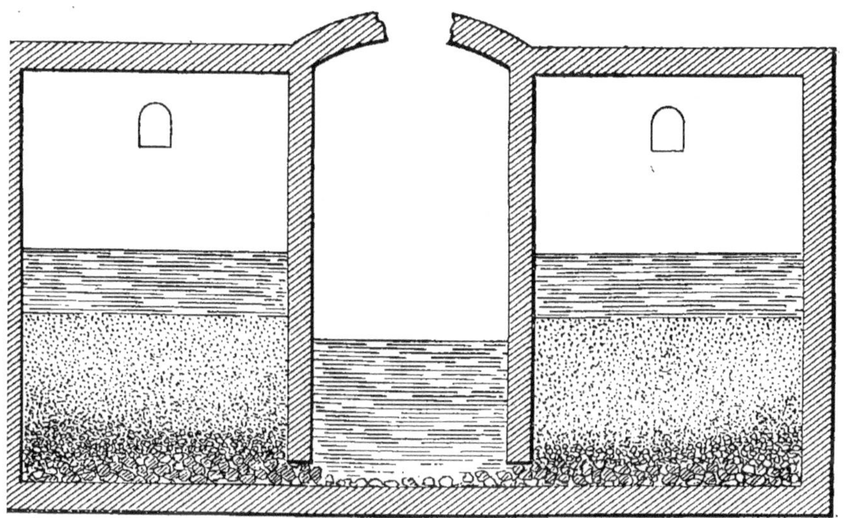

Fig. 47. — Filtre à sable clarifiant l'eau des citernes à Venise (coupe schématique).

L'eau des toitures est amenée dans une fosse remplie de sable, au centre de laquelle se trouve un puits maçonné seulement à la partie supérieure. L'eau se trouve ainsi filtrée avant de parvenir dans le puits d'où elle est tirée pour la consommation (*fig.* 47).

Les citernes doivent être, enfin, pourvues de parois maçonnées imperméables et recouvertes par une épaisse couche de terre qui les protège contre la chaleur solaire.

EAUX DE SURFACE.

Les eaux de surface proviennent des fleuves, des rivières et des ruisseaux, des lacs, étangs, mares et chotts, enfin de la mer.

Eaux des fleuves et des rivières.

Ces eaux ne sont pas, primitivement, très impures puisqu'elles ont pour origine les eaux météoriques qui ont ruisselé sur le sol et des eaux de source; mais, à mesure qu'elles progressent dans les vallées, elles s'enrichissent des détritus organiques et des germes microbiens que déversent les agglomérations rencontrées sur leur cours : déjections humaines, eaux usées, cadavres d'animaux.

Elles véhiculent, à ce titre, les germes du choléra, de la fièvre typhoïde, de la dysenterie.

Les eaux des fleuves, eu égard à la rapidité du courant et à la masse d'eau charriée comparativement à la faible étendue des agglomérations rencontrées, sont moins dangereuses que celles des rivières et des ruisseaux.

On a aussi invoqué l'assainissement spontané des eaux fluviales par la précipitation des matières terreuses ou organiques, par l'action bactéricide ou concurrence vitale des germes. Mais cet assainissement demeure toujours incertain et nous devons considérer ces eaux comme généralement impropres à la consommation.

Elles peuvent, néanmoins, être bues après épuration ou captées à l'aide de galeries filtrantes établies parallèlement aux rives des cours d'eau.

Eaux de lacs, d'étangs, de mares.

Les eaux des lacs sont peu propres à la consommation, si l'on excepte les grands lacs situés en montagne et possédant une profondeur propice à la décantation des matières organiques. Les prises d'eau doivent être alors éloignées des rives.

Les eaux stagnantes provenant d'étangs ou de mares sont, de toutes les eaux naturelles, les plus souillées; il convient de les rejeter complètement de l'alimentation. Il en est de même des eaux des lagunes et des chotts, qui sont d'ailleurs trop chargées en chlorures de sodium, en chlorures et en sulfates de magnésie pour être bues.

L'eau de mer ne peut non plus être consommée qu'après distillation. Sa teneur en chlorure de sodium est plus élevée dans la Méditerranée (30 gr. 182 par litre) que dans l'Océan (26 grammes par litre).

EAUX SOUTERRAINES.

Les eaux souterraines sont des eaux provenant de nappes formées par l'infiltration des eaux météoriques au sein d'un sol perméable et au-dessus d'une surface imperméable sur laquelle elles glissent comme un fleuve souterrain.

Les nappes sont, les unes superficielles, les autres profondes, suivant la situation des assises qui leur servent de base.

L'eau de ces nappes est plus ou moins pure suivant :

1° *La profondeur de la nappe* : les nappes profondes sont généralement plus pures que les nappes superficielles;

2° *La nature du sol sus-jacent* : les couches régulièrement poreuses et à grains fins réalisent une filtration lente mais plus parfaite des eaux de surface;

3° *La nature de la surface du bassin alimentaire* : les nappes superficielles situées sous des forêts, des prairies, des landes inhabitées, sont plus pures que celles situées sous des terres cultivées, où les décompositions organiques sont très actives.

Les eaux souterraines nous parviennent :

Soit naturellement, aux points d'émergence réalisés par l'affleurement des assises imperméables qui leur servent de lit, ce sont les sources;

Soit artificiellement, à l'aide de puits creusés dans le sol et collectant l'eau de la nappe, superficielle ou profonde, qu'ils rencontrent.

Eaux de source.

Les *eaux de source* sont justement considérées comme les meilleures, au point de vue de leur composition chimique et au point de vue de la pureté bactériologique.

Il faut savoir, pourtant, que ces qualités diffèrent, suivant les terrains rencontrés par les eaux durant leur trajet souterrain.

La composition chimique d'une eau est fonction de la nature des terrains qu'elle traverse, et auxquels elle emprunte les principes minéraux.

Sa pureté varie, d'autre part, suivant les formations qu'elle a infiltrées en pénétrant dans le sol.

Les formations *détritiques* (éboulis, galets, moraines, alluvions, sable) réalisent une véritable filtration de l'eau. Les formations *fissurées*, au contraire (roches cristallines et sédimentaires, grès, craie), constituent plutôt un crible qu'un filtre. L'eau de surface parvient rapidement, et encore polluée, dans la nappe souterraine.

La valeur des eaux de source peut donc être très différente suivant ces deux cas.

Les premières sont remarquables par leur pureté bactériologique, la modicité et la faible variation de leur débit, la constance de leur température; les secondes présentent les caractères opposés : impureté bactériologique, débit variable et considérable, température inconstante.

D'une façon générale, les sources fournissent pourtant une eau pure, fraîche et limpide.

Le captage des sources se fait à l'aide de galeries maçonnées ou de drains. Ces points de captage doivent être surveillés, afin d'éviter les causes de souillure à l'origine même de la captation.

Les canalisations et conduites d'amenée doivent aussi être étanches. Leur trajet comme celui des points de captage, gagne à être protégé; un périmètre, dit de protection, s'opposant au dépôt de matières susceptibles de contaminer, par des infiltrations, l'eau collectée.

Eau des puits.

L'*eau des puits* possède une qualité différente suivant qu'elle provient de nappes superficielles ou de nappes profondes.

Les *puits artificiels*, les plus communément répandus, surtout en milieu indigène, offrent le danger de recueillir, à 7 ou 8 mètres de profondeur, une eau suspecte, exposée aux infiltrations des fosses à fumier, des latrines, des cultures maraîchères.

En certaines régions désertiques, ces puits rencontrent une nappe superficielle qui n'est autre que le lit, devenu souterrain, d'un fleuve ou d'une rivière (oued Rihr). Des nappes aussi peu protégées sont susceptibles d'être souillées et empruntent au sol une composition chimique défectueuse (eaux chlorurées, sulfatées, magnésiennes).

Les *puits profonds* atteignent, au contraire, à une trentaine de mètres au moins, une nappe souterraine dont les eaux, ne provenant pas directement de la surface immédiatement susjacente, sont généralement pures, sauf le cas où des fissures la font communiquer avec une nappe superficielle polluée.

Enfin les *puits artésiens* sont des puits très profonds (100 à 700 mètres), forés jusqu'au niveau d'une collection souterraine comprise entre deux couches imperméables et provenant de nappes ayant un niveau supérieur à l'altitude du point où est creusé le puits. Aussi la plupart de ces derniers sont-ils jaillissants. L'eau est bactériologiquement pure, mais souvent trop minéralisée; le débit en est parfois considérable. C'est ainsi que le puits de Saad-ben-Tebbi, à Tolga (Sud constantinois), débite 30.000 litres à la minute.

Conditions d'un bon puits.

Les puits doivent être munis de parois en maçonnerie étanche, d'un mur de revêtement formant margelle élevé à 1 mètre au-dessus du sol. Ils doivent être creusés à 10 mètres de profondeur au moins, dans un terrain non souillé, à distance des lavoirs, des latrines ou des fumiers et être recouverts hermétiquement.

L'eau doit être aspirée à l'aide d'une pompe disposée à une distance de 2 mètres, et les eaux d'écoulement éloignées par des conduites imperméables.

Ces qualités, qu'on doit exiger lors du forage de tout nouveau puits, ne sont jamais remplies par les puits indigènes. Ces derniers, sans toiture et sans margelle, s'ouvrent à même le sol; ils n'ont d'autre mode de puisage qu'un récipient pendu à l'extrémité d'un cordage et sont sans protection contre les eaux d'écoulement ou contre les infiltrations de voisinage.

POTABILITE DES EAUX.

QUALITÉS DES EAUX POTABLES.

L'eau potable doit être d'abord fournie en quantité suffisante. Les besoins sont évidemment variables suivant les régions, le mode de vie et les circonstances. Dans un poste fixe et en temps de vie normale, la quantité moyenne doit être de 200 litres par tête, afin de suffire non seulement à la boisson mais aux usages culinaires, à la balnéation et aux soins de propreté corporelle.

L'eau doit, en outre, être pure, appétissante et d'un usage agréable. On exigera d'elle, pour cela, les qualités suivantes :

1° *Limpidité.* — La limpidité des eaux est un indice de pureté. L'eau trouble qui se clarifie vite et spontanément par le repos doit son trouble à des matières minérales et n'est pas, de ce fait, à rejeter. Il en est autrement de l'eau trouble qui ne se clarifie par le repos que lentement. C'est généralement l'indice d'une souillure organique.

On apprécie la limpidité d'une eau en l'observant, au jour, dans des vases en verre et sous une forte épaisseur de liquide.

2° *Couleur.* — L'eau potable doit être incolore, légèrement bleutée sous une grande épaisseur.

3° *Odeur.* — Elle doit être inodore et rester telle après quinze jours de conservation en vase clos à 20° ou 23°; c'est dire que l'eau potable doit être imputrescible.

4° *Saveur.* — L'eau de bonne qualité doit être légèrement sapide. Sa saveur normale, agréable, lui est conférée par les gaz qu'elle contient, notamment l'acide carbonique, et par les sels minéraux. Les eaux fades sont souvent des eaux souillées par des matières organiques. Par contre, l'excès de sels minéraux (chlorures, sulfate de magnésie, etc...) lui donne une saveur anormale désagréable, caractère des eaux saumâtres et amères.

5° *Fraîcheur.* — L'eau potable doit être fraîche et posséder une température de 9 à 15° suivant les saisons. Cette qualité

est des plus importantes pour le consommateur, qui lui sacri-
fie volontiers la pureté de l'eau; mais on conçoit que, sous les
climats excessifs de l'Afrique du Nord, il ne puisse pas en être
toujours tenu compte.

Enfin, en ce qui concerne les eaux de source, la fraîcheur et
la constance de température d'une eau sont, nous l'avons déjà
dit, l'indice de sa pureté.

6° *Réaction.* — L'eau potable doit être neutre.

Mais ces qualités générales ne sont pas les seules qu'on doive
exiger d'une eau destinée à la boisson. Il en est d'autres, plus
précises, se rapportant à la composition chimique de l'eau et à
ses caractères biologiques. Pour être propre à la consommation,
une eau doit, en effet, répondre à une composition chimique,
sans doute variable suivant chaque cas, mais fixe dans ses grandes lignes; elle doit, d'autre part, être organiquement pure.

Nous ne saurions plus nettement définir ces qualités qu'en
donnant — par opposition — les caractères d'une eau chimiquement altérée ou organiquement souillée.

ALTÉRATION CHIMIQUE DES EAUX DE BOISSON.

Altérations dues à la proportion anormale des substances chimiques constituantes.

Il paraît assez difficile de fixer d'une façon nette la composition chimique qu'une eau doit posséder pour être bonne.

On s'accorde pourtant à donner à l'eau potable la constitution moyenne suivante :

Sels..........................	0 gr. 07 à 0 gr. 40 par litre (pas plus de 0 gr. 50).
Bicarbonate de chaux............	0 gr. 050 à 0 gr. 250 par litre.
Chlorures alcalins	0 gr. 005 à 0 gr. 015 —
Sulfates alcalins et terreux.... ..	0 gr. 003 à 0 gr. 078 —
Silice........................	0 gr. 015 à 0 gr. 050 —
Carbonates terreux	0 gr. 001 - 0 gr. 002 —
Alumine, fluorure, phosphates....	Traces.
Gaz..........................	28 à 30 centimètres cubes.
Oxygène	7 à 8 —
Acide carbonique.......	8 à 10 —
Azote........................	13 à 17 —

Ces proportions sont évidemment très variables; les eaux d'Algérie et de Tunisie, notamment, sont loin de remplir toutes ces conditions.

Le Comité consultatif d'hygiène de France a assigné les limites suivantes à la composition chimique de l'eau potable :

	EAU PURE.	POTABLE.	SUSPECTE.	MAUVAISE.
Chlore...............	< 0 015	< 0 040 (1)	0 050 - 0 100	> 0 100
Soit, en chlorure de sodium...........	< 0 027	< 0 066	0 085 - 0 165	> 0 165
Acide sulfurique	0 002 - 0 005	0 005 - 0 030	> 0 030	> 0 050
Soit, en sulfate de calcium..............	0 003 - 0 008	0 008 - 0 051	> 0 051	> 0 085
Matières organiques en oxygène........	< 0 001	< 0 002	0 003 - 0 004	> 0 004
Matières organiques et produits volatils.	< 0 015	< 0 040	0 040 - 0 070	> 0 10
Degré hydrotimétrique total..........	5 à 15	15 à 20	> 30	> 100
Degré hydrotimétrique après ébullition	2 à 5	5 à 12	12 - 18	> 20

(1) Sauf au bord de la mer.

NOTA. — < signifie : moins de; > signifie : plus de.

Mais, ici encore, il est difficile de se montrer aussi exigeant dans l'Afrique du Nord, et l'on ne saurait rejeter comme suspectes des eaux rangées dans cette catégorie par leur teneur en sels minéraux.

C'est ainsi, par exemple, que les meilleures eaux que l'on puisse consommer à Touggourt renferment 3 gr. 9 de sels par litre, 2 gr. 85 à N'Gouça, 1 gr. 53 à Ouargla, 0 gr. 700 à 1 gramme à Colomb-Béchar. Certains puits de Laghouat en contiennent 1 gr. 980 à 2 gr. 137.

Quant au *chlorure de sodium*, il atteint, dans beaucoup de régions sahariennes, des proportions élevées :

A Touggourt : 1 gr. 750.

A Biskra : 1 gr. 200:

Dans certains puits de Laghouat : 0 gr. 500.

A Ouargla : 0 gr. 668.

A Colomb-Béchar : 0 gr. 468.

Les *sulfates de soude et de magnésie* confèrent à l'eau une qualité purgative qui la rend extrêmement irritante à la longue pour l'intestin.

Cette proportion est parfois très élevée :

A Ouargla : 0 gr. 327 de sulfate de magnésie et 0 gr. 350 de sulfate de chaux.

A Touggourt : 0 gr. 749 de sulfate de magnésie et 1 gr. 342 de sulfate de chaux.

A Biskra : 0 gr. 310 de sulfate de magnésie et 0 gr. 400 de sulfate de chaux.

A Laghouat : 0 gr. 436 de sulfate de magnésie (dans certains puits), 0 gr. 626 de sulfate de chaux.

Il résulte de ces considérations que les eaux de l'Afrique du Nord ont souvent une composition chimique défectueuse qui, comparativement aux eaux de France et en tenant compte des règles édictées par le Comité consultatif d'hygiène, serait de nature à les faire exclure de l'alimentation; force est pourtant de les consommer telles quelles, dans des régions où il n'en existe point de meilleures.

On retiendra seulement qu'au point de vue de l'hygiène, doivent être regardées comme insalubres :

1° Les *eaux dures*, contenant une quantité de bicarbonate de soude supérieure à 0 gr. 15, 0 gr. 20 par litre;

2° Les *eaux séléniteuses*, contenant plus de 0 gr. 008 de sulfate de chaux par litre.

Ces sortes d'eaux, qui ne cuisent pas les légumes et dissolvent mal le savon, sont lourdes et indigestes;

3° Les *eaux magnésiennes*, ces dernières púrgatives.

Les *eaux saumâtres*, si répandues dans le Sahara, pour désagréables qu'elles soient, ne revêtent pas une insalubrité démontrée. Le chlorure de sodium, d'origine géologique, peut être, en effet, contenu sans danger dans une proportion assez élevée. Il n'en est pas de même, comme nous le verrons plus loin, des chlorures d'origine animale.

L'oxygène dissous dans l'eau ne doit pas être inférieur à 3 centimètres cubes par litre. Au-dessous de ce chiffre, il est l'indice d'une pollution de l'eau par des matières organiques.

Altération portant sur la présence de substances chimiques anormales.

Une seconde forme d'altération des eaux de boisson consiste en la présence de substances chimiques anormales dans ces eaux.

1° GAZ ANORMAUX.

Ce sont généralement de l'hydrogène sulfuré et du gaz des marais, traduisant la décomposition de matières organiques. Ils sont, en définitive, peu dangereux, car les eaux où ils prennent naissance sont trop infectes pour être bues.

2° SELS NOCIFS PAR EUX-MÊMES.

Ce sont :

Les *sels d'alumine* : ils se rencontrent, sous forme de silicate basique d'alumine hydraté, dans les eaux qui traversent des terrains feldspathiques. Une eau renfermant plus de 20 milligrammes de sels d'alumine par litre doit être rejetée de l'alimentation;

Les *sels de manganèse*, rares, d'origine probablement animale, d'où leur danger;

Les *sels de fer et de cuivre* : l'usage constant d'eaux renfermant plus de 5 milligrammes de ces sels est nuisible pour la santé.

3° SELS TRADUISANT PAR LEUR PRÉSENCE LA CONTAMINATION DE L'EAU.

Il est enfin, parmi les substances anormales de l'eau, certains sels qui ne sont pas toxiques par eux-mêmes, mais dont la présence, traduisant une pollution de l'eau par des matières organiques, doit suffire à la faire rejeter de l'alimentation.

Ce sont :

Les chlorures. — Non point ceux d'origine géologique dont nous avons déjà parlé et qui, particulièrement abondants au voisinage de la mer et dans le Sahara, n'ont d'autre inconvénient que de conférer à l'eau un goût désagréable, mais les chlorures d'origine animale.

D'après l'avis du Comité consultatif d'hygiène :

Une eau *pure* doit en renfermer moins de 15 milligrammes;

Une eau *potable* doit en renfermer moins de 40 milligrammes;

Une eau *suspecte* est celle qui en contient de 50 à 100 milligrammes;

Une eau *mauvaise*, celle qui en renferme plus de 100 milligrammes.

La comparaison des chlorures avec l'ammoniaque contenue dans l'eau examinée est précieuse.

Une forte proportion de chlorures et d'ammoniaque (ammoniaque albuminoïde) est généralement l'indice d'une pollution d'origine animale.

Une faible proportion de chlorures, contrastant avec une grande quantité d'ammoniaque libre (sels ammoniacaux), indique, au contraire, une pollution d'origine végétale, moins dangereuse que la précédente.

L'ammoniaque. — Nous venons d'en voir l'importance.

D'après l'avis du Comité consultatif d'hygiène :

Une eau *très pure* doit en renfermer moins de 0 mmgr. 05 par litre;

Une eau *pure* doit en renfermer de 0 mmgr. 05 à 0 mmgr. 10 par litre;

Une eau *suspecte*, de 0 mmgr. 10 à 0 mmgr. 15 par litre.

Les nitrites et nitrates. — Ce sont des produits d'oxydation des matières organiques par les microbes.

La présence des nitrites indique la présence de germes microbiens, celle des nitrates (dernier terme de décomposition des matières albuminoïdes) indique que l'eau *a contenu* des germes.

Aussi, la présence des nitrites suffit-elle à faire rejeter une eau de l'alimentation.

Quant aux nitrates :

Une *eau très pure* en doit renfermer moins de 15 milligrammes;

Une *eau suspecte* en renferme de 15 à 20 milligrammes;

Une *eau mauvaise*, plus de 30 milligrammes.

SOUILLURES ORGANIQUES DES EAUX.

Les matières organiques contenues dans l'eau peuvent être vivantes ou mortes.

Matières organiques mortes.

Les matières organiques mortes se présentent sous deux formes :

1° Les matières organiques *en suspension* soit végétales (débris végétaux, feuilles mortes, filaments de lin, de coton, fragments de bois, de paille, spores de grands champignons), soit animales (débris alimentaires, matières fécales, débris d'insectes, cadavres d'animaux).

Il s'agit ici de putridité banale sans nocuité bien démontrée, surtout pour les matières végétales. Les débris provenant d'animaux atteints de maladie infectieuse ne sont nocifs que par les microbes qu'ils renferment. Nous n'avons pas à les considérer ici.

2° Les matières organiques *dissoutes*, végétales ou animales. Ces dernières plus dangereuses, sont constituées par les produits de déchet de l'organisme : ptomaïnes, toxines, urée...

Ces substances, albuminoïdes ou hydrocarbonées, ne sauraient provoquer par elles-mêmes une maladie infectieuse, mais elles font de l'eau qui les contient un milieu favorable de culture pour les microbes et exercent sur l'organisme une lente préparation, locale et générale, à recevoir les germes infectieux.

Matières organiques vivantes.

Les *matières organiques vivantes* renfermées dans les eaux peuvent être :

1° Des animaux inférieurs ou des algues, hôtes banaux des eaux sans action pathogène;

2° De grands parasites;

3° Des microbes.

Animaux végétaux non pathogènes.

Les eaux renferment parfois des entomostracées se nourrissant d'algues ou d'autres infusoires plus petits, des infusoires carnivores (amibes-paramécies), des infusoires flagellés ou ciliés, tous inoffensifs par eux-mêmes et dénotant seulement une forte proportion de matières organiques dissoutes.

Parmi les végétaux figurent surtout les algues : algues vertes, plus utiles que nuisibles car elles contribuent à l'oxydation des matières organiques, algues bleues. Les oscillaciées, les beggiatoées, les saprolégniées ne sont pas malfaisantes par elles-mêmes, mais rendent l'eau inbuvable en raison de sa puanteur. Il en est de même des crénothrix, qui fixent l'oxyde de fer et donnent à l'eau une saveur d'encre suffisant à empêcher sa consommation.

Grands parasites.

Les principaux parasites vivant dans l'eau et susceptibles d'infecter l'homme sont :

Parmi les protozoaires : l'*amibe dysentérique*, un des agents de la dysenterie (dysenterie amibienne);

Les *œufs de vers intestinaux* : ascarides (ascaris lombricoïdes) oxyures, trichocéphales;

La *douve du foie* ou *distomum hepaticum*, qui provoque chez l'homme la distomatose hématique. Les canalicules biliaires peuvent être obstrués par ce parasite et amener ainsi la production de l'ictère;

Le *distomum* de Ringer, qui cause la distomatose pulmonaire caractérisée par une toux continue avec hémoptysies graves;

L'*ankylostome duodénal*, ingéré sous forme de larve et provoquant l'ankylostomiase ou anémie vermineuse, encore connue sous le nom de chlorose d'Egypte, d'anémie des mineurs ou « malcœur » des nègres;

La *bilharzia hæmatobia*, dont l'embryon à éperon se fixe dans les voies urinaires et détermine, sous le nom de bilharziose, des hématuries rebelles, très fréquentes en Tunisie;

Les *embryons de dragonneau*, encore appelés filaires de Médine ou vers de Guinée, qui pénètrent dans le corps d'un petit crustacé du genre cyclops, vivant dans les eaux stagnantes et sont ingérés avec ce dernier. Nous avons dit quelques mots déjà de la maladie qu'ils déterminent : la draconculose;

Les *filaires* enfin, filaires du sang de l'homme, *filaria Bancrofti* ou *filaria Loa*, déterminant la filariose.

Signalons aussi les sangsues (sangsue de cheval) qui, lorsqu'elles sont de petite taille, sont facilement avalées et se fixent dans le pharynx. Cet accident est loin d'être rare dans l'Afrique du Nord. Il exige parfois l'intervention d'un médecin (1).

Microbes.

Il n'est pas d'eau bactériologiquement pure. Toutes les eaux qui ont vu le jour et ont eu contact avec le sol renferment des microorganismes.

Mais ces microorganismes ne sont pas toujours des germes pathogènes. La plupart sont des *saprophytes* d'espèce banale. qui ne doivent faire suspecter l'eau que lorsqu'ils s'y montrent en grand nombre, constituant ainsi des agents de putréfaction. On ne saurait pourtant les considérer comme absolument inoffensifs, car il a été bien démontré (Charrin, Vincent) que des saprophytes aussi banaux que le *bacillus subtilis* ou le *bacillus mégatherium* étaient susceptibles d'acquérir, dans certaines conditions, de la virulence. Ils peuvent, de plus, devenir dangereux par leur association avec des microbes pathogènes.

En dehors de ces microorganismes, qui sont les plus nombreux, l'eau peut contenir des germes de maladies infectieuses. Nous avons appris déjà que l'origine hydrique de ces affections était une des plus répandues pour certaines d'entre elles.

Rappelons donc simplement ici l'existence possible, dans l'eau de boisson :

Du *bacille d'Eberth*, et des bacilles paratyphiques, agents de la fièvre typhoïde et des fièvres paratyphoïdes;

---

(1) Le mieux est de saisir la sangsue avec une pince quand on peut l'apercevoir. Sinon, il y a lieu de faire gargariser le patient avec de l'eau salée ou de l'eau vinaigrée. On peut aussi recourir à la fumée du tabac.

Du *bacille de la dysenterie* bacillaire;

Du *vibrion de Koch*, agent causal du choléra;

Du *coli-bacille*, qui n'offre pas par lui-même une importance pathogène bien démontrée, mais qui est l'indice de la pollution d'une eau par les matières fécales et s'observe fréquemment dans les eaux déterminant des épidémies de fièvre typhoïde.

MOYENS D'APPRÉCIER LA POTABILITÉ ORGANIQUE D'UNE EAU.

Analyse des eaux de boisson.

Comment peut-on déceler cette souillure organique de l'eau dont nous venons d'exposer les causes et les dangers?

L'*analyse chimique* permet, en dosant les nitrites, les nitrates, les chlorures, l'ammoniaque, de dire si une eau est pure ou si elle est souillée par des matières organiques en dissolution. Mais cette expertise exige la présence d'un chimiste, l'envoi d'échantillons dans un laboratoire. Ces analyses sont, de plus, minutieuses et demandent un certain temps pour être menées à bien.

L'*analyse microscopique* donne des renseignements très précis sur la flore microbienne, saprophytique ou pathogène d'une eau. Mais elle est conditionnée par la proximité d'un laboratoire bactériologique, le transport des échantillons d'eau étant très difficile aux pays chauds ou aux saisons chaudes.

N'existe-t-il pas de moyen pratique et extemporané de se renseigner sur le degré de pureté ou de pollution organique d'une eau?

Expertise extemporanée des eaux de boisson.

Il en existe plusieurs, utilisant soit l'action des chlorures sur le nitrate d'argent, lequel sert de réactif, soit l'action du tannin sur les matières organiques (réactif de Hagen). On peut aussi recourir aux comprimés de Huc et Pignet pour la recherche des nitrates et nitrites, mais un dès procédés les plus pratiques paraît être celui qui est basé sur les propriétés oxydantes du permanganate de potassium vis-à-vis des matières organiques.

Dans la division d'Alger, il a été mis, en 1913, à la disposition des médecins, chargés d'opérer des enquêtes sur la valeur hygiénique des eaux destinées à l'alimentation des troupes pendant les manœuvres, des boîtes de petite dimension, contenant les quelques objets suivants :

1° Un petit ballon en verre de 250 centimètres cubes, portant un trait de lime marquant une graduation de 100 centimètres cubes;

2° Un tube à essai marqué d'un trait, à la division : 10 centimètres cubes;

3° Un compte-gouttes normal;

4° Un flacon de 250 grammes, contenant de l'acide sulfurique dilué au 1/10e;

5° 25 ampoules préparées à la pharmacie de l'hôpital militaire Maillot et contenant une solution de permanganate de potassium dosée à 0 gr. 00395 de permanganate pour 1 centimètre cube, dose correspondant à 1 milligramme d'oxygène;

6° Une lime à ampoules;

7° Une petite lampe à alcool.

Voici la façon de procéder à l'expertise de l'eau :

1° Rincer deux ou trois fois le ballon avec l'eau à analyser, laisser égoutter;

2° Remplir très exactement le ballon avec l'eau à analyser jusqu'au trait : 100 centimètres cubes;

3° Mesurer, avec le tube à essai gradué, 10 centimètres cubes d'acide sulfurique dilué et les verser dans le ballon contenant l'eau.

4° Ouvrir, avec la lime *ad hoc*, une ampoule de permanganate de potassium, aspirer le contenu avec le compte-gouttes et laisser tomber 8 gouttes dans le matras, en prenant soin de ne pas en verser sur les parois de verre;

5° Enfin, porter le ballon à l'ébullition pendant dix minutes sur la lampe à alcool.

Si, au bout de dix minutes, l'eau est encore colorée en rose, c'est qu'elle est potable; si elle est décolorée, c'est qu'elle est suspecte et ne doit être consommée qu'après stérilisation.

Ce procédé, très simple et très expéditif, est en même temps très sensible; il permet de déceler la présence de traces très faibles de matières organiques dans l'eau expertisée et de rejeter de l'alimentation une eau souillée par des infiltrations de matières fécales ou d'urine, même en de minimes proportions.

Il est facile de s'en rendre compte en opérant avec de l'eau distillée, dans laquelle on versera quelques gouttes d'urine; quatre à cinq gouttes suffisent pour provoquer la décoloration.

Nous recommandons l'usage de cette méthode, qui ne saurait évidemment remplacer les renseignements précis fournis par une analyse chimique ou bactériologique, mais qui est appelée à rendre de grands services quand il s'agit d'être fixé extemporanément sur la pureté ou la pollution organique d'une eau destinée à être consommée.

Rappelons enfin, à titre documentaire, que la faune et la flore d'une eau sont susceptibles de fournir quelques indications sur sa pureté.

En voici un aperçu d'après Gautier :

QUALITÉS DE L'EAU.	FLORE.	FAUNE.
Eaux bonnes........	Cresson. Physa fontinalis. Véronique. Epis d'eau.	Limnea ovata. Limnea stagnalis. Planorbis marginatus.
Eaux douteuses.	Joncs. Roseaux. Lentilles d'eau. Nénuphars.	Planorbis corneas. Cyclas corneas.
Eaux mauvaises.....	Beggiatoa alba.	»

AMENDEMENT DES EAUX MAUVAISES.

L'eau très bonne et parfaitement potable étant une rareté dans l'Afrique du Nord, il convient de s'attacher surtout à l'amendement de ces eaux, c'est-à-dire aux divers procédés mis en usage pour parer à leurs défectuosités et qui consistent : à clarifier l'eau, à la rafraîchir, à en corriger la composition chimique, à réaliser enfin son épuration bactériologique.

CLARIFICATION DE L'EAU.

Filtres clarificateurs.

Les eaux rencontrées dans la nature, hors des cités européennes, ou recueillies par des modes de captation aussi primitifs que ceux en usage dans les groupements indigènes, sont souvent boueuses, troubles, chargées de déchets organiques végétaux ou animaux.

Le premier soin, pour les rendre potables, est donc de leur rendre leur limpidité. On y parvient en utilisant certains appareils auxquels le public réserve improprement l'appellation de « filtres » et qui, ne réalisant qu'une épuration bactériologique bien incomplète, ne sont, à proprement parler, que des *clarificateurs*.

Nous mentionnerons seulement les procédés de fortune qui consistent à clarifier l'eau en la passant à travers des tissus : toile, gaze fine, cheich, ou mieux une couverture de laine, fixée à quatre pieux fichés en terre et dont le fond peut être garni d'une couche de sable.

Quand il s'agit d'un poste fixe dans lequel on peut improviser une installation à demeure, on usera du procédé dit du *filtre à tonneau (fig. 48).*

Placer debout, sur un support, un tonneau, défoncé à sa partie supérieure et percé à sa partie inférieure d'un trou dans lequel on enfonce un roseau servant de tuyau de décharge. Remplir à moitié le tonneau avec des cailloux, puis du gravier de plus en plus menu et, enfin, une couche de sable fin de rivière.

L'eau est recueillie limpide dans un second tonneau placé au-dessous du premier.

On peut aussi plonger, dans le lit d'un cours d'eau, un tonneau dont le fond est percé de trous et qui est rempli à mi-hauteur de couches de gravier et de sable. La filtration s'opère alors

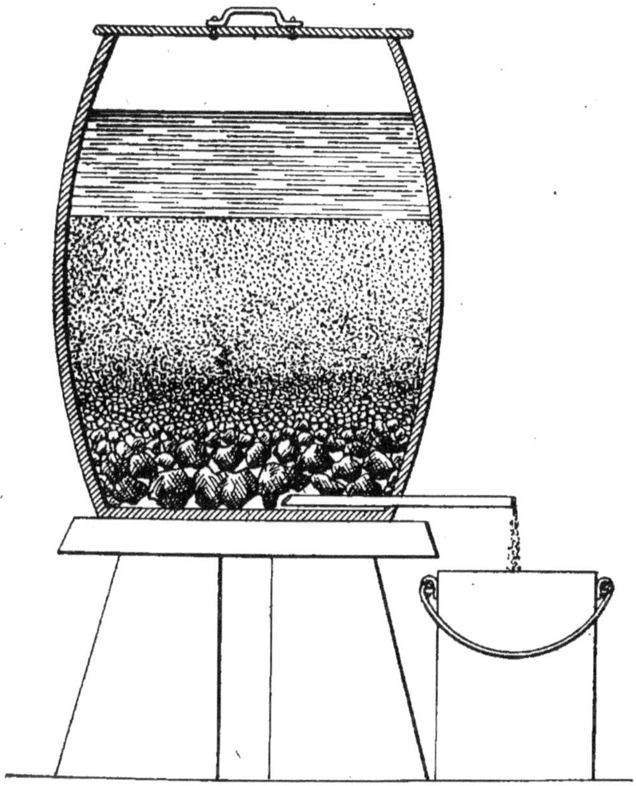

Fig. 48. — Filtre à tonneau.

de bas en haut et l'eau clarifiée est recueillie dans le tonneau lui-même. On peut enfin interposer, avec avantage, des couches de charbon parmi les couches de gravier.

En route, on se servira comme clarificateur d'un filtre à éponge constitué par une éponge neuve, bien lavée, bourrée au fond d'un gros entonnoir. Le coton hydrophile, l'étoupe en plumasseau des paquets de pansements rempliront aussi ce but.

Il en est de même des divers modèles de filtres du commerce qui ne sont, nous le répétons, que des clarificateurs et qui utilisent *la pâte de papier* (filtres Grandjean, filtres Pottevin); *l'amiante* : toile d'amiante avec poudre de charbon et de chaux (filtre Maignen), poussière d'amiante sur toile métallique (filtre Breyer), porcelaine d'amiante (filtre Maillé); *le charbon* : petits filtres portatifs au charbon.

Ces procédés, s'ils ne réalisent pas une épuration microbienne des eaux, retiennent les matières organiques en suspension ainsi que les grands parasites, œufs, larves, ce qui constitue déjà un résultat appréciable.

RAFRAICHISSEMENT DE L'EAU.

L'eau, qu'elle soit naturellement chaude ou qu'elle doive sa température élevée à des procédés de stérilisation par la chaleur, ne peut être agréablement bue qu'après avoir été convenablement rafraîchie.

Les principaux procédés utilisés dans ce but sont :

1° L'enfouissement profond dans le sol des conduites et des réservoirs d'eau potable;

2° L'usage de vases en terre poreuse (gargoulettes, alcarazas);

3° L'enveloppement des récipients avec des étoffes de laine ou de toile mouillée et leur exposition à l'air agité. L'évaporation de l'eau contenue dans ces enveloppes amène un abaissement thermique qui, par brise légère, atteint 8 à 10°;

4° L'usage, dans le même but, de seaux en toile, de peaux de bouc et de chèvre (guerba);

5° L'utilisation d'appareils à glace de Carré à l'ammoniaque ou à l'acide sulfurique.

Il est préférable, quand on dispose de glace pour rafraîchir l'eau, de ne pas la faire fondre dans la boisson elle-même. Outre que la glace est souvent préparée avec des eaux impures, cette pratique offre l'inconvénient de provoquer, si l'on en abuse, des troubles dyspeptiques. Il vaut mieux « frapper » les récipients contenant les boissons en les plaçant dans un baquet ou un seau rempli de glace.

CORRECTION CHIMIQUE DE L'EAU.

La clarification d'une eau chimiquement mauvaise, pas plus que son épuration bactériologique, n'ont d'influence sur les défectuosités de sa composition minérale.

Ces dernières sont, de toutes, les plus difficiles à corriger.

La *distillation* est le seul procédé qui apporte un remède absolu à l'inconvénient d'une constitution chimique anormale. Mais cette méthode a précisément le défaut d'être trop radicale. L'eau distillée est parfaitement pure, mais elle a perdu une grande partie de ses sels et de ses gaz. Elle est, de ce fait, peu nutritive, lourde et indigeste.

La distillation est, de plus, un procédé d'épuration coûteux en raison de la combustion énorme de charbon qu'elle exige et du prix de revient élevé de ce combustible dans les territoires du Sud.

Quoi qu'il en soit, la distillation donne, dans la marine, de bons résultats pour l'utilisation de l'eau de mer et nous l'avons employée avec succès dans les guerres coloniales : Chine, Madagascar, Maroc.

Dans des régions comme l'Oued-Rirh, en Algérie, où les eaux sont extrêmement saumâtres, il n'est pas de méthode qui puisse remplacer celle-ci; à Touggourt, à Ouargla, fonctionnent des appareils distillatoires qui rendent les plus grands services non seulement à la garnison, mais à la population civile. Il en est encore de même à Casablanca.

On garantit l'intégrité des appareils distillatoires, souvent attaqués par l'acide chlorhydrique mis en liberté par les chlorures, en additionnant l'eau de 1 décigramme de chaux et de 5 centigrammes de permanganate de potassium par litre.

Il est enfin possible d'aérer l'eau distillée avant de la consommer, de recomposer les sels minéraux perdus, par l'addition d'un mélange de sels calcaires et sodiques, de corriger enfin sa fadeur par l'usage de thé ou de vin.

Il est cependant un autre moyen d'épuration chimique que nous devons mentionner et qui, pour être moins absolu que la distillation, est susceptible de rendre d'éminents services dans les régions où les eaux sont copieusement chargées en sulfate de chaux et en chlorure de magnésie. C'est le procédé de l'épuration par la soude, dû au pharmacien principal Allain.

On met, dans un litre d'eau à épurer, une pastille de 0 gr. 25 de soude caustique, on fait fondre, on agite, on laisse en contact une heure, puis on filtre.

En cas de très forte minéralisation, on répète l'opération ou l'on emploie d'emblée 0 gr. 50 de soude caustique par litre.

Ce procédé, expérimenté en 1913, avec de l'eau du puits Flatters de Ouargla, extrêmement chargée en sels de chaux et de magnésie, a permis de précipiter par litre d'eau et avec 50 centigrammes de soude, 0 gr. 112 de chaux et 0 gr. 110 de magnésie, ne laissant plus en dissolution que 0 gr. 108 de chaux et aucune trace de magnésie.

Le degré hydrotimétrique de l'eau, qui exprime la minéralisation de celle-ci, était tombé de 78° à 18°, le degré normal des eaux étant de 15° à 30°.

ÉPURATION BACTÉRIOLOGIQUE.

L'épuration bactériologique constitue le mode d'amendement capital des eaux de boisson, puisqu'il a pour but d'exclure de celles-ci les agents microbiens, germes des maladies infectieuses.

Aussi, est-ce vers ce genre d'épuration que se sont surtout dirigés les efforts des hygiénistes.

Le nombre des méthodes imaginées pour l'épuration bactériologique des eaux de boisson est infini. Moins soucieux de traiter l'historique complet de cette question que de fournir des données immédiatement pratiques, nous négligerons la description de tous les modes proposés, nous réservant seulement de consacrer quelques pages à celles des méthodes d'épuration qui ont fait leurs preuves et qui méritent d'être retenues. Nous éliminerons aussi de notre programme ou nous ne mentionnerons que brièvement les méthodes de stérilisation imaginées pour les grandes collectivités et qui, de ce fait, dépassent le but de cet ouvrage.

Les procédés d'épuration bactériologique peuvent être classés en deux catégories : les procédés physiques et les procédés chimiques.

Les premiers ont recours :

1° A la chaleur (ébullition, stérilisation sous pression, distillation);

2° A l'électricité (ozone, rayons violets);

3° A la filtration.

Les seconds à l'action bactéricide de diverses substances : iode, permanganate de potassium, chlorure de chaux.

PROCÉDÉS PHYSIQUES D'ÉPURATION DES EAUX.

Épuration par la chaleur.

Ébullition.

L'*ébullition* est, de tous les procédés d'épuration, le plus simple, le plus économique, à la portée de tous. Une ébullition prolongée pendant quinze ou vingt minutes détruit la plupart des microbes de l'eau, au moins de tous les microbes pathogènes.

Le seul inconvénient de cette méthode est qu'elle prive l'eau de son oxygène, de son azote, de son acide carbonique et d'une grande partie de ses sels calcaires. Il en résulte que l'eau bouillie est fade, insipide et un peu lourde.

On a exagéré, pourtant, à notre avis, ces défauts. La fadeur de l'eau peut être corrigée par l'adjonction de thé, de café, de vin. L'aération, le battage de l'eau bouillie permettent de lui faire récupérer une partie de son oxygène.

De plus, les eaux dures, chargées de sels calcaires, sont amé-
liorées par l'ébullition.

C'est enfin un moyen radical, donnant toute sécurité et qu'il
faut préférer à tout autre, en temps d'épidémie de fièvre typhoïde, de dysenterie, de choléra.

Un reproche plus grand, fait à ce procédé, est sa lenteur, eu
égard au temps que met l'eau bouillie à se rafraîchir. A ce
point de vue, et aux pays chauds où « l'homme n'attend pas
pour boire », l'usage en est rendu difficile pour les masses, notamment pour les troupes en marche et en fait surtout un procédé individuel ou réservé aux petits groupements sédentaires.
Il est néanmoins possible de faire bouillir, aux haltes et aux
campements, l'eau destinée à être emportée dans les bidons pour
la route du lendemain.

Stérilisation sous pression.

Les inconvénients inhérents à l'ébullition (perte de gaz et de
sels) sont supprimés si l'on porte l'eau à une température supérieure à 110° sous pression et en vase clos. C'est le but atteint
par les appareils dits *stérilisateurs sous pression*.

Ces appareils, dont il existe de nombreux modèles (modèle
Rouart, Geneste et Herscher; modèle « Salvator » de Vaillard
et Desmaroux; modèle « Pastor », de Malvezin; modèle Maiche-
Cartault) sont tous construits sur le principe suivant :

L'eau, préalablement clarifiée dans un *clarificateur* à sable,
est portée, dans *un caléfacteur* ou autoclave, à une température
de 110° à 120° sous pression, donc sans production de vapeur
sensible.

Elle passe ensuite dans des appareils très ingénieux, nommés
échangeurs, où les conduites d'eau stérilisée sont étroitement
accolées à celles de l'eau brute d'amenée. Ce dispositif réalise
une économie de combustible en utilisant la chaleur de l'eau de
sortie pour échauffer l'eau d'entrée; il a, en outre, l'avantage de
ramener l'eau stérilisée à une température voisine de la normale,
en utilisant la fraîcheur de l'eau d'entrée pour refroidir l'eau
de sortie.

Un *clarificateur de sortie*, qui parfait la limpidité de l'eau stérilisée et un *détartreur*, qui enlève à l'eau d'entrée l'excédent de ses sels calcaires, complètent l'appareil.

Ce procédé est excellent, l'eau étant, à la sortie de l'appareil, parfaitement stérile, tout en ayant gardé une composition chimique et une température voisines de la normale.

Mais ces appareils sont coûteux et d'un nettoyage malaisé. Dans certains modèles, enfin, l'étroitesse des contacts entre l'eau stérilisée et l'eau brute permet la contamination de la première à la faveur d'une solution de continuité dans les serpentins, difficile à contrôler.

Les stérilisateurs sous pression rendent néanmoins de très précieux services dans les collectivités : casernes, hôpitaux, écoles.

Il existe des modèles portatifs ou même locomobiles pouvant être utilisés par des troupes en marche et qui ont donné des résultats satisfaisants aux colonnes expéditionnaires.

Distillation.

Nous avons indiqué plus haut les avantages et les inconvénients de la distillation. Ces derniers doivent en faire limiter l'emploi aux cas où la composition chimique très défectueuse des eaux exige une correction chimique en même temps qu'une stérilisation.

Épuration par l'électricité.

Ozonisation.

L'*ozone*, à la faible dose de 0 gr. 00006 p. 100 d'eau, jouit de propriétés stérilisantes presque instantanées (Ogier et Bonjean). Ce principe a été utilisé pour l'épuration des eaux de boisson. L'action de l'ozone conserve d'ailleurs à celles-ci leurs qualités physiologiques et organoleptiques en ne modifiant qu'insensiblement leur composition chimique. L'eau perd très vite le léger goût d'ozone qu'elle possède au sortir de l'appareil.

Les nombreux dispositifs imaginés pour l'ozonisation des eaux (stérilisateur de Frise, procédé Otto, procédé Abraham et Marnier), comprennent :

1° Un appareil électrique producteur d'ozone;

2° Un récipient, généralement un cylindre vertical, dans lequel la colonne d'eau rencontre l'air ozonisé et s'émulsionne à son contact.

Il est indispensable que l'eau, avant sa stérilisation, soit filtrée et clarifiée.

L'ozonisation est un excellent procédé d'épuration qui commence à faire ses preuves et paraît économique une fois l'installation faite (1).

Mais les appareils ozonisateurs sont délicats et exigent une surveillance étroite.

A l'heure actuelle, l'emploi doit donc en être réservé aux grandes collectivités, bien que des modèles d'appareils roulants, destinés aux armées en campagne, soient à l'essai.

Stérilisation par les rayons ultra-violets.

L'action bactéricide puissante des *rayons ultra-violets* bien démontrée par Th. Nogier et Thévenot, en 1908, a aussi été utilisée pour l'épuration des eaux de boisson (J. Courmont et Th. Nogier, 1909).

On se sert des rayons émis par la lampe en quartz à vapeurs de mercure (lampe de Kromayer).

Il existe deux procédés :

Le procédé Nogier et Courmont, où la lampe à mercure fonctionne à température basse; elle est *immergée* dans la masse liquide à stériliser et se trouve refroidie par elle;

Le procédé Westinghouse, où la lampe fonctionne à haute température et non immergée, l'eau circulant seulement dans un stérilisateur placé au-dessous d'elle et exposé à ses rayons. L'action bactéricide des rayons est plus intense dans ce dernier dispositif.

Comme pour l'ozonisation, l'eau doit être préalablement filtrée et clarifiée. La stérilisation est immédiate. Toutes les qualités de l'eau, y compris la fraîcheur, sont conservées.

Nous ne nous étendrons pas davantage sur ce mode d'épu-

---

(1) Le prix de revient, à Tours (caserne Marescot), était, en 1913, 0 fr. 01 par mètre cube d'eau.

ration, qui est peut-être le procédé de l'avenir, mais qui en est encore à sa période de début.

Ici encore, on a affaire à des appareils délicats, d'une surveillance difficile et exigeant une source d'énergie électrique.

Cette méthode s'applique surtout aux grandes collectivités et aux villes importantes.

On présente pourtant maintenant au public un appareil réduit, spécialement destiné aux usages domestiques (débit de 100 litres à l'heure), et l'on s'attache à appliquer ce système à l'épuration des eaux en campagne.

Un essai intéressant a été fait dans ce sens, à Oudjda, en 1913, et aurait donné des résultats encourageants (1).

Épuration mécanique : Filtration.

La filtration est un mode d'épuration artificielle inspiré du procédé de la nature, qui donne à l'eau de source sa pureté grâce à un passage à travers des substances poreuses.

Filtres imparfaits : Clarificateurs.

Nous avons cité, à propos de la clarification des eaux, les principaux appareils vendus dans le commerce sous le nom impropre de filtres et qui ne sont, en réalité, que des clarificateurs (filtres Schuking, Maignen, Breyer à l'amiante, filtres au charbon, en cellulose, aux éponges). Ces appareils sont dangereux, offrant une sécurité trompeuse; ils ne doivent être employés que pour *préparer* la stérilisation de l'eau, réalisée ensuite à l'aide d'autres procédés plus parfaits.

Filtres stérilisateurs type Chamberland.

Parmi les filtres utilisant la porosité de la porcelaine, une exception doit être faite en faveur des filtres Chamberland, système Pasteur (*fig.* 49), dont l'usage est réglementaire dans l'ar-

---

(1) Médecin-major TANTON : « La stérilisation de l'eau de boisson par les rayons ultra-violets » (*Revue d'Hygiène et de Police sanitaire*, 20 janvier 1913).

mée. Ces appareils, en effet, donnent, à condition de les employer avec certaines précautions, une stérilisation satisfaisante.

Les filtres Chamberland sont des cylindres creux en porcelaine dégourdie, que l'eau traverse lentement sous une certaine pression, de dehors en dedans. Les microbes étant beaucoup plus petits que les pores de la bougie ne sont pas arrêtés par la finesse de ces derniers, mais fixés par un phénomème d'attraction moléculaire.

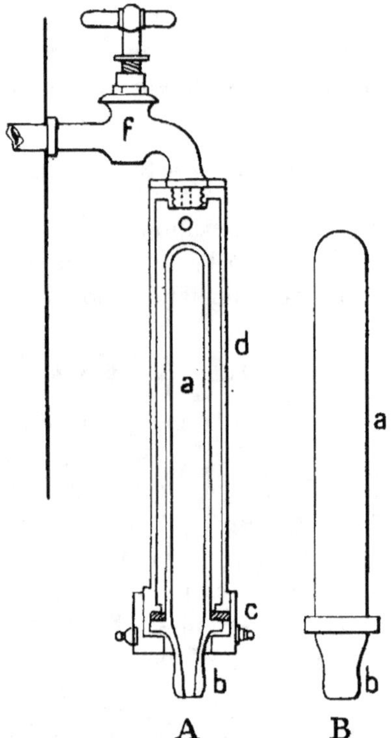

Fig. 49 — Bougies Chamberland.

A : Bougie Chamberland dans son tube, fixé à un robinet.
B : Profil de la bougie.

Les bougies Chamberland sont maintenues dans un tube métallique, où l'eau s'accumule sous pression pour sortir, une fois filtrée, par la tétine de la bougie.

Ces filtres s'adaptent soit isolément aux robinets branchés sur une conduite d'eau, soit en batterie, à l'intérieur de récipients cylindriques où l'eau parvient comprimée, grâce à des accumulateurs de pression.

Le rendement du filtre est, par jour, de 24 litres pour l'eau limoneuse et de 32 litres pour l'eau clarifiée.

Il faut bien savoir :

1° Que les bougies Chamberland, au même titre que tous les filtres, peuvent, au bout d'un temps très variable, laisser passer les microbes qui se sont arrêtés et parfois cultivés dans leurs parois;

2° Qu'elles s'encrassent facilement, surtout lorsque les eaux d'amenée sont limoneuses et n'ont pas été suffisamment clarifiées, au préalable, par un filtre dégrossisseur;

3° Qu'elles sont fragiles et peuvent, à un moment donné, être le siège de fissures par lesquelles passe l'eau souillée, sans qu'on puisse s'en apercevoir autrement que par une augmentation plus ou moins sensible du débit.

En résumé, il est nécessaire quand on les emploie :

De surveiller étroitement le fonctionnement des bougies et de s'assurer fréquemment de leur intégrité, en les immergeant dans l'eau et en insufflant de l'air dans leur cavité;

De les nettoyer périodiquement, au moyen d'un brossage pratiqué plus ou moins fréquemment suivant la qualité de l'eau, en général une fois par semaine;

De les stériliser et de les régénérer de temps à autre, soit par l'ébullition, soit par l'étuvage, soit par l'immersion consécutive, à froid, dans les deux solutions suivantes :

a) Solution de permanganate de potassium à 5 p. 100;

b) Solution avec :

Solution commerciale de bisulfite de soude	50 cmc.
Eau	950 —
Acide chlorhydrique	5 —

L'usage du filtre Chamberland ou des bougies filtrantes analogues (bougie Berkefeld, bougie Brûlé, bougie Garros) ne doit pas suffire, comme on le croit souvent, à donner une sécurité absolue.

Ce sont de bons stérilisateurs, mais des appareils délicats exigeant une grande surveillance et qui peuvent, à une heure donnée, devenir infidèles et dangereux.

Filtres à sable.

La filtration des eaux à travers des couches de sable et de gravier a été, depuis longtemps, utilisée pour l'épuration en grand des eaux destinées à l'alimentation des cités.

C'est sur ce principe que reposent les bassins filtrants à sable *submergés* tels que ceux utilisés par la ville de Paris pour purifier les eaux de la Marne (Saint-Maur), de l'Oise et de la Seine (Ivry), les bassins filtrants système Anderson, où l'eau est préalablement clarifiée par un brassage avec du fer (Boulogne-sur-Seine, Choisy-le-Roi, Neuilly-sur-Marne), les puits Lefort, creusés dans le lit d'une rivière, les filtres à dégrossisseurs Puech-Chabal où l'eau, avant d'être filtrée sur le sable, s'épure en traversant une série de dégrossisseurs en gravier.

Nous ne décrirons ici que le modèle de filtre à sable *non submergé* de Miquel et Mouchet, qui a été adopté par l'armée depuis 1909, et qui peut rendre, même pour de petites collectivités, des services importants.

Ce filtre est constitué par un bassin métallique ou en maçonnerie dans lequel sont disposées de bas en haut :

1° Deux couches de briques espacées et superposées perpendiculairement les unes aux autres, formant drains;

2° Une couche de gros gravier;

3° Une couche de gravillon;

4° Une couche de gros sable;

5° Une couche de sable fin.

L'eau, préalablement clarifiée dans un dégrossisseur, est répartie à la surface du sable par un tuyau circulaire percé de petits orifices. L'eau filtrée s'échappe à la partie inférieure du filtre par un tube d'étain qui l'amène dans des réservoirs. Le débit moyen doit être de 2.000 litres par mètre carré de surface filtrante et par jour.

Les premières eaux obtenues sont souillées et louches. Elles ne deviennent limpides qu'au bout de huit jours et stériles qu'au bout de trois ou quatre semaines.

Ainsi installé, le filtre à sable fonctionne automatiquement; il ne faut plus y toucher, mais il faut surveiller son débit, s'assurer que les flaques d'eau formées à la surface ne s'étendent pas jusqu'aux parois du réservoir, le long desquelles elles pourraient glisser, et contrôler de temps en temps, par des analyses bactériologiques, la pureté des eaux recueillies. Ces filtres doivent être, enfin, placés dans l'obscurité ou à la lumière diffuse.

Ces appareils sont faciles à installer, à conduire, à surveiller; les résultats obtenus, quoique discutés, sont généralement satisfaisants.

Ils ont donné, dans l'Afrique du Nord (Laghouat, Oudjda) toute satisfaction.

On s'étonnera peut-être, après ces quelques développements, de ce que les hygiénistes se montrent aussi sévères vis-à-vis des filtres qui jouissent de la confiance du public.

Somme toute, parmi les innombrables modèles de filtres imaginés à l'heure actuelle, une bonne partie ne sont que des clarificateurs sans aucune garantie, et les meilleurs, exigeant une surveillance attentive, sont incapables de nous donner une sécurité absolue.

Cette opinion correspond pourtant à la réalité des faits. Il n'en demeure pas moins vrai que les bons filtres, filtres à sable, filtres Chamberland, bien installés et bien surveillés, sont susceptibles de rendre de précieux services, notamment en temps d'épidémie. C'est grâce à leur emploi que des épidémies de choléra et de dysenterie ont été radicalement jugulées dans nos colonies et que la morbidité typhoïdique a été abaissée de près de moitié, dans l'armée, avant l'usage du typho-vaccin.

Mais le mode de stérilisation des eaux le plus parfait, en dehors des méthodes basées sur l'emploi de la chaleur, est sans contredit l'épuration par les procédés chimiques.

PROCÉDÉS CHIMIQUES D'ÉPURATION DES EAUX.

Les procédés chimiques d'épuration des eaux utilisent :

1° L'encollage;

2° L'action bactéricide des halogènes;

3° Celle des permanganates.

Procédés par encollage.

Nous dirons peu de chose de ces procédés, qui agissent en déterminant dans l'eau à stériliser la formation d'un précipité gélatineux entraînant les microbes.

Les procédés à l'alun, au perchlorure de fer et bicarbonate de soude (Mauget) sont les plus employés.

Ces méthodes sont lentes et peu sûres.

Procédés basés sur l'action des halogènes
(brome, chlore, iode).

Traitement par le brome.

Le procédé de Schumburg, qui a été utilisé dans l'armée allemande, emploie le brome en solution bromo-bromurée dosée à 60 milligrammes de brome pour une ampoule destinée à l'épuration d'un litre d'eau. Laisser en contact cinq minutes; éliminer l'excès de brome au sulfite de soude.

Traitement par le chlorure de chaux.

Le procédé de Traube, qui a été utilisé dans les armées autrichienne et italienne, consiste à filtrer l'eau, puis à l'additionner de chlorure de chaux (4 milligrammes par litre), puis à refiltrer. Il persiste un excès de chlore donnant à l'eau un goût prononcé. De plus, le chlorure de chaux s'altère facilement et attaque les récipients métalliques. Ce procédé exige, enfin, deux filtrations.

Traitement par l'hypochlorite de soude (javellisation).

L'hypochlorite de soude stérilise les eaux de rivière à la dose de 1 milligramme de chlore par litre. Ce procédé, dit de javellisation, a donné des résultats parfaits à Paris en 1911, où il a été employé pour purifier les eaux de la Marne. En Tunisie, il a fourni, à Tunis, d'excellents résultats. A Casablanca, l'épuration des eaux de Tit-Mellil par l'hypochlorite de soude (procédé Rouquette) devait être entreprise en 1914.

La guerre de 1914-1918 a fait entrer dans la pratique courante ce mode de stérilisation qui, antérieurement, s'appliquait surtout à l'épuration des cours d'eau.

La javellisation — devenue réglementaire par circulaire du 26 juin 1915 — a rendu aux armées de précieux services qui lui valent d'être aujourd'hui rangée parmi les meilleurs procédés de stérilisation des eaux de boisson, dans les collectivités appelées, par leur genre d'existence, à recourir à des installations de fortune.

On utilise un extrait de Javel titrant 90 grammes d'hypochlorite de soude par litre.

Dans un tonneau imperméabilisé, ou un récipient de ciment, sont d'abord répandus quelques litres d'eau destinés à diluer l'extrait. Celui-ci y est versé à raison de trois à quatre gouttes d'extrait pour 10 litres d'eau, en calculant sur la quantité d'eau que doit contenir au total le récipient. On agite, on fait le plein du récipient et on laisse agir l'antiseptique durant une demi-heure au minimum avant d'autoriser la consommation.

Les deux seuls inconvénients de la javellisation ainsi pratiquée sont :

Le très léger goût de chlore gardé par l'eau traitée, et l'instabilité de l'extrait qui, pour rester efficace, doit être conservé, en flacons colorés et bien bouchés, à l'abri de l'air et de la lumière.

Le mieux est de renouveler fréquemment les approvisionnements d'extrait, afin de n'utiliser que des solutions fraîches.

En outre, il sera toujours possible de contrôler par l'expérience suivante l'efficacité de la stérilisation.

Partant de ce principe que la quantité d'hypochlorite employée a été suffisante lorsque l'eau javellisée contient encore des traces de chlore une heure après avoir été traitée, on verse dans un verre d'eau javellisée quelques gouttes d'une solution d'amidon et l'on ajoute un cristal d'iodure de potassium. L'apparition d'une teinte bleuâtre décèle la présence du chlore et témoigne de l'efficacité de la stérilisation. Cette teinte étant d'autant plus accusée que l'excès de chlore est plus grand, on peut, en même temps, se rendre compte si la dose d'hypochlorite employée a été excessive et, par suite, la diminuer dans la proportion voulue.

Ainsi contrôlée et bien surveillée, la javellisation réalise un bon procédé de stérilisation des eaux de boisson.

Traitement par le ferrochlore.

Le procédé de Duyk consiste à traiter les eaux par un mélange de chlorure de chaux (1 gramme) et de perchlorure de fer (10 grammes), puis à filtrer. Cette méthode utilise à la fois l'action oxydante de l'hypochlorite et l'encollage des matières organiques par le précipité floconneux de peroxyde de fer qui est formé.

Traitement par l'iode.

Le pharmacien principal Allain a proposé, en 1894, l'emploi de l'iode pour la stérilisation des eaux de boisson et montré que ce métalloïde, à la dose de 1/100.000^e, soit huit gouttes de teinture d'iode par litre, suffisait, après une demi-heure de contact, à épurer bactériologiquement les eaux.

C'est ce principe qui a été utilisé par le médecin inspecteur général Vaillard et le pharmacien principal Georges dans leur procédé, devenu courant, de la stérilisation des eaux d'alimentation, à l'aide des comprimés d'iodate de soude. L'opération se fait avec trois comprimés : bleu, blanc, rouge, dosés pour la stérilisation d'un litre d'eau ou de dix litres.

On fait fondre dans un petit récipient un comprimé bleu (mélange d'iodate de soude : 0 gr. 01 et d'iodure de potassium : 0 gr. 10) et un comprimé rouge (acide tartrique). Puis on verse la solution obtenue dans un litre d'eau clarifiée. On laisse agir dix minutes, on ajoute enfin le comprimé blanc (hyposulfite de soude), préalablement fondu dans un peu d'eau.

Les comprimés rouge et bleu mettent l'iode en liberté et le dissolvent, le comprimé blanc neutralisant l'excès d'iode.

La méthode est simple, rapide et très efficace, mais présente trois inconvénients :

Elle laisse dans l'eau traitée 0 gr. 15 d'iodure de potassium par litre; elle ne clarifie pas les eaux boueuses et exige une filtration préalable; elle communique, enfin, à l'eau de boisson un goût médicamenteux peu agréable.

Procédés à base de permanganate.

Mlle Schipiloff préconisa, en 1892, l'utilisation du permanganate de potassium pour épurer les eaux de boisson. Sa méthode a été, depuis, reprise et perfectionnée dans de nombreux procédés, qui, tous, ont leur valeur et se recommandent par leurs avantages : simplicité, commodité et efficacité reconnue.

Il serait trop long, et d'ailleurs inutile, de passer ici en revue tous ces procédés (Lapeyrère, Hy, Gabriel Lambert, Laurent, Georges Lambert, Octave Lecomte, etc.). Nous nous bornerons à décrire les trois principaux.

Tous les procédés basés sur l'emploi du permanganate comportent trois opérations distinctes :

L'oxydation de la matière organique au moyen du permanganate;

La réduction du permanganate en excès;

La filtration, qui retient les composés insolubles formés au cours des deux précédentes opérations et clarifie l'eau stérilisée.

Procédé Lapeyrère.

Le procédé Lapeyrère a été longtemps utilisé dans l'Afrique du Nord et l'est encore dans certains postes du Sud.

Il est basé sur l'emploi d'une poudre permangano-alumino-calcaire ainsi composée :

Permanganate de potassium. . .	3 gr.
Alun pulvérisé. . . .	10 gr.
Carbonate de soude sec	9 gr.
Chaux de marbre éteinte	3 gr.
	25 gr.

On mélange 0 gr. 25 de cette poudre avec l'eau à épurer. On agite et on laisse reposer. Si la coloration rose disparaît avant cinq minutes, on ajoute 0 gr. 10 ou 0 gr. 05 de poudre, jusqu'à persistance de la coloration.

On filtre ensuite sur le filtre dit d'escouade, cylindre métallique bourré de ouate de tourbe saturée d'oxyde brun de manganèse. Cette filtration clarifie l'eau et élimine le permanganate en excès.

Ce procédé a rendu, dans les postes du Sud et au Maroc, de grands services. On lui reproche pourtant d'utiliser une dose de permanganate un peu faible (0 gr. 03 par litre) et d'employer un filtre réducteur se colmatant très rapidement.

Procédé Laurent-Garret.

Le procédé Laurent-Garret repose sur l'emploi de deux poudres :

POUDRE OXYDANTE Nº 1
(pour 1 litre).

Permanganate de potassium. . .	0 gr. 03
Alun. . . .	0 gr. 06

POUDRE RÉDUCTRICE Nº 2
(pour 1 litre).

Hyposulfite de soude. . .	0 gr. 03
Cristaux de soude du commerce	0 gr. 06

On verse dans l'eau à épurer la dose de poudre nº 1, qui peut être doublée ou triplée s'il s'agit d'eaux très impures.

On agite. On laisse en contact dix minutes, puis on ajoute la poudre nº 2. Au bout de dix minutes encore, on filtre sur du coton hydrophile.

Le médecin-major Garret a imaginé, à cet effet, un filtre démontable à grand débit (500 litres d'eau par heure), constitué par un cylindre de tôle s'ajustant sur un entonnoir de même métal; l'ouate hydrophile est comprimée, au fond du cylindre, entre deux diaphragmes percés de nombreux trous.

Garret a réalisé plusieurs modèles très pratiques de filtres répondant à des besoins différents :

Un tonneau-filtre de 600 litres, sur roues, qui permet de distribuer, en moins d'une heure, un demi-litre d'eau stérile par homme à un bataillon (voiture Garret-Balambois);

Un filtre de bataillon de $0^m,40$ de diamètre, pour accompagner le récipient filtrant en toile destiné à la voiture médicale;

Un filtre de campagne de $0^m,25$, joint à un récipient pliant, destiné à la voiture à vivres de compagnie;

Un filtre d'escouade de $0^m,12$;

Un filtre individuel de $0^m,09$. Ce dernier, très commode et très léger (aluminium) est peu encombrant; il rappelle le petit appareil servant à préparer soi-même son café et connu sous le nom de « café-filtre ». Un entonnoir en même métal, adaptable au fond du gobelet, permet de l'appliquer, au moment de la filtration, au goulot du bidon.

Ces divers appareils, utilisés en Tunisie et au Maroc, ont donné d'excellents résultats.

Procédé Georges Lambert.

Le procédé Georges Lambert utilise aussi deux poudres dont la composition, légèrement modifiée par le professeur Rouget, du Val-de-Grâce, est la suivante :

1° POUDRE OXYDANTE N° 1
(pour 1 litre d'eau).

Permanganate de potassium.	0 gr. 06
Bioxyde de manganèse.	0 gr. 05
Talc en poudre.	0 gr. 37
Carbonate de chaux.	0 gr. 02
TOTAL	0 gr. 50

2° POUDRE RÉDUCTRICE N° 2
(pour 1 litre d'eau).

Hyposulfite de soude.	0 gr. 06
Talc en poudre.	0 gr. 40

Traité pratique d'hygiène.   17

On opère comme pour le procédé Laurent.

On fait fondre la poudre n° 1.

On laisse en contact dix minutes au moins (quinze à vingt minutes si possible).

On ajoute la poudre n° 2. On agite, on attend dix minutes encore, on filtre.

Le pharmacien-major Froment a modifié légèrement la composition de ces poudres pour les présenter sous la forme, très pratique, de comprimés (comprimé n° 1 et comprimé n° 2); chaque pastille stérilisant deux litres d'eau. On peut filtrer sur du coton hydrophile ordinaire, ou, mieux, sur le filtre Garret, ou, encore, comme l'a proposé le professeur Rouget, sur une simple chausse de coton. Cette dernière permet une filtration plus rapide (10 litres à la minute) malgré qu'il faille, dans ce cas, refiltrer une deuxième fois l'eau épurée.

Ces deux derniers procédés, Laurent-Garret et Georges Lambert, constituent d'excellents modes d'épuration des eaux, donnant toute sécurité au point de vue de la destruction des germes et permettant d'obtenir rapidement et commodément une eau de boisson dont la saveur n'est aucunement altérée.

Nous donnerons pourtant la préférence au procédé Georges Lambert, par lequel la composition chimique de l'eau n'est modifiée que dans des proportions insignifiantes.

Choix d'un procédé.

En résumé, si les grandes collectivités ont le choix entre de nombreux procédés d'épuration des eaux ayant fait leurs preuves, tels que les filtres à sable, l'ozonisation, la javellisation, la stérilisation sous pression, les petites collectivités : unités en marche, colonnes mobiles, postes isolés, voyageurs, devront retenir, comme étant les plus pratiques et les plus sûres, les trois méthodes suivantes :

L'ébullition;

La javellisation;

Le traitement au permanganate de potassium suivant le procédé Georges Lambert.

DEUXIÈME PARTIE

CHAPITRE VII.

PREMIERS SOINS A DONNER AUX MALADES ET BLESSÉS EN L'ABSENCE DU MÉDECIN.

La dissémination des agglomérations humaines dans bien des régions de l'Afrique du Nord, l'éloignement des centres hospitaliers et des établissements sanitaires, par suite, la rareté des médecins et les difficultés qu'ils rencontrent, dans le Sud, pour se rendre aux appels urgents, en raison de la longueur des trajets et de l'insuffisance des moyens de communication, toutes ces raisons expliquent, sans qu'il soit besoin d'y insister, la nécessité pour tout commandant de détachement, de poste, de convoi, pour tout fonctionnaire, pour tout chef d'entreprise et même pour tout Européen isolé, d'avoir quelques notions précises sur la conduite à tenir en l'absence du médecin à l'égard d'un malade grave ou d'un blessé nécessitant des soins immédiats.

C'est à ce besoin que répondent les quelques pages suivantes, où nous avons jugé utile d'exposer les règles essentielles d'assistance que chacun peut avoir à mettre en pratique dans quelque circonstance urgente où il est seul et sans conseils médicaux.

ORGANISATION IMPROVISÉE D'UNE INFIRMERIE.

Qu'il s'agisse d'un poste militaire détaché, d'un chantier, d'une entreprise privée, commerciale ou industrielle, toutes les fois que des hommes se trouvent, dans une colonie, réunis en un petit groupement isolé et privé de tout secours immédiat, il est indispensable que l'éventualité d'une maladie ou d'un accident soit prévue et que des mesures, aussi improvisées et rudimentaires qu'elles puissent être, soient prises pour permettre au malade ou au blessé de recevoir les premiers soins que comporte son état.

Il est donc bon de prévoir l'installation d'un local approprié réservé à cet usage et que, sans autre comparaison avec les formations sanitaires réalisées dans l'armée sous ce nom, nous appellerons : *l'infirmerie*.

Organisation d'une infirmerie.

L'infirmerie improvisée recevra l'extension et le perfectionnement que permettront les ressources, très variables, du petit groupement européen. Elle pourra être modeste, réduite à une seule chambre servant à tous usages; pourtant, quand faire se pourra, on lui réservera une première pièce servant de chambre de malades et une seconde, utilisée comme salle de pansements.

Ces locaux seront, dans la mesure du possible, isolés des autres logements et aménagés dans de bonnes conditions, c'est-à-dire propres, bien aérés, protégés contre la chaleur, défendus contre les mouches et les moustiques par des toiles métalliques ou des moustiquaires. Le sol sera imperméabilisé, le mobilier réduit au strict minimum, mais comprenant un ou plusieurs lits aussi confortables que possible, une petite table portative recouverte d'une lame métallique, quelques sièges : chaises, chaises longues, escabeaux en bois, le tout enduit de peinture blanche vernissée. Des crachoirs, un seau hygiénique compléteront le mobilier.

Matériel.

La salle de pansements sera claire, pourvue d'un fourneau destiné à la préparation des boissons chaudes ou à la stérilisation de l'eau et qui pourra être avantageusement remplacé par un réchaud à pétrole ou à alcool, liquide ou solidifié. Elle comportera une petite pharmacie, réunie dans une armoire fermant à clef et dont nous donnerons bientôt la composition.

Le matériel de la salle de pansements pourra être succinct : un seau métallique à fermeture hermétique, quelques récipients de diverses tailles pour l'ébullition de l'eau et la stérilisation des pansements, une ou deux cuvettes émaillées, un bock laveur avec canules en verre, quelques grandes bouteilles pour contenir les solutions antiseptiques, enfin des boîtes métalliques à fermeture hermétique contenant la gaze, le coton hydrophile et les bandes à pansement. L'arsenal chirurgical sera réduit au minimum : une pince, une paire de ciseaux, un bistouri et une seringue de Pravaz pour injections hypodermiques; on y joindra un thermomètre médical à maxima, un entonnoir en verre pour filtrer les liquides sur du coton, quelques attelles toutes préparées, de la toile métallique ou des lames de zinc pour la confection de gouttières en cas de fracture.

Médicaments.

L'armoire à pharmacie comprendra les médicaments les plus usuels, en quantité *modérée*, ce qui permet un renouvellement plus fréquent, mais *suffisante* pour les besoins d'un groupement isolé.

On pourra posséder une petite balance, dont il existe des modèles réduits et suffisamment exacts pour l'usage courant, mais cet instrument n'est pas indispensable car il sera toujours préférable, dans une infirmerie dépourvue de médecin, d'avoir recours à des médicaments tout dosés, soit en paquets préparés à l'avance, soit sous les formes éminemment pratiques dont l'emploi tend de plus en plus à se multiplier : tablettes, comprimés, dragées et pilules, capsules, ampoules.

Voici, à titre de simple indication, ceux de ces médicaments qui nous paraissent le plus utiles et qu'il est toujours bon d'avoir sous la main, quand on est loin d'un centre hospitalier et d'un pharmacien de profession.

COMPOSITION D'UNE PETITE PHARMACIE DE SECOURS.

I. — Médicaments pour l'usage externe.

NATURE DES MÉDICAMENTS.	FORME ET TITRE.	MENTION A PORTER sur l'étiquette.	PROPRIÉTÉS.	MODE D'EMPLOI.
Acide borique pulvérisé.	En paquets de 30 grammes.	»	Antiseptique.	Un paquet dans 1 litre d'eau bouillie pour pansements et lavage des plaies (une cuillerée à soupe dans un demi-litre d'eau, si l'on ne dispose pas de paquets tout faits).
Acide picrique.......	En paquets de 1 gramme.	A séparer (étiquette verte).	Epidermisant.	Faire fondre un paquet dans 200 grammes d'eau bouillie. S'emploie en badigeonnage sur les plaies atones sans tendance à la cicatrisation et les brûlures et en pansements humides sans tissu *imperméable*.
Iode...........	1° Comprimés d'iode Pellerin ou 2° Poudre iodo-boriquée. (Formule du pharmacien principal Allain : à 8 grammes d'iode métallique et 1 gramme d'acide borique.)	Id. Id.	Antiseptique. Id.	1° Faire fondre un comprimé dans 20 centimètres cubes d'alcool à 95° pour obtenir de la teinture d'iode. 2° Verser à l'aide d'une cupule en bois une mesure de cette poudre (2 grammes) dans 20 centimètres cubes d'alcool à 95° pour obtenir une teinture d'iode d'une conservation parfaite en pays chauds. La teinture d'iode s'emploie en badigeonnage sur les plaies infectées. Une cuillerée à soupe de teinture d'iode dans 2 litres d'eau bouillie donne de l'eau iodée, bon antiseptique, employé pour le lavage des plaies
Permanganate de potassium.........	1° Comprimés à 0 gr. 50.	Id.	Id.	Un comprimé dans 1 litre d'eau bouillie pour le lavage des plaies; un comprimé dans 2 litres d'eau bouillie pour le lavage des muqueuses (urèthre dans la blennorrhagie); un comprimé dans 10 litres d'eau comme agent d'épuration des eaux de boisson.
	2° En poudre (paquets de 0 gr. 50).	Id.	Id.	Mêmes usages. A verser, après incision de la peau, sur la plaie causée par la piqûre des scorpions.

Alcool camphré......	100 grammes (liq.......).			tusions et les entorses.......
Salicylate de méthyle.	100 grammes (liquide).	»	Analgésique anti-rhumatismal.	Verser une cuillerée à café sur de la gaze, appliquée, dans le cas d'arthrite rhumatismale douloureuse ou de névralgie sciatique, sur la région douloureuse, et recouvrir d'un pansement occlusif.
Sinapismes.........	En feuilles.	»	Révulsifs.	Tremper dans l'eau et appliquer le sinapisme sur la peau en le recouvrant d'un peu de ouate. (Employé dans les affections broncho-pulmonaires comme révulsif et, sur les membres, comme dérivatif dans les congestions cérébrales et viscérales, coups de chaleur, etc.) A tenir à l'abri de l'humidité et à renouveler souvent; s'altèrent facilement.

II. — Médicaments pour l'usage interne.

Elixir parégorique..	150 grammes.	A séparer (étiquette verte).	Sédatif, anti-diarrhéique.	Une cuillerée à dessert dans un demi-verre d'eau, en cas de diarrhée et de coliques.
Opium............	Poudre d'opium en comprimés de 0 gr. 10.	Poison (étiquette rouge).	Calmant.	Un comprimé (deux au maximum) par jour (coliques, blessures douloureuses).
Pilules antidysentériques de Segond.	Poudre d'ipéca 8 gr.; calomel 4 gr.; extrait d'opium 1 gr.; miel blanc 9 gr. 5 pour 120 pilules.	A séparer (étiquette verte).	Anti-dysentérique.	Six pilules par jour de deux en deux heures, dans la dysenterie.
Antipyrine.........	Comprimés à 0 gr. 50.	»	Analgésique hémostatique.	Un comprimé, accompagné d'une demi-cuillerée à café de bicarbonate de soude dans un demi-verre d'eau, en cas de névralgie et migraines; deux comprimés dans 5 centimètres cubes d'eau, pour badigeonnage et tamponnement dans les hémorrhagies (nasales et hémorrhoïdaires).
Ammoniaque........	150 grammes (liquide).	A séparer (étiquette verte).	Excitant nerveux révulsif.	10 à 20 gouttes dans un verre d'eau (à faire absorber dans le cas d'ivresse).
Chlorhydrate basique de quinine.	800 comprimés à 0 gr. 25 ou dragées à 0 gr. 20.	»	Antithermique, fébrifuge.	Un à quatre comprimés, une à six dragées par jour (dans les cas de fièvre, d'accès palustre). (Voir : « Paludisme »!)

NATURE DES MÉDICAMENTS.	FORME ET TITRE.	MENTION A PORTER sur l'étiquette.	PROPRIÉTÉS.	MODE D'EMPLOI.

II. — Médicaments pour l'usage interne (*suite*).

NATURE DES MÉDICAMENTS.	FORME ET TITRE.	MENTION A PORTER sur l'étiquette.	PROPRIÉTÉS.	MODE D'EMPLOI.
Bicarbonate de soude.	250 grammes (poudre).	»	Alcalin.	Une cuillerée à café dans un verre d'eau, après ou pendant le repas, dans les dyspepsies acides (brûlures, aigreurs d'estomac).
Poudre d'ipéca......	Paquets de 0 gr. 25.	A séparer (étiquette verte).	Vomitif.	Deux ou trois paquets pris consécutivement dans un peu d'eau tiède pour provoquer les vomissements (embarras gastriques, empoisonnements, intoxications alimentaires).
Poudre de rhubarbe.	Comprimés à 0 gr. 50.	»	Laxatif.	Un ou deux comprimés au début du repas du soir, dans le cas de constipation; quatre comprimés pour dose purgative.
Sulfate de soude.....	Tablettes de 15 grammes représentant 30 gr. de sel.	»	Purgatif.	Une tablette dans un grand verre d'eau, le matin à jeun, comme purgatif; une demi-tablette comme purgatif ou laxatif (embarras gastrique)
Iodure de potassium.	Comprimés à 0 gr. 50.	»	Résolutif anti-syphilitique.	Deux à huit comprimés par jour, chez les syphilitiques, au moment du repas ou dans du lait. Doivent être associés au traitement mercuriel.
Chlorate de potassium.	Comprimés à 0 gr. 30 (paquets de 5 grammes).	»	Antiseptique buccal.	Un à quatre comprimés à l'intérieur ou un paquet de 5 grammes dans 100 grammes d'eau chaude, pour gargarismes dans les angines, pharyngites, gingivites.
Sous-nitrate de bismuth.	Paquets de 2 grammes.	»	Astringent.	A prendre en une ou deux fois dans un verre d'eau, associé à la poudre d'opium ou à l'élixir parégorique dans les diarrhées.
Proto-iodure de mercure.	Comprimés à 0 gr. 025.	A séparer (étiquette verte).	Anti-syphilitique.	De un à quatre comprimés par jour dans le traitement de la syphilis.
Calomel...........	Comprimés à 0 gr. 10.	Poison (étiquette rouge).	Vermifuge, purgatif.	1° Vermifuge, un comprimé. 2° Laxatif et excitant des voies biliaires; antiseptique intestinal, un ou deux comprimés par jour. S'abste-

Eau de mélisse (alcoolat de mélisse composé).	Liquide.	»	Cordial.	Une cuillerée à café (ou deux cuillerées) dans un peu d'eau sucrée.

III. — Médicaments injectables.

Quinine (chlorhydrate basique de quinine, uréthane).	Ampoules de 1 centimètre cube contenant 40 centigrammes de quinine.	»	Fébrifuge.	En injections *intra-musculaires* dans les formes de paludisme grave. Voir : « Paludisme »).
Morphine (chlorhydrate de morphine).	Ampoules de 1 centimètre cube contenant 1 centigramme de morphine.	Poison (étiquette rouge).	Calmant.	Une ampoule en injection hypodermique dans les affections et les blessures douloureuses.
Caféine............	Ampoules de 1 centimètre cube contenant 25 centigrammes de caféine.	»	Tonique.	Une ampoule, en injections hypodermiques dans les cas de syncope grave (syncope cardiaque, coup de chaleur, adynamie). Peut être répétée deux à quatre fois.
Huile camphrée.....	Ampoules au 1/10e contenant 1 centimètre cube.	»	Stimulant des centres nerveux et du cœur.	En injection hypodermique (1 à 3 centimètres cubes), dans l'asthénie, la défaillance cardiaque, les syncopes graves.
Permanganate de potassium.	Ampoules de 1 centim. cube de solution à 1/100e.	»	Antivenimeux.	Une demi-seringue en injections hypodermiques pratiquées en couronne autour du siège de la piqûre causée par un scorpion.
Sérum antivenimeux.	Flacon de 10 centim. cubes.	»	Antivenimeux (curatif).	En injections hypodermiques dans le tissu sous-cutané, au niveau du flanc, le plus tôt possible après la morsure. Dose d'emblée : 20 centimètres cubes; chez l'adulte, doubler la dose dans les morsures très venimeuses (aucune action sur la piqûre des scorpions).
Sérum antitétanique.	Flacon de 10 centim. cubes.	»	Antitétanique (préventif).	En injections hypodermiques, dans le cas de plaie contuse souillée par de la terre et des poussières. Ne pas négliger le lavage et la désinfection de la plaie. A renouveler tous les ans au plus et à tenir au frais et à l'abri de la lumière.

MATÉRIEL SANITAIRE DES DÉTACHEMENTS MOBILES.

Pharmacie portative pour les détachements mobiles.

Les détachements qui opèrent isolés et sans médecins, les convois, les missions, doivent être pourvus d'un approvisionnement portatif en médicaments et matériel de pansement. Là encore, là surtout, il importe d'avoir avec soi tout ce qu'il faut et rien que ce qu'il faut, car les transports dans le Sud sont toujours difficiles, le nombre et le poids des bagages dont on s'encombre très limités.

L'infirmerie permettra de constituer avec ses ressources, au moment du départ, une petite cantine médicale pourvue du strict nécessaire.

Enfin, certaines troupes très mobiles, comme les compagnies sahariennes ou les missions opérant dans certaines régions de l'Extrême-Sud, ayant uniquement recours au méhari comme moyen de transport, devront réduire encore le matériel sanitaire à emporter.

Djebiras médicales pour les Sahariens.

En 1913, la Direction du Service de santé du 19e corps d'armée a proposé, sur les principes établis par les docteurs Perrin et de Person, un modèle pratique de djebira-médicale, ou sacoche, très portative, facilement adaptée au méhari et appelée à devenir réglementaire dans les détachements des compagnies sahariennes.

Composition des djebiras médicales pour compagnies sahariennes.

(Médicaments.)

DJEBIRA Nº 1. (Médicaments.)

NATURE DES MÉDICAMENTS.	FORME ET TITRE	NUMÉRO de la NOMENCLATURE du Service de santé.	NATURE DES CONTENANTS.	NUMÉRO DU CONTENANT dans la nomenclature.	MODE D'EMPLOI.
			Compartiment nº 1.		
Chlorhydrate de quinine.	800 comprimés à 0 gr. 25.	66-104	En 4 boîtes *moyennes* pour cachets.	70 3ʙ	Antithermique, fébrifuge. Un à quatre comprimés par jour, dans le cas de fièvre, d'accès palustre.
Bicarbonate de soude.	30 grammes en 30 paquets de 1 gramme.	66-356	1 boîte *moyenne* pour cachets.	70-3ʙ	Un paquet dans un demi-verre d'eau (un à quatre paquets par jour). Dans les dyspepsies acides (aigreurs, brûlures d'estomac).
Poudre bismutho-magnésienne de Patterson. (Préparation extemporanée du formulaire des H. M.) ...	20 paquets de 1 gr. 50.		Id.	70 3ʙ	Un paquet dans un demi-verre d'eau, dans les gastralgies.
	Sous-nitrate de bismuth.	66- 67			
	Magnésie calcinée......	66-224			
	Sucre pulvérisé........	66-389			
	Essence de menthe......	66-140			
Salicylate de sodium.	30 paquets de 1 gramme.	66-369	1 boîte *grande* pour cachets.	70-3ʙ	Un à trois paquets par jour dans le cas de rhumatisme articulaire aigu.
Glyzine	40 paquets de 0 gr. 50.	66-176	Id.	70-3ʙ	Un paquet pour 1 litre d'eau bouillie comme tisane.
Perborate de soude.	3 tablettes de 10 grammes.	66-390ᴀ	1 boîte *petite* pour cachets.	70-3ʙ	Une tablette dans 300 grammes d'eau boriquée tiède (voir plus loin : « eau boriquée ») pour obtenir de l'eau oxygénée extemporanée. En lavage de plaies infectées ou en...

2	1
3	
4	
5	

					...lerées dans la journée ou saupoudrées sur... terle.
Sulfate de sodium...	50 tablettes de 15 gr. représentant chacune 30 gr. de sel.	66-390B	En 5 boîtes de 10 tablettes.	66-390A	Une tablette dans un verre d'eau, le matin à jeun, comme purgatif. Demi-tablette comme laxatif ou purgatif léger (embarras gastriques).
Acide borique......	4 paquets de 35 grammes.	66-7	Papier.	»	Un paquet dans 1 litre d'eau bouillie bouillante pour obtenir de l'eau boriquée. Antiseptique employé pour le lavage des plaies, les conjonctivites.

Compartiment nº 2.

Rhubarbe	50 comprimés de poudre de rhubarbe à 0 gr. 50.	66-104A	En 2 étuis pour pilules.	70-14	Un comprimé comme laxatif. Deux à quatre comprimés comme purgatif.
Antipyrine........	50 comprimés à 0 gr. 50.	66-101A	Id.	70-14	Un comprimé dans les états névralgiques (absorber ensuite une demi-cuillerée à café de bicarbonate de soude dans un demi-verre d'eau.
Proto-iodure de mercure.	300 comprimés à 0 gr. 025.	66-103	1 flacon poudrier de 01.03.	12-129	Un à quatre comprimés par jour dans le traitement de la syphilis.

Compartiment nº 3.

Iodure de potassium.	75 comprimés à 0 gr. 50.	66-102B	1 fiole à médecine de 0 lit. 08.	70-23	Un à quatre comprimés par jour dans le traitement de la syphilis.
Bromure de potassium	50 comprimés à 0 gr. 50.	66-101F	2 fioles à médecine de 0 lit. 08.	70-23	Un à deux comprimés par jour dans les cas d'excitation nerveuse, crises douloureuses, insomnie.
Poudre d'opium.....	200 comprimés à 0 gr. 10.	66-102	1 étui pour pilules (devant être placé debout dans le compartiment nº 3, sera coupé à la hauteur voulue).	70-14	Un comprimé (deux par jour au maximum) dans les états douloureux (coliques, blessures douloureuses).
Permanganate de potassium	60 comprimés à 0 gr. 50.	66-102D	1 étui pour pilules. (Même remarque.)	70-14	Un comprimé dans un litre d'eau pour le lavage des plaies infectées (antiseptique). Un comprimé dans 10 litres d'eau comme agent d'épuration des eaux de boisson.

NATURE DES MÉDICAMENTS.	FORME ET TITRE.	NUMÉRO de la NOMENCLATURE du Service de santé.	NATURE DES CONTENANTS.	NUMÉRO DU CONTENANT dans la nomenclature.	MODE D'EMPLOI.
			Compartiment n° 3. (*Suite.*)		
Calomel............	100 comprimés à 0 gr. 10.	66-101c	1 étui pour pilules. (Même remarque.)	70-14	Vermifuge, un comprimé. Laxatif et antiseptique intestinal, un ou deux comprimés par jour. Purgatif, 5 comprimés (s'abstenir d'aliments salés pendant 24 heures).
			Compartiment n° 4.		
Iodure de potassium.	25 comprimés à 0 gr. 50.	66-102b	1 fiole à médecine de 0 l. 08.	70-23	Comme plus haut.
Mélange dentaire....	10 grammes du mélange suivant : Teinture de benjoin. 2 gr. Teinture d'extrait d'opium......... 1 gr. Chloroforme....... 1 gr. Créosote.......... 1 gr. »	66-397 66-411 66- 92 66-110 »	Id.	70-23	Imbiber un peu de coton hydrophile avec le mélange dentaire et l'insérer dans la dent cariée.
Poudre de sérum antitétanique desséché de l'Institut Pasteur			Id.	70-23	Saupoudrer les plaies infectées.
			Compartiment n° 5.		
Iode...............	50 comprimés d'iode Pellerin.	66-10?-14	?on carré à ouverture large de 0 lit. 03.	62-74	Faire fondre un comprimé dans 20 centimètres cubes d'alcool pour obtenir de la teinture d'iode. (Antiseptique, badigeonnage des plaies infectées, révulsif.)

(Matériel de pansements.)

DJEBIRA N° 2. (Matériel de pansements.)

NATURE DES OBJETS.	FORME.	NUMÉRO de la NOMENCLATURE du Service de santé.	NATURE DES CONTENANTS.	NUMÉRO DU CONTENANT dans la nomenclature.	MODE D'EMPLOI.
Compartiment n° 1.					
Sérum antivenimeux de l'Institut Pasteur	6 flacons de 10 centimètres cubes.	67-44	Dans leurs boîtes en bois.	»	En injections hypodermiques dans le tis su sous-cutané au niveau du flanc, le plus tôt possible après la morsure venimeuse. (Dose d'emblée : 20 centimètres cub.es chez l'adulte, 30 à 40 dans les morsures très venimeuses.) Aucune action contre la piqûre des scorpions.
Instruments de chirurgie du service courant.	*Ad libitum.* (Bistouri, pinces et une paire de ciseaux.)	»	Dans une boîte longue et étroite.	»	»
Compartiment n° 2.					
Alcool à 95°..........	En 2 flacons de 50 gr.	66-25	En 2 flacons bien bouchés de 0 l. 06.	12-108	Pour préparer extemporanément de la teinture d'iode. (Voir « Iode », djebira n° 1.)

Compartiment n° 3.

Seringue à injections hypodermiques, en verre, de 2 cent. cubes, avec 4 aiguilles en acier.	Modèle de Luer.	4-303	Dans une boîte métallique.	70-3ᴀ	Très fragile; à entourer de coton hydrophile; stériliser la seringue avant de s'en servir en la plaçant *démontée* dans un récipient d'eau froide qu'on porte à ébullition; faire bouillir les aiguilles, ne jamais les flamber.

Compartiment n° 4.

Gaze à pansement bichlorurée à 1/1000°.	2 paquets de 10 compresses, petites.	74-28	2 paquets (à comprimer).	»	Pour pansements.
Bandes à pansement.	1 paquet de 10 bandes roulées, en coton tissu fin, bichlorurées, de 3 mètres sur 0 mèt. 04.	74- 5	1 paquet.	»	Pour pansements.

Compartiment n° 5.

Solution injectable de morphine.	6 ampoules contenant chacune 0 gr. 01 de morphine.	67-12ᴀ	Dans un étui pour pilules.	70-14	Briser une extrémité de l'ampoule et aspirer le contenu dans la seringue avec aiguille montée, après stérilisation de celle-ci; chasser l'air contenu dans la seringue en poussant le piston jusqu'à ce que le liquide s'écoule par l'aiguille; injecter sous la peau du flanc ou de la cuisse (face supéro-externe) après avoir stérilisé le point où l'on doit faire la piqûre par une goutte de teinture d'iode déposée sur la peau (injecter le contenu d'une ampoule dans les cas douloureux et l'agitation nerveuse).
Solution injectable de quinine-uréthane.	6 ampoules contenant chacune 0 gr. 40 de quinine.	67-14	Id.	70-14	Mêmes précautions, mais injecter dans l'épaisseur des muscles de la fesse au tiers externe, jamais sous la peau. A employer dans les cas de paludisme grave (accès pernicieux, etc.). Injecter le contenu d'une seringue

NATURE DES OBJETS.	FORME.	NUMÉRO de la NOMENCLATURE du Service de santé.	NATURE DES CONTENANTS.	NUMÉRO DU CONTENANT dans la nomenclature.	MODE D'EMPLOI.
Compartiment n° 5. (*Suite.*)					
Solution injectable de caféine.	8 ampoules contenant chacune 0 gr. 25 de caféine.	67-5	Dans 2 étuis pour pilules.	70-14	Mêmes précautions, injecter sous la peau le contenu d'une ampoule dans les cas de syncope grave (syncope cardiaque, coup de chaleur, adynamie); peut être répétée deux ou trois fois au besoin.
Compartiment n° 6.					
Bouchons en liège de rechange; cire; accessoires divers.	»	»	Dans une boîte moyenne pour cachets.	70-3B	»
En vrac par-dessus les compartiments 1 et 2.					
Coton hydrophile....	100 grammes en 4 paquets de 25 grammes.	74-41H	4 paquets.	»	Pour pansements.

PREMIERS SOINS A DONNER AUX MALADES ET AUX BLESSÉS.

Syncope.

SYMPTÔMES.

Apparences de la mort, perte de connaissance, insensibilité, pâleur de la face, pouls ralenti ou imperceptible.

CONDUITE A TENIR.

Coucher le malade sur le sol, la tête basse. Déboutonner, délier ou couper tout ce qui peut exercer une constriction et gêner la respiration : cravate, col de chemise, ceinturon, ceinture de pantalon. Faire des frictions sur la poitrine et les membres; flageller la face avec un linge imbibé d'eau fraîche. Ne pas s'attarder à ces moyens s'ils échouent.

Pratiquer la respiration artificielle de la façon suivante :

Premier temps : les bras du malade, amenés parallèlement au thorax et saisis au niveau des coudes, sont assez vivement écartés de la poitrine et portés en arrière de la tête en décrivant un arc de cercle; l'effet produit est une dilatation du thorax amenant une inspiration;

Second temps : ramener les bras à leur position primitive et les appuyer fortement contre la poitrine, de manière à la comprimer; l'effet produit est un rétrécissement du thorax amenant une expiration.

En cas d'insuccès, pratiquer les tractions rythmées de la langue (procédé de Laborde).

La langue du patient est saisie entre le pouce et l'index garnis d'un linge et franchement tirée au dehors, puis, après un court temps d'arrêt, ramenée à sa première position.

Ces deux procédés peuvent être combinés et pratiqués simultanément par deux aides. Il importe, dans ce cas, que le temps de traction de la langue coïncide avec le temps d'écartement des bras.

Les tractions de la langue et la respiration artificielle doivent être pratiquées d'une façon cadencée et rythmée, au besoin en comptant à haute voix quand elles sont effectuées par deux aides, et à raison de seize mouvements respiratoires à la minute (soit à peu près une traction toutes les quatre secondes). On prolongera ces manœuvres tout le temps voulu, une heure s'il le faut. On s'assurera, enfin, que la syncope n'est pas due à une hémorrhagie, auquel cas il importerait d'arrêter tout d'abord celle-ci à l'aide des moyens que nous décrirons plus loin.

Asphyxie par submersion (secours aux noyés).

La conduite à tenir est la même qu'en cas de syncope. Mais on aura, au préalable, débarrassé la bouche et le pharynx des corps étrangers qui peuvent s'y être accumulés : vase, mucosités bronchiques. On prendra soin, aussi, d'exprimer le thorax et la région gastrique pour tenter de vider l'estomac de l'eau qu'il contient et l'on relèvera la région lombaire du noyé en interposant un vêtement roulé entre le sol et ses reins.

Pansement des blessures.

Les blessures causées par des instruments piquants, tranchants ou contondants (baïonnettes, sabres, matraques, etc.) et celles causées par les coups de feu gagnent à être pansées le plus tôt possible, mais il est préférable, hormis le cas où elles s'accompagnent d'une grave hémorrhagie, de retarder leur traitement plutôt que d'appliquer à la surface des plaies un pansement souillé, hâtivement réalisé à l'aide de substances non aseptiques.

D'une façon générale, il convient de ne pas manipuler les plaies, de ne pas les sonder ni les laver, de ne pas y porter les doigts.

Il faut d'abord mettre à nu avec précaution la région blessée et sans l'essuyer avec les vêtements voisins, dût-on, pour ce faire, déchirer ou couper ceux-ci au niveau présumé de la blessure. Si l'on a le temps, se laver alors soigneusement les mains au savon, puis les rincer à l'alcool ou avec un liquide alcoolique; appliquer seulement ensuite le pansement.

En campagne, en colonne, on pourra avoir recours au paquet de pansement individuel que chaque homme porte sur lui et qui renferme, dans un sachet imperméable recouvert lui-même d'une enveloppe en cotonnade, une lame de coton hydrophile, une compresse en gaze, une bande de coton, plus deux épingles de sûreté pour fixer la bande.

En toute autre circonstance, on utilisera, en recourant au matériel dont doit être pourvu tout détachement ou tout groupement isolé, un pansement constitué par du coton hydrophile, des compresses de gaze; en cas de fortune, de simples compresses de toile.

Ce pansement sera, au préalable, soumis à une ébullition de quinze minutes, puis bien exprimé et appliqué directement sur la blessure en prenant soin de ne pas porter les doigts sur la surface qui doit toucher la plaie. Une petite nappe de coton sec sera appliquée par-dessus ce pansement que fixera une bande de toile ou de gaze.

Il sera toujours bon, quand faire se pourra, et surtout si les bords de la blessure sont déchiquetés ou légèrement souillés, de pratiquer une désinfection de la région en attouchant largement à la teinture d'iode la plaie elle-même, puis la peau avoisinante.

Si l'on ne dispose pas de teinture d'iode toute préparée, on pourra l'obtenir extemporanément avec les comprimés d'iode Pellerin, dont il a été parlé plus haut, ou l'on pourra faire usage de la solution alcoolique iodoboratée dont nous avons déjà donné la composition.

Plaies souillées et plaies avec large perte de substance.

Quand on se trouve en présence d'une plaie déchiquetée et souillée par de la terre, du sable, des débris de vêtements, il y a lieu, avant d'appliquer le pansement, de faire un lavage soigneux et abondant de la blessure avec de l'eau bouillie chaude, additionnée de teinture d'iode dans la proportion d'une cuillerée à soupe pour 2 litres d'eau; il sera préférable, si l'on en a le moyen, de pratiquer ce lavage par la projection d'un jet d'eau sous pression, à l'aide d'un bock et d'une canule ou d'un récipient analogue improvisé mais qui aura toujours été préalablement stérilisé par ébullition ou flambage à l'alcool.

On attouchera ensuite les lèvres et les anfractuosités de la plaie avec de la teinture d'iode et l'on appliquera un pansement comme il est dit plus haut; le pansement sera renouvelé au bout de deux ou trois jours, ou même tous les jours en cas de fièvre ou de douleurs. Les points infectés, les plaies anfractueuses, seront, à l'occasion de chaque pansement, l'objet de nouveaux attouchements iodés. Une injection de sérum antitétanique (10 centimètres cubes) sera enfin pratiquée, en ces cas, le plus tôt possible après la blessure.

Chirurgie conservatrice.

Ces divers modes de traitement des plaies permettront généralement, soit d'obtenir la guérison dans les cas de blessures bénignes, soit d'attendre l'arrivée du médecin. Ils appliquent les principes de la chirurgie conservatrice, principes dont il importe de bien se pénétrer, même dans les milieux les plus déshérités et les plus isolés, car ces traitements d'attente, si heureusement substitués aux procédés radicaux de la chirurgie ancienne, ont l'avantage de ne point compromettre l'intégrité des membres blessés et de ne pas faire d'emblée du traumatisé un mutilé pour la vie et un pensionné de l'Etat. Amputations et désarticulations sont devenues exceptionnelles dans nos milieux hospitaliers, grâce à ces méthodes conservatrices dont tout blessé, quelle que soit sa situation, a le droit de bénéficier.

Hémorrhagies.

Les hémorrhagies peuvent être dues à la section d'artères, de veines ou de vaisseaux capillaires.

Dans ces deux derniers cas, ou quand il s'agit d'artérioles de faible calibre, on se trouve en présence d'une hémorrhagie superficielle, généralement peu abondante et qu'il est aisé d'arrêter par compression directe dans la plaie ou tamponnement.

Lorsqu'une artère importante a été lésée, auquel cas le sang qui s'écoule est rouge vermeil et jaillit en jets saccadés, la compression directe dans la plaie est inefficace et il faut recourir, sans tarder, aux divers procédés de compression à distance.

COMPRESSION DIRECTE.

Les petites hémorrhagies superficielles peuvent être arrêtées en appliquant sur la plaie un pansement aseptique, comme il a été dit plus haut et en serrant plus énergiquement le bandage (pansement compressif).

Lorsque l'hémorrhagie est plus profonde, plus abondante et que ce moyen ne suffit pas, il convient de procéder au tamponnement de la plaie. Un tampon de coton hydrophile recouvert de gaze est introduit au fond de la blessure, en touchant le moins possible celle-ci avec les doigts; puis on exerce une compression sur ce tampon et on en ajoute de semblables jusqu'à ce que l'on ait comblé la plaie. On recouvre d'une compresse et l'on serre le tout avec quelques tours de bande.

Les tampons seront bouillis quand faire se pourra. Sinon, il sera bon d'utiliser des pansements individuels qui sont aseptiquement préparés. Faute de mieux, on recourra à des tampons stérilisés par immersion dans la teinture d'iode, puis bien exprimés.

COMPRESSION A DISTANCE.

On l'exerce à la racine d'un membre, entre le foyer de l'hémorrhagie et le cœur. On peut essayer une compression générale du membre avec un lien, au-dessus de la blessure; mais ce moyen est généralement insuffisant et ne doit être appliqué que pour une très courte durée. Le procédé de choix consiste à rechercher certains points spéciaux correspondant au trajet des grosses artères et dont les principaux sont : pour le bras, l'artère humérale, à la face interne du bras, au-dessous du bord antérieur de l'aisselle; pour la cuisse, l'artère fémorale, à peu près au milieu et au-dessous du pli de l'aine; pour le cou, l'artère carotide, au fond de la gouttière tracée entre les muscles des faces latérales du cou. À la tête, on peut comprimer l'artère temporale dans la région de la tempe, l'artère faciale à peu près au milieu de la face latérale de la mâchoire inférieure.

On cherche d'abord à sentir, avec l'extrémité des doigts, les battements de l'artère; on exerce alors une compression digitale jusqu'à ce qu'on ne perçoive plus les pulsations; enfin, lorsqu'il s'agit des membres, on substitue aux doigts un appareil fixe, garrot, tourniquet, qu'on improvise de la sorte :

Garrot. — Appliquer au point choisi un objet de forme arrondie : caillou, bouchon, plaque de ceinturon, etc.; placer autour du membre un lien quelconque qu'on noue au niveau de l'objet de compression. Tordre le lien à l'aide d'un bâtonnet que l'on fixe ensuite au membre blessé.

Tourniquet. — On réunit à l'aide de lacs et à une certaine distance, égale à l'épaisseur du membre, deux bâtonnets, parallèlement l'un à l'autre; on les place de telle sorte qu'ils compriment le membre, l'un au point d'élection, l'autre au point diamétralement opposé. On rapproche ensuite les deux extrémités libres jusqu'à ce que l'on obtienne une compression suffisante et l'on fixe avec un lien.

Au cou, l'appareil de compression est maintenu en place à l'aide de bandes qui le fixent par ses deux extrémités au niveau de la tête et du thorax.

La flexion forcée des membres réalise parfois une compression suffisante, mais elle est inefficace chez les individus musclés et toujours inférieure aux premiers procédés.

Enfin, ces divers moyens doivent être temporaires, car ils entraînent un gonflement des membres en gênant la circulation veineuse. Ils permettent, néanmoins, d'attendre l'arrivée du médecin qui pourra pratiquer l'hémostase définitive.

Fractures.

Symptômes.

Déviation, déformation du membre, mobilité anormale, douleur localisée.

Conduite à tenir.

1° *Réduction de la fracture.* — Redresser doucement le membre en tirant légèrement sur l'extrémité, de façon à le replacer dans sa position normale. Ne pas insister si la traction rencontre des difficultés et si la rectitude ne peut être obtenue.

2° *Immobilisation*. — Substituer aux tuteurs naturels réalisés par les os, des tuteurs artificiels appelés « attelles » et appliqués latéralement à la surface des membres. L'attelle peut être constituée par des lames de métal, de carton, des lattes de bois, des écorces d'arbre, du djerid, au besoin un fourreau de sabre, un canon de carabine. On la matelasse préalablement avec du coton ou des linges, faute de mieux avec de la paille, de l'alfa, des herbages. On applique les attelles sur les deux faces latérales du membre fracturé et on les fixe très modérément par quelques tours de bande ou à l'aide de liens improvisés (mouchoirs, cravates, bretelles, courroies de cuir).

On peut aussi, lorsqu'on en a les moyens, étendre le membre dans une gouttière préalablement matelassée et réalisée avec une lame de zinc gondolée, avec du treillis en fil de fer. Quand il s'agit d'une fracture unilatérale des membres inférieurs et qu'on ne dispose d'aucun moyen d'immobilisation, on fixe le membre fracturé au membre sain; une couverture de campement, un manteau, un burnous roulés en forme de gouttière recevront les deux membres et l'on maintiendra le tout par des lacs.

Pour les membres supérieurs, on complétera l'immobilisation en fixant le membre fracturé au thorax à l'aide d'une écharpe obtenue par une grande pièce de tissu, triangulaire ou rectangulaire, nouée derrière le cou et assujettie à la poitrine par une bande, des cravates ou des mouchoirs noués bout à bout.

Les blessés atteints de fracture doivent être manipulés avec grand soin et portés par plusieurs hommes dont l'un s'appliquera à soutenir le membre fracturé.

Fractures ouvertes.

Les fractures ouvertes, c'est-à-dire celles où les extrémités tranchantes des fragments osseux, ou bien la violence même du traumatisme, ont déterminé une plaie des téguments en communication avec le foyer de la fracture, sont justiciables du même traitement que les fractures simples; mais, avant de procéder à l'immobilisation du membre fracturé, on appliquera sur la plaie un pansement aseptique comme il est dit plus haut. Les attelles ne seront jamais mises en contact direct avec les blessures et seront appliquées autant que possible à distance de celles-ci.

Plaies pénétrantes de la poitrine et de l'abdomen.

Les plaies pénétrantes (par balle ou par arme blanche) de la poitrine et de l'abdomen doivent être pansées comme les plaies des membres et suivant les règles ci-dessus exposées, mais elles nécessitent quelques précautions spéciales. Ces blessés doivent être immobilisés le plus tôt possible, et au besoin sur place, afin d'éviter la production ou le retour d'hémorrhagies internes. Si leur transfert à courte distance s'impose, on usera des plus grands soins, on les portera couchés sur un brancard ou sur une couverture saisie à plusieurs mains par les bords. Les malades seront ensuite étendus sur le dos, la tête soulevée et les membres maintenus légèrement fléchis par un vêtement roulé ou un sac glissés sous les jarrets.

Eu égard à l'existence possible d'une perforation intestinale, on ne doit jamais donner à boire à un blessé porteur d'une plaie pénétrante de l'abdomen.

Accidents causés par le feu. — Asphyxies. — Brûlures.

Il arrive, au cours des manœuvres nécessitées par l'extinction des foyers d'incendie, notamment d'incendies de forêt si fréquents en Algérie pendant l'été, que les équipes de travailleurs sont victimes d'accidents pouvant revêtir une certaine gravité : asphyxie causée par l'inhalation de fumées ou de gaz toxiques dégagés par les corps végétaux en combustion, blessures produites par la chute de corps pesants (moellons, arbres, madriers) ou par l'action d'objets tranchants, piquants ou contondants, fractures, hémorrhagies, enfin brûlures.

Les asphyxiés seront traités comme les malades en état de syncope, c'est-à-dire transportés loin du foyer de l'incendie, dans une atmosphère pure, et étendus à terre sur le dos et la tête basse. Nous n'avons pas à revenir sur la conduite à tenir en ces cas : respiration artificielle, tractions rythmées de la langue, etc.; on pourra y joindre seulement une injection hy-

podermique d'éther ou de caféine (voir plus haut : « médicaments injectables »), destinée à venir en aide au cœur défail-
lant de l'asphyxié.

Pour le pansement des plaies, l'arrêt des hémorrhagies, la
réduction et l'immobilisation des fractures, on se conformera
aux règles que nous avons précédemment énoncées. Seul, le
traitement des brûlures mérite une mention spéciale.

Brûlures. — On tend aujourd'hui à traiter les brûlures
comme des plaies infectées, c'est-à-dire avec peu de médicaments, mais des pansements rigoureusement aseptiques. La
conduite à recommander est la suivante :

Pratiquer un savonnage soigneux de la région avoisinante.

Au niveau même de la brûlure, agir avec plus de précaution,
savonner légèrement et longtemps, déterger doucement la peau
à l'alcool, laver à l'eau bouillie.

Percer, seulement alors, avec une aiguille bien flambée, les
phlyctènes ou bulles qui se sont formées. Appliquer ensuite un
pansement dont les diverses parties constituantes : gaze, coton
hydrophile, auront été préalablement bouillies et bien expri-
mées.

La gaze à pansement bouillie, qui sera directement appliquée sur la peau brûlée, aura été recouverte de vaseline pure
et stérile conservée en tube et étendue à l'aide d'un instrument
en acier soigneusement flambé.

De bons résultats sont aussi donnés par l'application à chaud,
sur les surfaces brûlées, de l'ambrine, sorte de paraffine ven-
due sous forme de tablettes ou de bougies.

Cette substance cireuse est étendue, après fusion, sur la
brûlure préalablement stérilisée comme il vient d'être dit et
séchée.

Dans les cas de brûlures étendues entraînant des symptômes
généraux graves : tendance à la syncope, petitesse du pouls,
absence d'urines, refroidissement des extrémités, il y aura lieu
d'étendre horizontalement le blessé à terre et de pratiquer sur-
le-champ une injection d'éther ou de caféine. On administrera
des boissons toniques et des tisanes diurétiques. On surveillera
le malade jusqu'à l'arrivée du médecin.

Morsures et plaies venimeuses.

Les piqûres et morsures venimeuses par les serpents et les scorpions sont fréquentes dans l'Afrique du Nord.

Le naja existe dans certains centres montagneux, notamment dans les contreforts méridionaux de l'Aurès et le Sud-Est de Biskra. Mais c'est la vipère à corne (*cerastes cornutus*, « le-fâa » des Arabes) qui cause, surtout dans les régions sahariennes, la majorité des morsures venimeuses. On rencontre ce reptile, à la saison chaude et surtout la nuit, dans la pierraille et dans le sable; les indigènes marchant les pieds nus sont particulièrement exposés à ses morsures. Mais il pénètre parfois aussi sous les tentes et dans les logis.

La conduite à tenir en cas de morsure est la suivante :

Pratiquer le plus vite possible une ligature du membre immédiatement au-dessus du siège de la morsure.

Faire saigner la plaie en la scarifiant et en y opérant des succions.

Laver la blessure à l'hypochlorite de chaux à 1/60.

Injecter sous la peau autour de la plaie le contenu de 5 à 10 seringues de Pravaz de cette solution, ou mieux, une seringue (1 centimètre cube) d'une solution de permanganate de potasse à 1 p. 100, en pratiquant des injections en couronne autour du point de la morsure.

Enfin et surtout, faire sans délai, dans le tissu cellulaire sous-cutané du flanc, une injection hypodermique de sérum antivenimeux de Calmette, à la dose de 10 centimètres cubes chez les enfants et 20 centimètres cubes chez l'homme (30 centimètres cubes et même 40 en cas de piqûre très venimeuse).

Le traitement sera complété par une injection hypodermique de caféine, répétée si besoin, et destinée à tonifier le cœur presque toujours touché par l'action toxique du venin.

La piqûre du scorpion est moins dangereuse. Elle n'est généralement mortelle que pour les animaux de petite taille comme les chiens, et pour les enfants. Dans certaines régions, la piqûre du scorpion noir et de grande taille est pourtant fatale chez l'adulte.

La conduite à tenir est la même que pour les morsures de serpent, exception faite du sérum antivenimeux qui est sans action pour ces sortes de venins. Le traitement le plus efficace paraît être l'injection, en couronne autour de la piqûre, d'une solution de permanganate de potassium au 1/100. On peut aussi pratiquer à ce niveau une incision en croix et verser sur la plaie un peu de permanganate en poudre. Ne pas négliger l'injection de caféine.

Empoisonnements.

Le traitement des empoisonnements comporte trois indications principales :

1° Evacuer le poison en provoquant les vomissements (eau tiède, titillation de la luette, poudre d'ipéca en trois paquets de 0,30 pris coup sur coup);

2° Administrer le contre-poison prévu dans le tableau ci-dessous;

3° Donner les soins généraux consécutifs, lesquels consistent principalement à :

Ranimer la circulation : compresses et couvertures chaudes, bouillottes aux pieds, sinapismes promenés sur les membres, frictions sèches, massages, injections hypodermiques d'éther (1 à 5 centimètres cubes), d'huile camphrée (1 à 3 centimètres cubes), de caféine (une ou deux injections de 0 gr. 25).

Faciliter la respiration : grand air, pressions alternatives sur le thorax, tractions rythmées de la langue, insufflations d'air.

Augmenter les sécrétions : boissons chaudes et abondantes, lait.

Antidote général : absorber du lait boraté, préparé avec 50 grammes de borate de soude pour un litre de lait.

Echappent à son action les alcaloïdes (atropine, belladone, opium), les cyanures, les chlorates, nitrates, arséniates et oxalates.

Tableau des contre-poisons les plus usuels.

POISONS.	CONTRE-POISONS.
Acides (chlorhydrique, sulfurique, azotique, eau de cuivre, sel d'oseille).	Lait et eau albumineuse. Solution de bicarbonate de soude. Magnésie calcinée délayée dans l'eau. — Faire vomir puis donner des boissons chaudes.
Alcalis et sels alcalins (soude, potasse, ammoniaque, carbonate de soude).	Eau vinaigrée, jus de citron. — Faire vomir et donner lait et eau albumineuse.
Alcaloïdes (opium sous ses diverses formes, morphine, laudanum, atropine, belladone, jusquiame, datura, digitale, cocaïne).	Vomitif. — Empêcher le malade de s'assoupir. Administrer une solution de tanin à 3 p. 100 ou, à défaut, une décoction de poudre de quinquina. Appliquer des révulsifs aux membres. *Faire prendre du café en abondance.*
Alcool..........................	Acétate d'ammoniaque à raison de 10 grammes pour 200 d'eau. — Faire vomir. Frictions sèches.
Arsenic (acide arsénieux)......	Vomitif. — Magnésie calcinée délayée dans l'eau. Boissons émollientes.
Cantharides..................	Boissons diurétiques abondantes, grands bains.
Champignons..................	Vomitif. — Sirop d'éther. Frictions sèches. Café fort.
Cuivre (sulfate de cuivre et autres sels).	Vomitif. — Eau albumineuse à haute dose.
Cyanures (cyanure de potassium, acide cyanhydrique, ferrocyanure, eau de laurier cerise).	Vomitif. — Café à haute dose. Affusions d'eau froide le long de la colonne vertébrale.
Eau de javel	Vomitif. — Administrer une solution à 2 grammes d'hyposulfite de soude pour 100 d'eau. Eau albumineuse.
Ether et chloroforme..........	Traitement général de la syncope.
Formol..........................	Donner à plusieurs reprises une cuillerée à café d'acétate d'ammoniaque dans un verre d'eau.
Iode........	Eau amidonnée puis vomitif.
Mercure (sous ses diverses formes, sublimé, calomel, etc...).	Eau albumineuse à haute dose. Vomitif. Lait.
Moules	Vomitif. Café fort. Sirop d'éther.
Plomb (sels de plomb, eau blanche, extrait de Saturne).	Vomitif. Administrer une solution de sulfate de magnésie ou sulfate de soude (50 grammes pour un litre d'eau). Lait.
Strychnine	Vomitif. Café fort. Sirop d'éther. Solution de tanin à 3 p. 100. Respiration artificielle.

TECHNIQUE DES INJECTIONS MÉDICAMENTEUSES
HYPODERMIQUES.

Les injections hypodermiques de substances médicamenteuses entrant de plus en plus dans la pratique journalière et pouvant être confiées, en cas d'urgence, à des personnes autres que le médecin; nous avons cru devoir résumer en quelques lignes la manière dont il convient de procéder pour mener à bien ces petites opérations, d'ailleurs très simples.

Choix d'une seringue.

Il existe de nombreux modèles de seringues à injections hypodermiques. Ils se ramènent en définitive à trois :

Les seringues entièrement métalliques : pratiques au point de vue de leur stérilisation, mais ayant l'inconvénient de ne pas permettre de voir ce qui se passe à l'intérieur du cylindre;

Les seringues métalliques avec cylindre démontable en verre et ajutages en cuir ou caoutchouc (modèle dit de *Pravaz*) à rejeter absolument comme difficilement stérilisables et peu pratiques dans les pays chauds où le cuir se dessèche et les rend inutilisables;

Les seringues en cristal (modèle de Luer). se démontant en deux parties : cylindre et piston à tige. C'est le modèle le plus parfait, à condition qu'on le manie délicatement, eu égard à sa fragilité, et qu'on prenne, pour sa stérilisation, les précautions que nous allons indiquer.

Les aiguilles peuvent être en platine iridié, en nickel ou en acier. Celles en platine offrent l'avantage de pouvoir être stérilisées par flambage, mais coûtent très cher. Les aiguilles en nickel sont pratiques, du fait qu'elles ne s'oxydent pas. Elles ne doivent pas être flambées. non plus que celles en acier, mais seulement soumises à l'ébullition.

Stérilisation de la seringue.

Démonter la seringue de Luer en deux parties (cylindre et piston) et déposer celles-ci. avec l'aiguille. sur un peu de coton hydrophile. au fond d'un petit récipient d'eau froide. Porter quinze minutes à l'ébullition, laisser refroidir le tout.

Remonter la seringue au moment même de s'en servir et sans porter les doigts sur les parties qui entreront en contact avec le liquide à injecter.

Choix d'une solution injectable.

Les médicaments injectables sont aujourd'hui livrés tout préparés, en solutions dosées, dans des ampoules en verre scellées à la flamme, procédé qui garantit leur conservation à l'état stérile.

Au moment de faire l'injection, casser les deux extrémités de l'ampoule (maintenue bien horizontale) ou les briser avec la petite lime *ad hoc* fournie avec les boîtes d'ampoules.

Préparation de la surface cutanée. — Lieux d'élection des piqûres.

Désinfecter la surface de la peau que l'on va piquer, en déposant simplement sur le point choisi à cet effet une goutte de teinture d'iode.

Les lieux d'élection des piqûres sont :

Pour les injections sous-cutanées : la peau du flanc, celle de la face supéro-externe de la cuisse (répondant à la couture du pantalon, moitié supérieure de la cuisse), la région de l'épine de l'omoplate, toutes régions où la peau est mobile et la piqûre moins douloureuse, en raison du petit nombre de rameaux nerveux terminaux;

Pour les injections intra-musculaires : les muscles de la fesse, en un point qui correspond au milieu de la ligne droite tracée de la base du pli fessier à la crête osseuse (os iliaque) qui marque le rebord des hanches.

Injection.

Monter l'aiguille sur la seringue en ne la touchant que par sa base, l'introduire dans l'ampoule par l'extrémité brisée en touchant le moins possible les parois de verre; aspirer lentement le contenu puis redresser l'instrument verticalement, l'aiguille en haut, et expulser l'air inclus dans la seringue en poussant légèrement le piston jusqu'à ce que le liquide injectable sorte par l'extrémité de l'aiguille. Amener le piston jusqu'au trait marqué 1 centimètre cube sur le cylindre. Pratiquer alors l'injection proprement dite de la façon suivante :

Pour les injections sous-cutanées : saisir entre le pouce et l'index de la main gauche et soulever légèrement un repli de la peau au point choisi comme lieu de la piqûre; enfoncer d'un geste vif et d'un seul coup, à la base du repli cutané et dans le tissu cellulaire sous-cutané (1), l'aiguille montée sur la seringue et tenue presque horizontalement de la main droite. Pousser lentement l'injection; retirer aiguille et seringue d'un geste vif et déposer une nouvelle goutte de teinture d'iode sur le point de la piqûre.

Pour les injections intra-musculaires : faire coucher le patient sur le ventre, enfoncer brusquement en plein muscle, au point d'élection que nous avons indiqué, l'aiguille montée sur la seringue et tenue bien verticalement. Retirer ensuite la seringue seule et s'assurer qu'il ne s'écoule pas de sang par l'ouverture de l'aiguille laissée en place (au besoin introduire, pour s'en rendre compte, un peu de coton hydrophile effilé dans cette ouverture), auquel cas l'injection serait recommencée dans le voisinage de la première piqûre.

Rajuster la seringue; pousser lentement l'injection; retirer le tout d'un geste vif; masser légèrement la région pour éviter, en déplaçant les tissus, l'issue du liquide injecté.

Injections de sérum.

Les injections de sérum s'opèrent comme toutes les injections hypodermiques, et de préférence sous la peau du flanc.

On se sert, à cet effet, de seringues ayant une contenance plus grande : 10 centimètres cubes. Mais la petite seringue de Luer, de 2 centimètres cubes, peut très bien être utilisée. Il suffit, après avoir injecté le contenu d'une seringue, d'enlever celle-ci en laissant l'aiguille en place et de la recharger dans le flacon. L'opération est recommencée jusqu'à épuisement des 10 centimètres cubes de sérum.

---

(1) Ne jamais piquer dans l'épaisseur de la peau, ce qui rend la piqûre très douloureuse et expose à la production d'escharres.

Il faut seulement éviter de souiller, en y portant les doigts, l'extrémité inférieure de la seringue qui entre en contact avec le liquide, lorsqu'on l'aspire dans le flacon. Il est bon de flamber cette extrémité chaque fois, lorsqu'on se sert de seringues de Pravaz métalliques. Mais il faut se garder de le faire avec les seringues en verre, sous peine de les briser.

Il va sans dire qu'on ne doit procéder aux divers temps ci-dessus décrits de la préparation et de l'exécution d'une injection hypodermique qu'après avoir soigneusement lavé, savonné et brossé ses mains.

CHAPITRE VIII

TRANSPORT DES MALADES ET DES BLESSÉS.

Dans une région où les centres sont rares et éloignés et les moyens de communication difficiles, la question du transport des malades et des blessés est souvent une des plus malaisées à résoudre.

Et d'abord, quand faut-il transporter un malade ou un blessé?

Indications du transport des malades.

Chaque fois qu'un malade, loin de tout centre sanitaire, vient à présenter les signes d'une affection grave avec fièvre persistante ou symptômes alarmants, qu'il est victime d'un traumatisme important exigeant une intervention chirurgicale, il y a avantage à le transporter dans un milieu d'assistance (hôpital, infirmerie, ambulance, infirmerie indigène), afin de lui procurer les avantages d'un traitement approprié, en même temps que le confort et le bien-être dont il a besoin.

Mais, avant d'ordonner le transport d'un malade, il y a lieu de tenir compte de certaines circonstances : la durée du transport, l'état de la route ou de la piste, le mode de transport dont on dispose, les conditions atmosphériques du moment, la sécurité du parcours, l'état, enfin, du malade ou blessé.

L'examen attentif de ces divers facteurs, la comparaison judicieuse des avantages et des inconvénients que présente une évacuation, permettront généralement à un esprit réfléchi de décider, en dehors de toute compétence technique, de la nécessité ou de l'abstention préférable du transport.

Ce qu'il faut savoir, c'est qu'on ne doit jamais transporter un malade en état de syncope avant de l'avoir ranimé, un blessé perdant son sang avant d'avoir arrêté provisoirement l'hémorragie, un fracturé avant d'avoir immobilisé sa fracture.

Il est un cas dans lequel le transport s'impose toujours : c'est celui où un individu tombe malade dans un lieu désolé, sans ressources, et à proximité d'une agglomération. d'un centre où il peut trouver sinon des secours médicaux, au moins un abri et un bien-être relatif.

Contre-indications du transport.

Il est, par ailleurs. une contre-indication presque absolue du transport : c'est le cas d'un blessé atteint de plaie pénétrante de la poitrine et surtout de l'abdomen. Il faut se rappeler que, sauf certaines circonstances majeures, telles que la proximité immédiate d'un abri, l'insécurité de la région, l'existence d'un combat, ces malades ne sont pas transportables. que *l'immobilisation* constitue pour eux le premier des traitements et que c'est *vers eux* que doivent aller les secours.

Les malades *contagieux* sont aussi à immobiliser en principe. On les isolera dans leur tente, dans leur maison, dans leur douar. On pourra réunir les cas d'affections épidémiques qui viennent à éclater. en ouvrant. un lazaret, une ambulance improvisée, mais il sera toujours dangereux, non seulement pour eux mais pour les collectivités, de leur imposer un voyage de quelque durée à travers des régions habitées. dans le but de les hospitaliser; une telle mesure favoriserait la dissémination des germes infectieux.

Choix d'un moyen de transport.

Le mode de transport le meilleur pour les malades et blessés est celui qui réunit les conditions de célérité et de bonne suspension. L'automobile, le chemin de fer et l'avion réalisent parfaitement ces conditions. mais il va sans dire que ce sont là des moyens de transport auxquels on ne peut toujours recourir, dans bien des régions désertiques ou accidentées de l'Afrique du Nord.

Aussi anachroniques qu'ils nous paraissent. ce sont donc les moyens de fortune qui vont surtout nous occuper. c'est-à-dire :

L'usage de voitures légères avec appareils de suspension ou avec litière non suspendue;

Le transport à dos de mulet avec cacolets, litières ou brancards;

'Le transport à dos de chameau utilisant des appareils de suspension de divers modèles.

***

TRANSPORT DES BLESSÉS A L'AIDE DE VOITURES.

Le transport des blessés en voiture doit toujours être préféré, quand l'état des voies de communication le permet, au transport à dos d'animaux, surtout lorsqu'il s'agit de blessés graves qu'on doit évacuer couchés.

Voitures légères à ressorts et voitures non suspendues.

En l'absence de voitures sanitaires automobiles ou hippomobiles, on est obligé de recourir à la réquisition de voitures ordinaires. On choisira celles-ci suspendues, autant que possible. Mais, dans le Sud et dans toutes les régions où il n'existe que des pistes, où le sol est constitué par du sable ou de la hammada, les voitures non suspendues sont les seules que l'on puisse trouver et qui offrent d'ailleurs les garanties de solidité et de stabilité voulues. Les arabas, voitures rustiques et robustes, telles qu'elles sont utilisées dans l'Afrique du Nord, représentent le type de ces véhicules pouvant passer par tous les chemins.

Mais, si le transport des malades en voiture suspendue est aisé à réaliser, nécessitant seulement l'interposition, entre le malade et le fond de la voiture, d'un brancard, d'un matelas, de manteaux ou de burnous étendus sur une épaisse couche de paille, d'alfa, d'herbages, il ne saurait en être de même pour les voitures non suspendues aussi primitives que celles auxquelles nous venons de faire allusion.

Leur utilisation serait un mode de transport par trop barbare.

Aménagement de fortune des voitures non suspendues.

Il est donc préférable de les aménager à cet effet. D'une façon générale, il y a lieu d'utiliser, dans ces cas, soit le brancard du modèle réglementaire dans le Service de santé et dont il est prudent de munir tout petit poste (1), soit un brancard improvisé ou litière, qu'on peut rapidement obtenir avec deux perches servant de hampes, deux sacs enfilés dans ces perches, servant de toile, deux traverses de bois maintenant les hampes écartées et enfin quatre pieds réalisés avec de forts bâtons.

Brancard ou litière seront déposés, non sur le fond de la voiture, mais sur des bottillons de paille, des fagots de branchages, des bottes de djerid, ce qui leur conférera déjà un certain degré d'élasticité. Le système norvégien utilise avec avantage, comme mode de support, l'élasticité obtenue par plusieurs perches liées en Z par leurs extrémités.

Moyens divers de suspension.

Il sera pourtant préférable de suspendre le brancard en faisant reposer les hampes sur des cordes tendues en travers de la voiture à quelque distance du fond, ou, mieux, en usant de moyens de suspension préparés à l'avance et facilement adaptables à tous les genres de véhicules, même à l'araba.

L'araba.

L'araba, qui nous vient de Tunisie (2), est un des véhicules les plus répandus dans les régions de l'Afrique du Nord, où la nature accidentée du terrain et l'absence de routes carrossables rendent inutilisables les voitures suspendues. Elle a fait ses preuves comme véhicule de guerre en Algérie, en Tunisie et au Maroc pour le transport des approvisionnements qui doivent suivre les colonnes.

Son emploi est réglementaire dans l'armée d'Afrique. Elle doit ses qualités à la simplicité de son cadre, formé de simples traverses juxtaposées entre deux montants, à la hauteur de ses roues, qui lui permet de franchir obstacles et fossés, et enfin à une disposition particulière grâce à laquelle, une partie du

---

(1) Il existe divers modèles de brancards pliants très pratiques et facilement transportables.

(2) L'araba est un des véhicules les plus vieux parmi ceux encore en usage. Elle est d'origine mongole. C'est la voiture avec laquelle les hordes de Gingis Khan ont parcouru le monde.

poids portant sur le dos de l'animal, la charge à tirer se trouve diminuée.

Il en existe plusieurs modèles : type tunisien, type algérien, type de Lyon, différant par de légers détails (1).

C'est cette voiture, d'un usage courant dans l'Afrique du Nord, que l'on s'est efforcé d'adapter au transport des blessés (voir *fig.* 51).

Suspension à l'aide de ressorts métalliques.

Le médecin inspecteur général Robert l'a utilisée en fixant le brancard réglementaire du Service de santé sur des ressorts

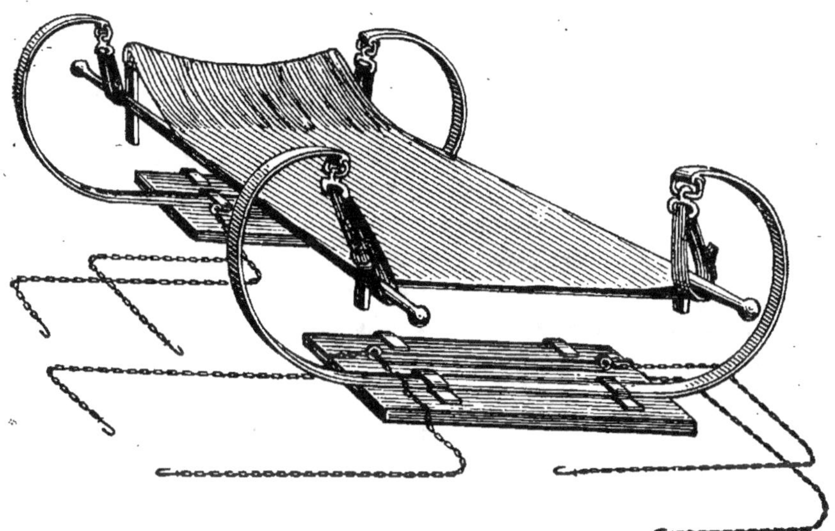

Fig. 50. — Appareil Robert (Ressorts en C).

cintrés, sur des ressorts en C (*fig.* 50), sur des supports à consoles. Mais ce sont là des moyens de suspension fragiles et qui, dans la pratique, doivent rendre peu de services.

---

(1) Il existe aussi, dans le 19ᵉ corps, des voitures, dites marocaines, qui ne sont que des arabas perfectionnées.

Appareils de suspension Audouard modifiés.

Meilleure est la suspension du brancard aux ranchets latéraux, par l'intermédiaire des appareils Audouard modifiés. Ces appareils de suspension, destinés en campagne aux voitures auxiliaires de transport des blessés, font aussi partie des approvisionnements du Service de santé et sont constitués par un crochet porte-brancard relié par une chaîne à un ressort à boudin. Une bague en fer permet de les fixer aux ranchets.

C'est ce principe qui a fourni au médecin-major Tostivint le modèle, repris depuis et perfectionné par le commandant Béjot, de l'appareil de suspension pour arabas, le plus pratique que nous possédions (*fig.* 51).

Appareils Tostivint et Bejot.

MM. Tostivint et Béjot remplacent les quatre ranchets de côté de l'araba par des ranchets plus longs ($1^m,25$ ou $1^m,10$), adaptés aux montants du véhicule au moyen d'étriers renforcés. Sur ces ranchets sont fixés, à l'aide de frettes ou bagues de fer, des crochets de suspension à ressort dans lesquels viennent s'engager les hampes du brancard. Il existe huit de ces crochets permettant la superposition de deux brancards et, par conséquent, le transport de deux blessés couchés.

Ces derniers types d'appareils, ceux notamment du commandant Béjot, qui ont fait leurs preuves en 1911, lors des opérations sur la Moulouya, sont susceptibles de rendre de précieux services. Ils s'adaptent très rapidement à n'importe quelle araba.

TRANSPORT A DOS DE MULET.

Faute de voiture, et toutes les fois que les difficultés du terrain rendent l'usage de celles-ci dangereux ou trop pénible pour le malade, on doit recourir au transport des blessés à dos d'animaux.

Dans le Tell ou en région montagneuse, c'est le mulet qui convient le mieux à cet usage.

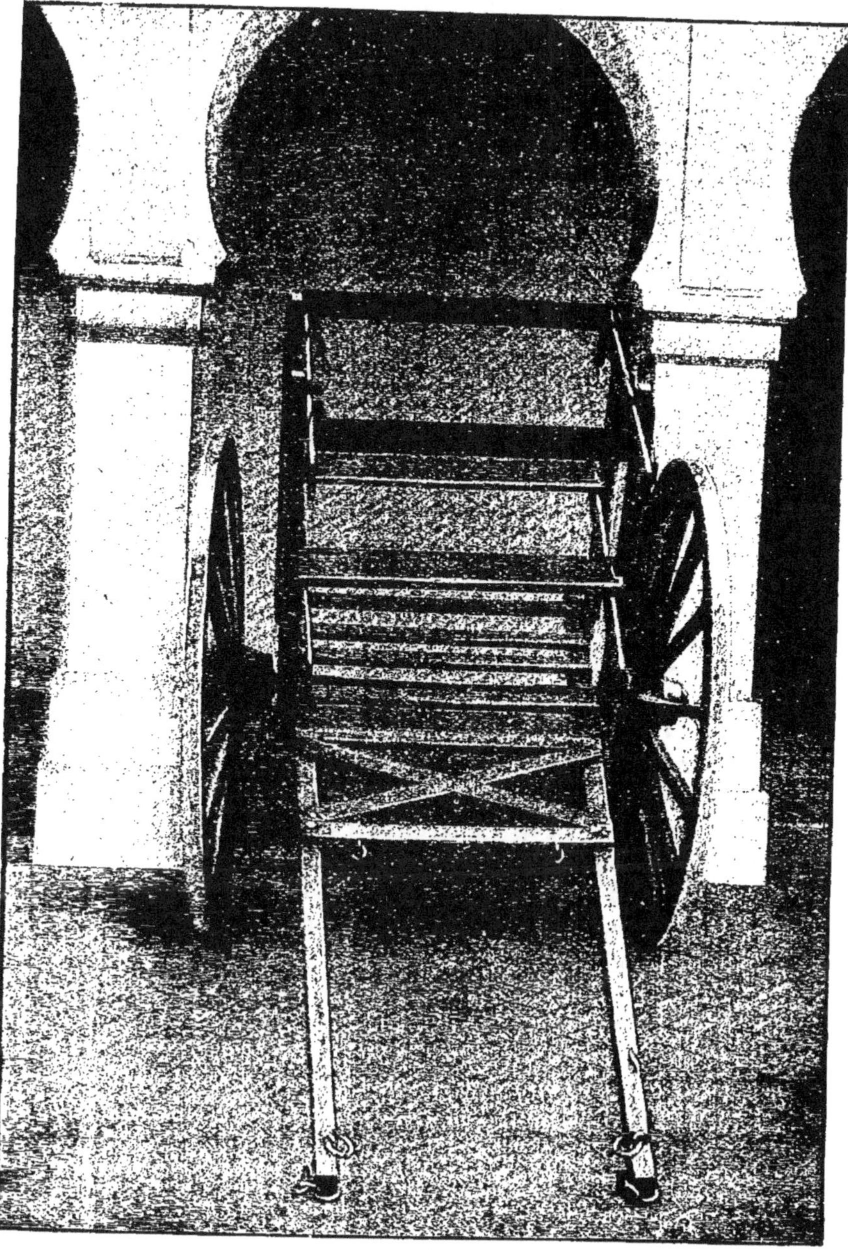

Fig. 51. — Appareils de suspension Béjot fixés sur une araba.
(Des banquettes ont été placées pour le transport des blessés assis.)

Transports à cacolets et litières.

Le mulet peut être chargé soit de la litière pour les blessés couchés, soit du cacolet pour les blessés assis. Les approvisionnements du Service de santé sont pourvus de modèles dé cacolets et de litières portés par paire, suspendus de chaque côté du bât de l'animal.

Mais le cacolet est bien incommode pour un blessé un peu grave, la litière bien lourde et bien peu maniable. De plus, quand un blessé est amené sur un brancard, il faut opérer un transbordement qui peut être nuisible pour le patient.

Aussi, a-t-on cherché à adapter au bât de mulet un appareil de suspension permettant d'y accrocher directement le brancard même sur lequel repose le blessé.

Support de brancard Pivet.

Le plus récent et le meilleur de ces appareils, bien qu'il ait encore besoin d'améliorations, est celui qui a été présenté en 1912 par le commandant Pivet et qui n'est que le perfectionnement d'un modèle ancien que le médecin aide-major Leguelinel de Lignerolles avait, en 1905, imaginé d'adapter à un bât spécial construit par le premier de ces officiers.

Les supports-brancards Pivet consistent en quatre barres de fer (deux de chaque côté du mulet) ayant la forme de la lettre grecque π et comprenant de ce fait : une tige supérieure horizontale, qui s'accroche au bât, un bras externe vertical et un bras interne, incurvé et épousant la convexité du bât, terminés tous deux par des crochets de suspension dans lesquels viennent s'engager les hampes du brancard.

Deux arcs-boutants consolident la courbure de la branche externe. Cette dernière est, de plus, articulée à sa partie inférieure, afin de permettre de charger le brancard sans avoir à l'incliner pour le faire rentrer entre les deux crochets.

Les supports-brancards du même côté sont enfin reliés par des entretoises qui les maintiennent solidaires l'un de l'autre. Ce dispositif est pratique, mais la conduite du mulet est gênée par la longueur des hampes du brancard.

Support de litière unique pour le transport d'un seul blessé.

Qu'il s'agisse de litières, de cacolets ou de brancards suspendus au bât par une disposition spéciale, tous ces appareils comportent le transport de deux blessés par le même animal. Or, il est reconnu que les mulets utilisés dans l'Afrique du Nord ne sont pas toujours assez robustes pour porter, à de longues distances, deux blessés.

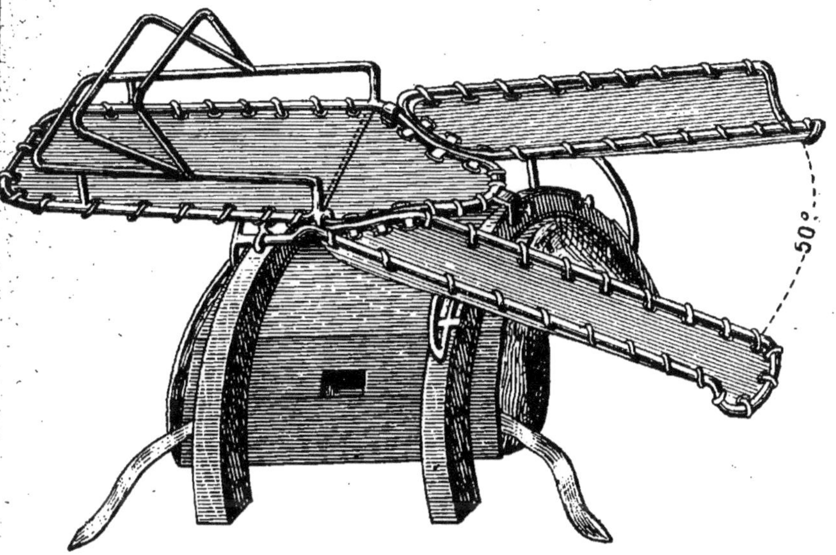

Fig. 52. — Litière unique articulée pour mulet (Système Pivet).

Restait donc à imaginer un support de litière unique, permettant le transport d'un seul blessé placé longitudinalement au-dessus du mulet.

Le médecin inspecteur général Robert a imaginé, dans ce but, un support métallique embrassant la convexité du bât, sur lequel il est fixé entre les arçons par le surfaix de cuir. Quatre tiges coudées soutiennent les pieds de la litière qui y sont maintenus par des courroies.

Le colonel Pivet adapte sur le bât une litière à cadre métallique plus ingénieuse, et plus confortable, formée de pièces articulées en forme de gouttières (*fig. 52*).

TRANSPORT A DOS DE CHAMEAU.

Dans les régions sahariennes, où le mulet est rare et quasi inutilisable en raison de la nature du sol, de l'absence de pâturages et de la rareté des points d'eau, c'est au chameau qu'il faut recourir pour le transport des blessés.

Ce choix, dicté par les nécessités, est d'ailleurs loin d'être regrettable, car le chameau, se déplaçant non par bipède diagonal comme le mulet, mais par bipède latéral (amble), possède une marche plus souple; le bercement imposé aux malades est, en réalité, moins pénible que le cahotement brutal ressenti à dos de mulet.

Il n'en est pas moins indispensable d'atténuer, à l'aide de dispositifs spéciaux, l'amplitude de ces oscillations, tout en donnant à l'arrimage du blessé le maximum de solidité, de sécurité et de confort.

Cacolets et litières.

SUPPORTS DE LITIÈRE.

Il va sans dire que le premier soin des médecins et des officiers, ayant à transporter dans le Sahara des blessés à dos de chameau, a été d'adapter au bât indigène les cacolets et les litières du Service de santé.

Les médecins-majors Georges, Mathieu, Gauthier, le commandant Pivet ont imaginé, dans ce but, divers appareils reposant sur le même principe.

Le bât indigène est composé de deux arçons en bois dur en forme de V retourné, appelés « kteb » (livre), en raison de leur aspect, et reliés par des traverses. Ces arçons reposent sur le dos du chameau qu'ils embrassent en avant et en arrière de la bosse. Un coussin matelassé (haouïa) est interposé entre le bât et l'animal.

Il suffit pour obtenir un support-litière, de fixer sur le bât des traverses métalliques sur lesquelles reposeront la litière (appareil Mathieu, *fig.* 53), ou qui retiendront celle-ci suspendue à l'aide de crochets et de chaînettes (appareil Gauthier).

Dans ce dernier appareil, la disposition des tiges en X permet de recouvrir les deux litières d'une toile de tente qui garantit avantageusement le blessé contre les ardeurs du soleil.

Brancards.

SUPPORTS DE BRANCARD.

Pour le chameau comme pour le mulet, l'utilisation du bran
card réunit de multiples avantages.

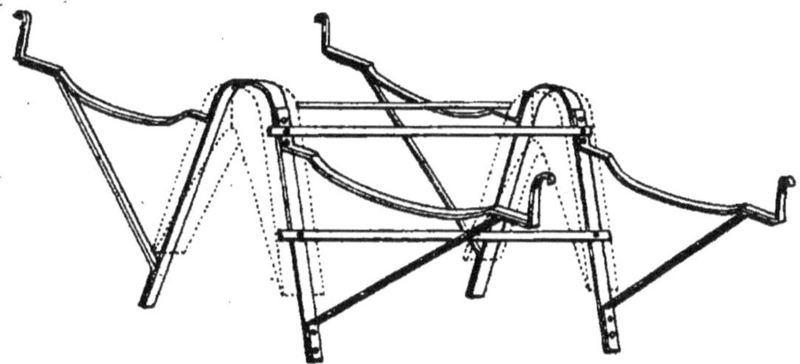

Fig. 53. — Appareil Mathieu.

Elle a été réalisée par les appareils Dubujadoux-Denain et
Miramond de Laroquette.

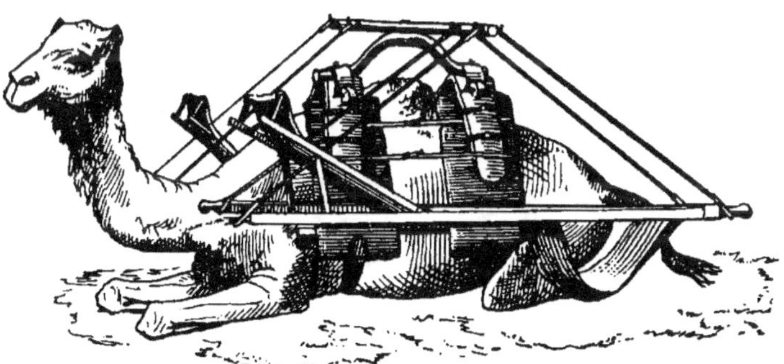

Fig. 54. — Appareil Dubujadoux-Denain.

Dans le premier de ces appareils (*fig.* 54), les brancards sont
suspendus par les poignées à l'aide de cordes prenant appui
sur une traverse fixée transversalement au-dessus du bât.

Dans le second appareil (*fig.* 55), les brancards reposent sur deux arceaux métalliques articulés en forme de monture de lunettes, accouplés et fixés sur un bât spécial. La disposition du cadre, dans lequel les malades sont couchés, permet de les recouvrir d'une toile de tente comme dans l'appareil Gauthier.

Litière unique.

AVANTAGES DE LA LITIÈRE UNIQUE.

Pas plus que le mulet, le chameau ne peut accomplir de longues distances en portant de trop lourds fardeaux.

La charge normale du chameau est de 150 kilogrammes. Si l'on tient compte du poids du bât, de la haouïa, de la litière, des blessés et de leurs armes, de la provision d'eau, on constate que cette charge est de beaucoup dépassée par le transport de deux malades.

Il est donc infiniment préférable d'avoir recours à un appareil destiné au transport d'un seul blessé. Ce dispositif est obtenu en fixant au bât indigène un support de litière maintenant celle-ci au-dessus de l'animal. Le seul inconvénient est que l'amplitude des mouvements oscillatoires dus à la marche du chameau est d'autant plus ressentie par le malade qu'il se trouve plus élevé au-dessus de la bête.

Mais ici se pose une autre question.

Comment disposer la litière? longitudinalement ou transversalement par rapport à l'axe du chameau?

Chaque position a ses avantages et ses inconvénients. Nous estimons pourtant que, contrairement à ce que l'on est tenté de croire, la position transversale est préférable comme donnant un mouvement de roulis très limité, bien mieux supporté que le tangage à grande amplitude entraîné par la position longitudinale.

Litières à position longitudinale.

APPAREIL ROBERT.

L'appareil Robert utilise le bât Gauthier, dont les arçons, convenablement entaillés à leur partie supérieure, reçoivent les traverses en bois des pieds de la litière. Ceux-ci sont maintenus encastrés à l'avant et à l'arrière par deux arcs de fer.

Litières à position transversale.

APPAREIL DESCHAMPS.

L'adjudant Deschamps, des compagnies sahariennes, a réalisé un appareil de transport très pratique et fort bien conçu (*fig.* 56 et 57), composé d'un bât arabe amélioré et de la litière proprement dite.

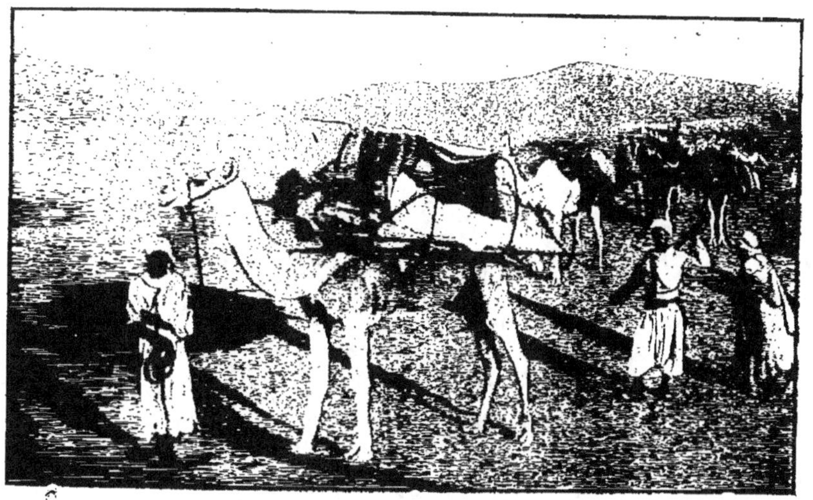

Fig. 55. — Appareil Miramond de Laroquette
ramenant de Fort Mac-Mahon à El-Goléa deux convalescents.

Bât. — Les deux arçons d'avant et d'arrière sont reliés entre eux par quatre barres de fer solides et surmontés d'un montant vertical muni de trois axes de suspension avec clavettes articulées. Cette disposition permet de fixer la litière à la hauteur voulue, aussi près que possible de la bosse, laquelle est de dimensions variables suivant les animaux. Les extrémités de la litière sont soutenues par deux paires de jambes de force qui viennent prendre point d'appui sur les barres de fer inférieures, entretoisant les arçons. Un jeu de clavettes et trois trous percés dans la litière permettent, en modifiant le point de fixation des jambes de force sur la litière, de donner à celle-ci l'inclinaison voulue.

Litière. — La litière est constituée par un cadre métallique de 1ᵐ,80 × 0ᵐ,60, sur lequel on tend un tablier de toile pourvu d'un traversin. Quelques tringles légères donnent la faculté d'installer un velum au-dessus du blessé que trois sangles, reliées au tablier, assujettissent sur sa litière-couchette.

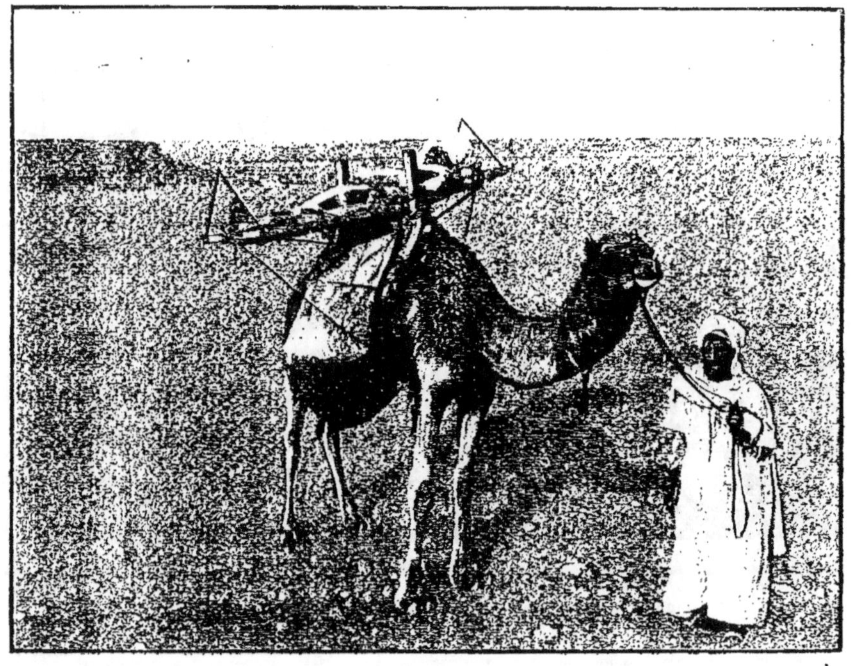

Fig. 56. — Litière transversale modèle Deschamps.

La litière peut être rendue solidaire du bât et être chargée toute montée sur le chameau (*fig.* 57). ce qui permet de l'utiliser comme un brancard et d'éviter le transbordement du blessé. Elle est, en outre, pliante et facilement transportable. Son poids n'étant que de 16 kilos, trois hommes suffisent à la charger.

Il n'est pas douteux que, dans l'état actuel de nos recherches, l'appareil Deschamps constitue un des meilleurs dispositifs proposés pour le transport des blessés à dos de chameau.

Bassour.

UTILISATION DU BASSOUR INDIGÈNE.

Les Arabes nomades et les Touareg se servent, pour transporter leurs femmes, du bassour, sorte de grand berceau construit en bois flexible, fixé sur le bât du chameau et surmonté d'une voûte en treillage qu'ils recouvrent de draperies.

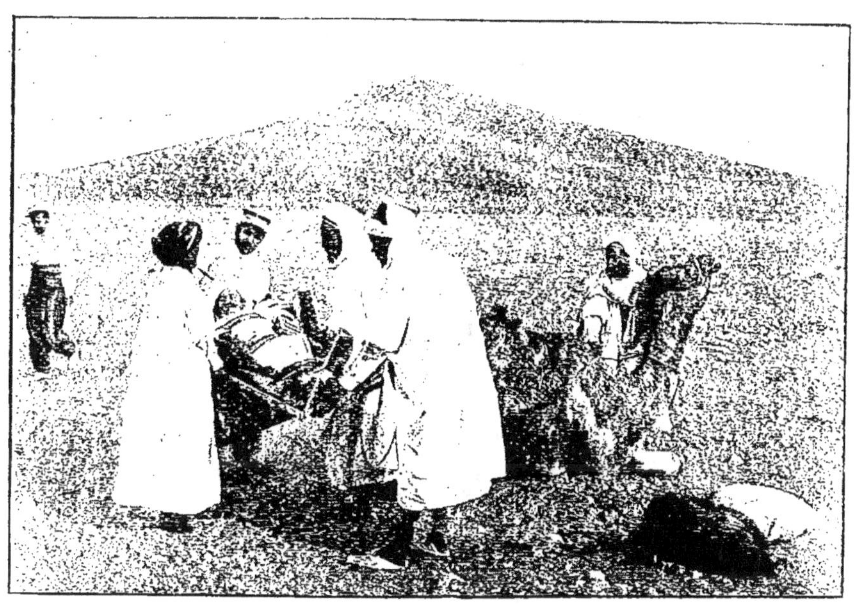

Fig. 57. — Chargement de la litière Deschamps

C'est là un bon moyen de transport. Le médecin-major Huguet l'a employé, à In-Salah, dans des conditions heureuses pour ses malades. Il se servait du bassour touareg, constitué par un cadre en bois dur dont les pièces sont attachées avec de fortes lanières de cuir et reliées par un filet en corde de fibres de palmier. Sur ce plan horizontal est disposé le matelas sur lequel repose le blessé. Le cadre fait corps avec un long bât en bois de talah à panneaux pleins, prenant point d'appui sur une large haouïa.

Le bassour est recouvert d'une voûte en treillage de talah, nommée lenka, qui isole absolument le malade et le protège ainsi qu'une véritable tente (*fig.* 58).

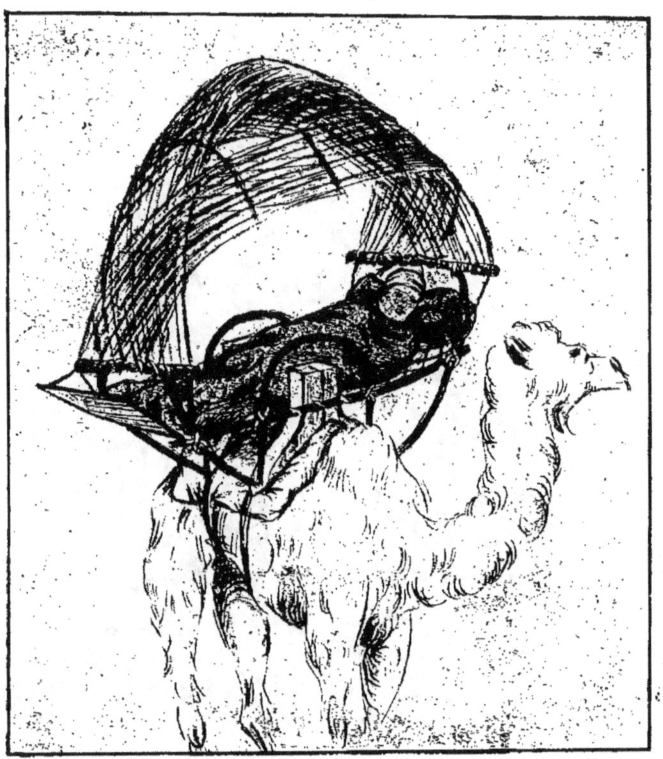

Fig. 58. — Bassour du Docteur Huguet avec sa lenka.

A l'étape, bassour et lenka sont enlevés et déposés à terre, permettant au blessé de reposer dans des conditions parfaites à l'abri du soleil et du vent.

Ce bassour, qui n'est construit qu'avec du bois, des lanières de cuir et des cordes en fibres de palmier, a le grand avantage de pouvoir être entièrement réalisé à l'aide de la main-d'œuvre indigène; il n'exige, en outre, aucun matériel spécial, brancard ou litière. Nous en recommandons l'usage, car il a fait ses preuves dans l'évacuation de nombreux blessés de Fort Mac-Mahon sur El-Goléa.

Règles à observer dans le transport à dos de chameau.

Quel que soit l'appareil de transport à dos de chameau auquel on s'adresse, voici les principes qu'il convient de retenir.

On préférera les appareils utilisant le transport du blessé dans la position transversale.

L'appareil choisi devra comporter, de préférence, un cadre isolant et protégeant le blessé, qu'une toile de tente abritera du soleil; il devra, en un mot, se rapprocher, autant que possible, du bassour indigène.

Il y a intérêt à utiliser le bât indigène ou un bât s'en rapprochant et à exclure les modes de chargement compliqués dont le maniement n'est pas familier aux sokrars.

D'une façon générale, et surtout s'il s'agit de trajets un peu longs, ne charger qu'un seul malade sur le chameau.

Choisir des animaux doux et déjà dressés. Les faire toujours conduire en main quand ils portent un malade.

Faire toujours conduire les chameaux par leur sokrar et ne jamais les confier à des militaires inexpérimentés.

Surveiller particulièrement, au point de vue de la sécurité du malade, le moment où le chameau chargé se lève et celui où il baraque.

Opérer toujours le chargement en dehors des bordjs, afin d'éviter les accidents qui peuvent se produire quand le chameau franchit leurs portes souvent étroites.

Tels sont les principaux modes de transport qu'on peut improviser pour évacuer des malades et des blessés.

TRANSPORT PAR AUTOMOBILE ET AVION.

Quiconque ignore la nature du terrain et les conditions de la vie dans les régions intérieures de l'Afrique du Nord, a le droit de s'étonner en lisant, dans les pages qui précèdent, la description de moyens de transport aussi primitifs, aussi inférieurs à ceux utilisés, au cours de la guerre dernière, en pleine zone de combat.

Ces moyens de fortune rudimentaires, qui semblent appartenir à un autre âge, sont pourtant seuls susceptibles d'être pratiquement employés dans certaines régions de la Berbérie, jusqu'au jour où l'automobile et l'avion permettront d'y renoncer définitivement.

Si la pénétration de notre colonie africaine par un réseau étroit de voies ferrées demande encore de longs délais, l'amélioration constante des routes et des pistes laisse entrevoir, dans un avenir rapproché, une utilisation beaucoup plus large de l'automobile sanitaire qui réalise, à l'heure actuelle, un des meilleurs modes de transport des malades et des blessés.

Seules, les régions sahariennes, avec leur sol sablonneux ou pierreux, paraissaient exclure cet espoir. Or, le succès récent du raid accompli de Touggourt à Tombouctou par des autochenilles ouvre sur ce point des horizons nouveaux. Déjà, la construction d'autochenilles sanitaires est à l'étude. Il se peut donc qu'à brève échéance, les perfectionnements apportés tant aux véhicules qu'aux voies de communication généralisent l'emploi de l'ambulance automobile dans toute l'Afrique du Nord, supprimant heureusement les moyens de transport barbares que nous venons d'énumérer.

Reste l'avion sanitaire. Ici encore, il ne s'agit plus d'une vue de l'esprit, mais d'un précieux moyen d'évacuation entré dans la voie des réalités.

Au Maroc et au Levant, le Service de Santé utilise depuis quelques années, avec les plus heureux résultats, des avions sanitaires de plusieurs modèles.

Le Farman F. 50, type 1920, pour quatre blessés couchés, mais surtout :

L'avion Bréguet, type XIV, à dispositif du docteur Chassaing, pour deux couchés, et la limousine sanitaire Bréguet, type 14 *bis*, 1920, pour deux couchés et un infirmier.

Ces appareils, répartis dans des *centres d'avions sanitaires*, ont transporté non seulement des médecins, des chirurgiens, des infirmiers ravitailleurs en médicaments et pansements, mais des malades ou blessés graves, qui eussent été intransportables par tout autre moyen.

Il y a eu, en 1921, jusqu'à 100 évacuations mensuelles par avion au Levant et 80 au Maroc; en 1922 : 61 évacuations au Maroc, 53 au Levant, les parcours accomplis variant entre 80 et 450 kilomètres. Aucun accident n'a été signalé.

A l'heure actuelle, les centres d'avions sanitaires s'accroissent au Maroc; des terrains d'atterrissage se construisent auprès des formations sanitaires. On est donc en droit d'affirmer que le transport des malades et blessés par avion, comme leur évacuation par automobile, sont définitivement entrés dans la phase de réalisation pratique et que ces deux procédés sont réellement les moyens de transport de l'avenir, dans l'Afrique du Nord.

CHAPITRE IX.

FORMATIONS SANITAIRES ET ÉTABLISSEMENTS D'ASSISTANCE DANS L'AFRIQUE DU NORD.

Il nous a paru intéressant de terminer cet ouvrage par un court exposé des ressources de l'Afrique du Nord en matière d'assistance sanitaire.

Il est indispensable, en effet, que tous ceux — officiers ou administrateurs, fonctionnaires ou colons — qui vivent, parfois loin de tout conseil médical, dans notre colonie nord-africaine, aient quelques notions sur les établissements et les formations sanitaires, civils ou militaires où sont mis en œuvre les divers modes d'assistance.

HOPITAUX CIVILS.

Ces hôpitaux. dont toute ville un peu importante de la métropole est de nos jours pourvue, constituent encore, à l'heure actuelle, une rareté dans l'Afrique du Nord. En Algérie, notamment, le Service de santé militaire qui, lors de l'occupation, a assumé seul la lourde tâche de l'assistance sanitaire non seulement des troupes mais des colons des premiers jours et des indigènes, ouvre encore à l'heure actuelle, dans la plupart des centres, les portes de ses établissements hospitaliers à la population civile.

Il accomplira cette tâche avec tout le dévouement désirable jusqu'au jour où les ressources budgétaires de la colonie auront doté d'un hôpital civil chaque cité de la Berbérie.

HOPITAUX MILITAIRES.

Les hôpitaux militaires existant actuellement en Algérie-Tunisie sont les suivants :

Tunisie.

Hôpital de Tunis (hôpital du Belvédère).
Hôpital de Bizerte.
Hôpital de Gabès.
Hôpital de Sousse.
Hôpital de Sfax.

Algérie.

DIVISION D'ALGER.

Hôpital Maillot, à Alger.
Hôpital Ducros, à Blida.
Hôpitaux d'Aumale, de Médéa, Miliana, Hammam-Rhira, Coléa, Boghar, Teniet-el-Hâad, Dellys, Ténès, Tizi-Ouzou, Fort-National, Djelfa, Bou-Saâda, Cherchell, Orléansville, Laghouat.

DIVISION D'ORAN

Hôpital Baudens, à Oran.
Hôpitaux de Bel-Abbès, Mascara, Tlemcen, Saïda, Mostaganem, Marnia, Nemours, Arzew, Tiaret, Géryville, Sebdou, Bossuet, Frenda, Aïn-Sefra, El-Aricha, Colomb-Béchar.

DIVISION DE CONSTANTINE.

Hôpitaux de Constantine, Aïn-Béida, El-Milia, Sétif, Bordj-Bou-Arreridj, Batna, Khenchela, Guelma, Djidjelli, Biskra, La Calle, Bougie, Tébessa, Bône, Souk-Ahras, Ouargla, El-Goléa.

Maroc.

Les formations sanitaires du Maroc sont actuellement encore en pleine organisation. Nous ne saurions donc en donner utilement, à l'heure actuelle, l'énumération; nous nous réservons d'en dire plus loin quelques mots.

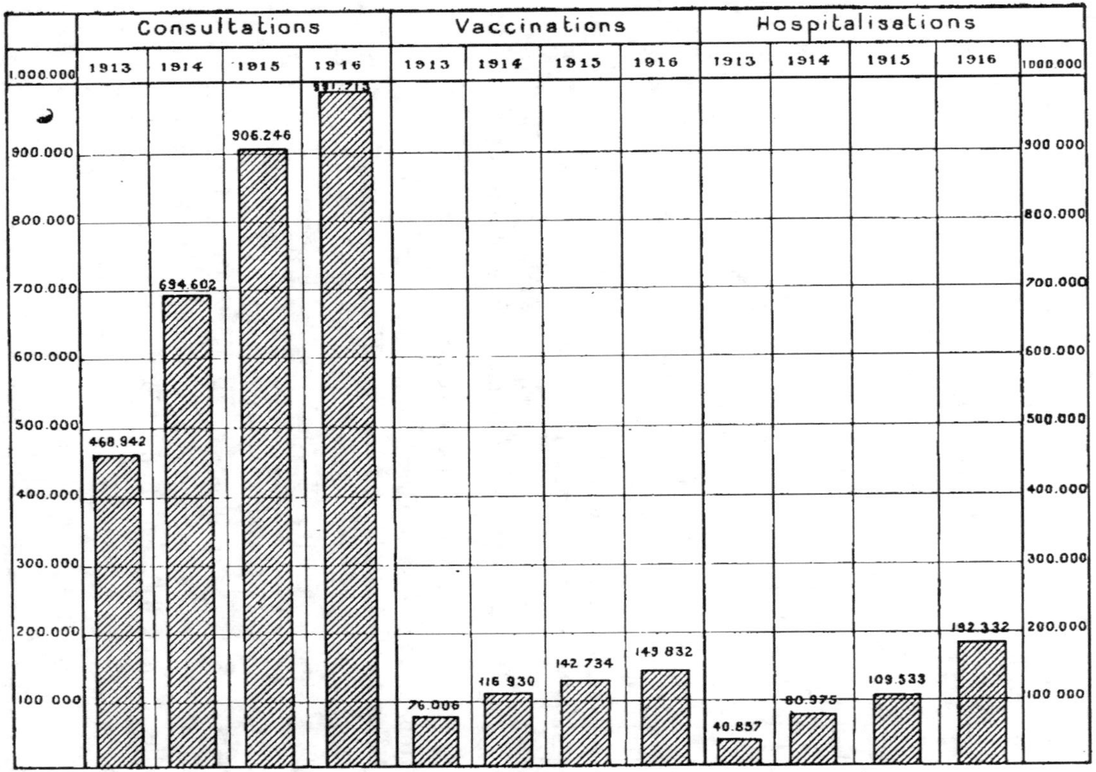

Graphique montrant l'extension des consultations, des vaccinations et des hospitalisations au Maroc de 1913 à 1916.

Les hôpitaux militaires fonctionnent comme établissements autonomes (1); ils font souvent preuve, même dans des garnisons modestes de l'Afrique du Nord, de la plus grande activité médico-chirurgicale.

La direction de l'hôpital militaire appartient à un médecin de l'armée, médecin-chef, assisté parfois d'un ou de plusieurs médecins en sous-ordre et, dans les établissements importants, d'un pharmacien militaire.

La gestion en est confiée, sous l'autorité du médecin-chef, à un officier d'administration du Service de santé.

Sont admis dans les hôpitaux militaires :

Les militaires de toutes catégories et de tous grades;

Les officiers et fonctionnaires de réserve et de l'armée territoriale pendant la durée des exercices auxquels ils sont convoqués;

Les marins, officiers, sous-officiers et soldats;

Le personnel du service des colonies;

Les employés des douanes, les agents des eaux et forêts et les préposés forestiers;

Les fonctionnaires et employés des administrations civiles de l'Algérie et les colons de l'Algérie, à défaut d'hospice civil ou de place dans ledit hospice (2).

INFIRMERIES-HOPITAUX.

L'infirmerie-hôpital fonctionne dans les villes de garnison dépourvues de ressources hospitalières et éloignées d'un hôpital militaire ou d'un hospice mixte. Cet établissement tient, comme son nom l'indique, de l'infirmerie et de l'hôpital;

---

(1) Un certain nombre d'hôpitaux, parmi ceux que nous venons de citer plus haut, sont des hôpitaux-annexes et fonctionnent, de ce fait, d'une façon réduite. Ils dépendent d'un hôpital central au point de vue de la comptabilité, de la prise en compte du matériel, de la fourniture des médicaments.

(2) Voir, pour renseignements plus amples, les articles 196 et 197 du Règlement sur le Service de santé à l'intérieur (*B. O.*, É. M., vol. 80).

De l'hospice, en ce que son matériel est plus complet que celui d'une infirmerie et permet, en l'absence de tout établissement hospitalier, de recevoir des malades graves ne pouvant être traités que dans un hôpital;

De l'infirmerie, puisqu'elle n'est, au demeurant, qu'une infirmerie régimentaire complétée et que la gestion en est confiée à un corps de troupe de la garnison.

Elle ne reçoit généralement pas de malades civils.

HOSPICES MIXTES.

L'hospice mixte est un hôpital civil pourvu d'une direction et d'une administration civiles, mais où des salles sont réservées aux militaires qui y sont traités par un médecin de l'armée, le plus élevé en grade de la garnison. Les hôpitaux mixtes sont encore, à l'heure actuelle, très peu nombreux dans l'Afrique du Nord (Philippeville).

ETABLISSEMENTS D'ASSISTANCE AU MAROC.

Le Maroc a été divisé en régions d'assistance analogues aux régions militaires : Fez, Meknès, Rabat, Tadla, Mogador, Doukkala-Abda, Marrakech, Chaouïa.

Chaque région est ou sera pourvue de formations sanitaires fixes et de formations mobiles.

Formations fixes.

HOSPITALISATION DES EUROPÉENS.

Les hôpitaux militaires continuent à hospitaliser les civils de toute nationalité, en attendant que soient terminés les hôpitaux régionaux dont un type, variant de 100 à 300 lits suivant la densité de la population, est prévu pour chaque région.

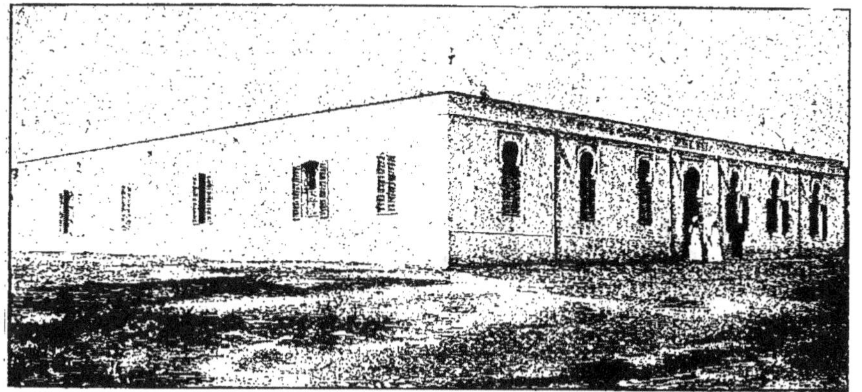

Fig. 59. — Aspect extérieur de l'infirmerie indigène de Marnia.

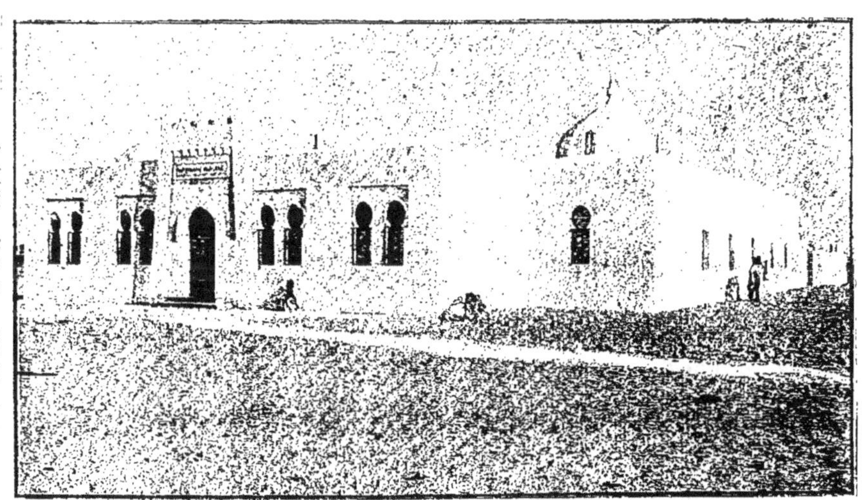

Fig. 60. — Aspect extérieur de l'infirmerie indigène de Ouargla.

Dans certaines grandes villes, déjà (Rabat, Meknès), les malades civils occupent les pavillons spéciaux à côté des pavillons militaires (hospices mixtes).

HOSPITALISATION DES INDIGÈNES.

Les trois types de formations indigènes arrêtés en 1916 sont :

L'*infirmerie indigène de l'avant*, avec construction unique de 6 lits, extensible à 12 ou 18 lits;

L'*infirmerie indigène à pavillons séparés*, comprenant un pavillon central de consultation, des pavillons d'hospitalisation de 15 lits chacun et les services généraux;

Enfin, les *hôpitaux régionaux-indigènes*, conçus suivant le type précédent, mais avec une extension plus grande.

Formations mobiles.

Chaque région d'assistance est pourvue d'un groupe sanitaire mobile parcourant toute l'étendue de la région, de façon à ne laisser médicalement dépourvu aucun point du territoire. Nous reviendrons bientôt sur ces groupes mobiles, dont il est intéressant de connaître le mode de fonctionnement ainsi que les services qu'ils ont rendus.

INFIRMERIES INDIGÈNES.

Utilité des infirmeries indigènes.

Bien que les populations indigènes reçoivent dans nos hôpitaux militaires une assistance qui est loin d'être négligeable, c'est dans les infirmeries indigènes que leur sont surtout dispensés les soins médicaux. Ces établissements, qui se multiplient de jour en jour dans l'Afrique du Nord, aussi bien dans le Tell que dans les territoires du Sud, constituent l'organe d'assistance essentiel adapté aux mœurs arabo-berbères et un des plus utiles instruments de pénétration dont dispose l'œuvre française dans notre colonie.

Les indigènes éprouvent, en effet, une vive répugnance pour l'hospitalisation qui les éloigne de leur milieu, les confond avec les malades d'une autre race, les soumet à un régime différent du leur et à une discipline qui leur pèse. Dans l'infirmerie indigène, au contraire, ils retrouvent leur milieu familier et bénéficient des conseils et des interventions du médecin roumi tout en gardant leur indépendance et leur liberté.

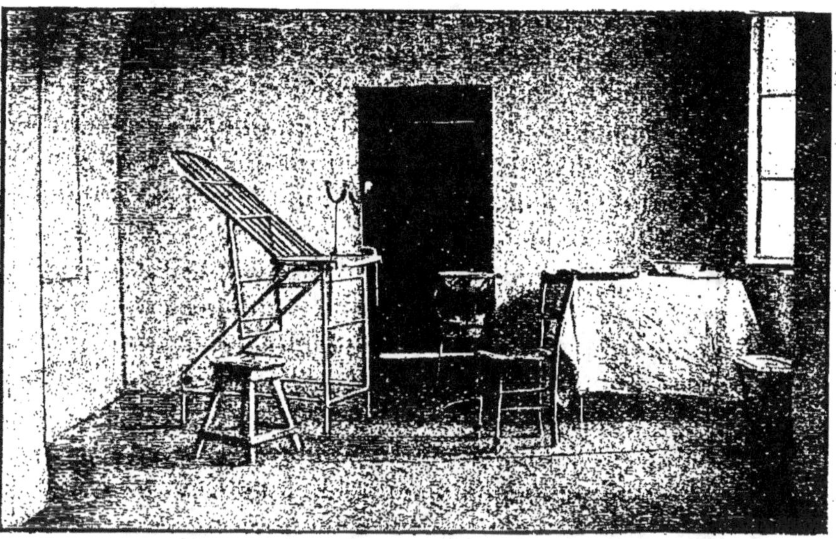

Fig. 61. — Dispensaire des filles publiques de Ouargla. (Salle d'examen.)

Il faut donc que l'infirmerie indigène respecte ces principes. Elle doit être riante, construite loin des bâtiments militaires, dans le village arabe, et ne jamais être attenante au dispensaire des filles publiques (*fig.* 59, 60. 61).

Composition d'une infirmerie indigène.

L'infirmerie indigène doit avoir la composition suivante :

Une cour intérieure, où les indigènes se réunissent et attendent, en devisant, l'heure de la visite; cette cour doit être pourvue de latrines et d'une fontaine avec bassin destinée aux ablutions;

Deux bâtiments isolés l'un de l'autre et servant de salles de malades pour les hommes et pour les femmes;

Un bâtiment central comprenant : une salle de visite et une pharmacie contiguë, une salle de pansements et d'examen (*fig.* 62), une salle d'opérations;

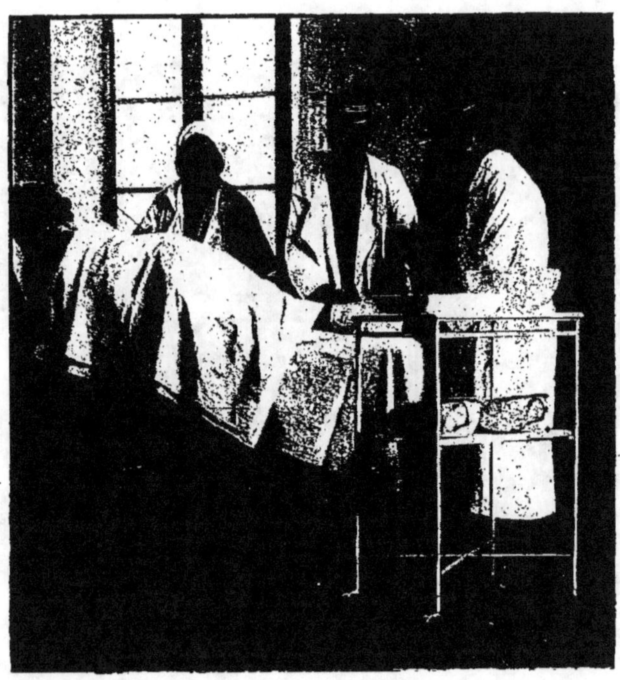

Fig. 62. — Salle de pansements de l'infirmerie indigène de Géryville.

Enfin, un petit local, aussi isolé que possible, est réservé aux contagieux.

Les salles de malades, destinées à hospitaliser les indigènes qui consentent à un séjour de quelque durée, doivent être propres, mais très simples (*fig.* 63). On se gardera de les aménager suivant le type de nos salles d'hôpitaux modernes et de les décorer. Le sol sera cimenté, les murs blanchis à la chaux, Le mobilier, succinct, consistera en lits en fer bas, recouverts d'un matelas et de couvertures, et en quelques nattes disposées sur le sol. Les vêtements des malades seront recueillis dans une pièce spéciale, pourvue d'étagères et servant de vestiaire.

Il y aura, enfin, intérêt à prévoir, dans les dépendances, un local restreint pour la désinfection des vêtements et, si possible, une étuve de petit modèle.

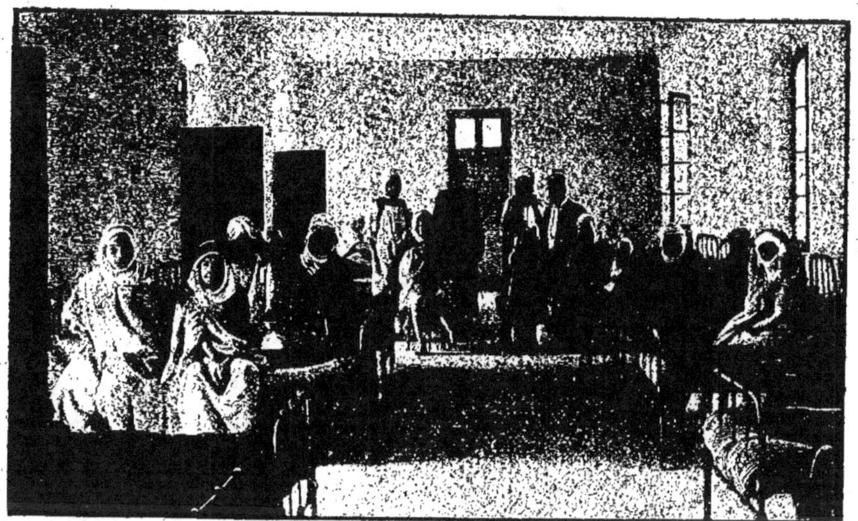

Fig. 63. — Infirmerie indigène de Marnia (Salle de malades).

La simplicité des salles de malades n'exclut pas la richesse du matériel médico-chirurgical, bien au contraire.

Grâce à la libéralité du gouvernement général, qui fait généreusement les choses, et à l'initiative très méritante des médecins de colonisation et des médecins militaires détachés au service des affaires indigènes, ces infirmeries sont souvent dotées de riches ressources.

Nous avons été agréablement surpris de rencontrer, dans ces établissements, une installation digne de nos grandes cliniques urbaines : une pharmacie modèle et une salle de bains coquette à Ouargla; un laboratoire de bactériologie remarquablement outillé à Beni-Ounif-de-Figuig; un cabinet dentaire, une salle de douches et jusqu'à une installation radiographique à Marnia (*fig*. 64, 65, 66).

Le personnel est composé d'un médecin et d'infirmiers indigènes, homme et femme, généralement un ménage.

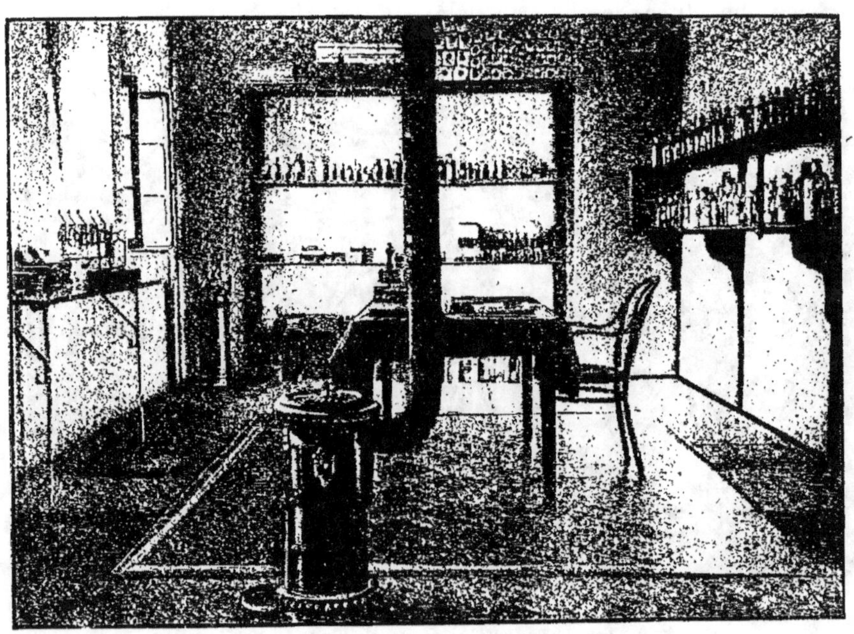

Fig. 64. — Infirmerie indigène de Ouargla (Pharmacie).

L'infirmier est souvent un auxiliaire médical indigène, pourvu du diplôme qui est donné à cette catégorie de fonctionnaires après un enseignement spécial théorique et pratique de deux années, prévu par l'arrêté du gouverneur général de l'Algérie en date du 14 novembre 1904.

Les aliments doivent être préparés à la mode arabe, soit à l'infirmerie même par un entrepreneur, soit chez un restaurateur de la localité.

Ainsi conçues, les infirmeries indigènes fonctionnent dans

d'excellentes conditions et rendent d'importants services aux populations nord-africaines. Elles sont généralement très fréquentées. C'est ainsi qu'en 1913, 14.400 consultants ont reçu des soins à l'infirmerie indigène d'El-Oued et 12.000 à celle d'Aflou.

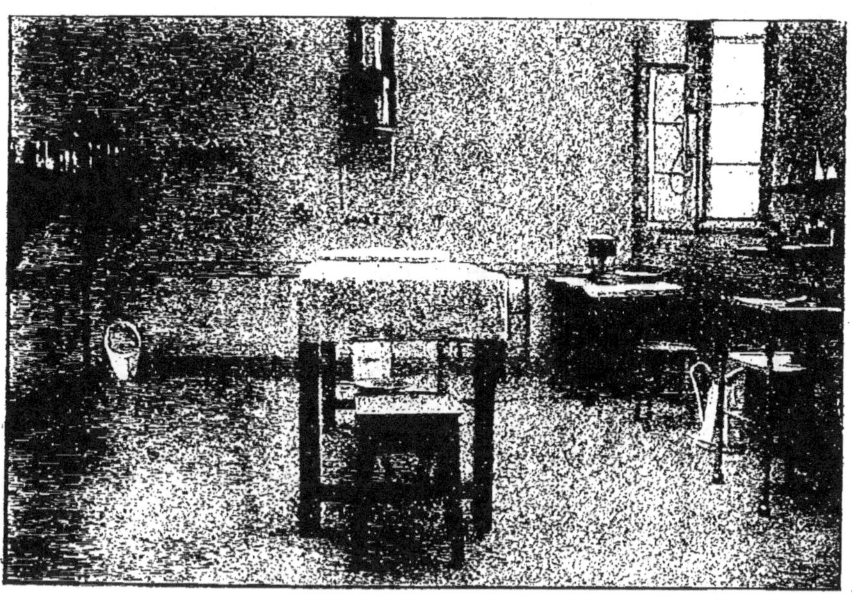

Fig. 65. — Infirmerie indigène de Ouargla (Salle de pansements).

INFIRMERIES INDIGÈNES MOBILES.

Partant de ce principe que l'Arabe indolent, le nomade plus encore que le ksourien, se déplace difficilement pour aller solliciter un traitement, on a imaginé d'aller au-devant de lui et d'instituer des infirmeries indigènes mobiles, pourvues de matériel de campement et d'un approvisionnement en médicaments, destinées à se déplacer en tribu pendant une assez longue durée et à donner, dans chaque douar rencontré, les consultations et les soins médicaux nécessaires.

Traité pratique d'hygiène.   21.

Ces formations sanitaires mobiles ont été inaugurées en Algérie en 1907, dans le cercle de Méchéria où le gouvernement général avait, en 1906, alloué à la commune mixte une subvention de 3.300 francs (1) pour tenter un essai. Les résultats fu-

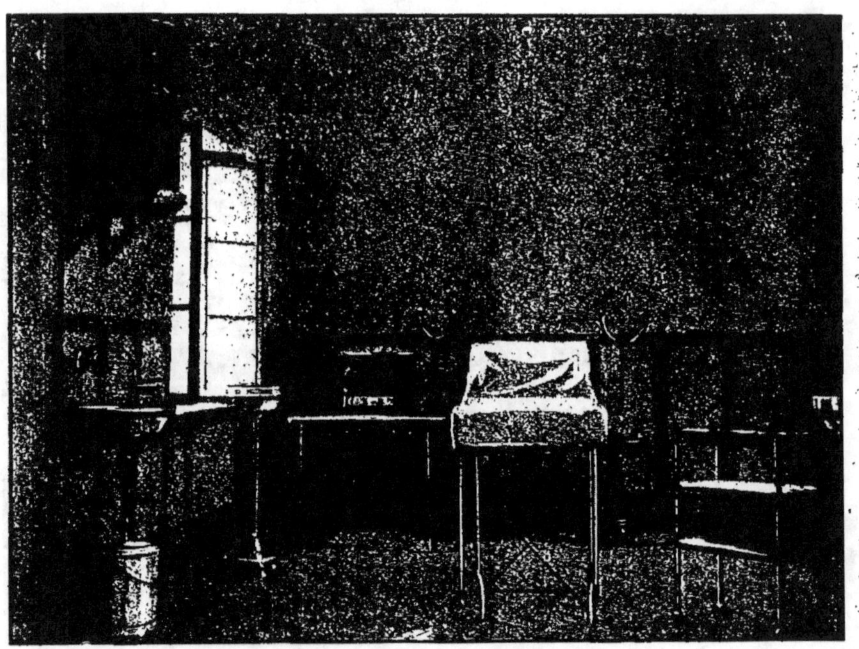

Fig. 66. — Infirmerie indigène de Ouarg'a (Salle d'opérations).

rent excellents. Ils prouvèrent que ce mode d'assistance médicale était parfaitement adapté aux mœurs et besoins des nomades et qu'il était susceptible de leur rendre les plus grands services.

Aussi ces formations ont-elles été adoptées au Maroc dès 1912, sur l'initiative directe du maréchal Lyautey.

___

(1) Dont 2.100 francs pour les frais de première installation et 1.200 francs pour les dépenses du personnel. Les dépenses du fonctionnement de l'infirmerie, pendant trois mois et demi, ne s'étaient élevées qu'à 2.600 francs, 2.150 consultations avaient été données aux indigènes, et 1.372 vaccinations opérées.